인체의 구조와 기능에서 본

병태생리 4

교원병 · 자가면역질환
감 염 증
신경 · 근육질환
정 신 질 환

visual map

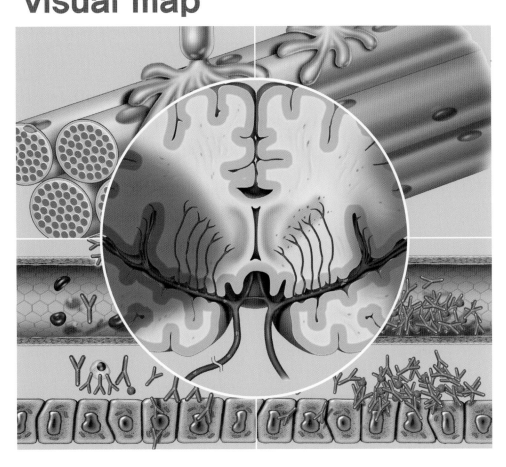

편집

佐藤千史
도쿄의과치과대학대학원 보건위생학연구과 교수·건강정보분석학

井上智子
도쿄의과치과대학대학원 보건위생학연구과 교수·첨단침습완화케어간호학

군자출판사

인체의 구조와 기능에서 본

병태생리 4 교원병·자가면역질환, 감염증 신경·근육질환, 정신질환

첫째판 1쇄 인쇄 2014년 1월 5일
첫째판 1쇄 발행 2014년 1월 10일
첫째판 2쇄 발행 2015년 4월 27일

지 은 이	佐藤千史 · 井上智子
발 행 인	장주연
출판·기획	한수인
편집디자인	심현정
표지디자인	전선아
발 행 처	군자출판사

등록 제4-139호(1991.6.24)
본사 (110-717) 서울시 종로구 인의동 112-1 동원회관 BD 6층
전화 (02)762-9194/9195 　 팩스 (02)764-0209
홈페이지 | www.koonja.co.kr

人体の構造と機能からみた　病態生理ビジュアルマップ [4]
膠原病・自己免疫疾患, 感染症, 神経・筋疾患, 精神疾患
ISBN 978-4-260-00979-9 　 編集 : 佐藤 千史・井上 智子
published by IGAKU-SHOIN LTD., TOKYO Copyright© 2010

All Rights Reserved. No part of this book may be reproduced or transmitted in any form or by any means, electronic or mechanical, including photocopying, recording or by any information storage retrieval system, without permission from IGAKU-SHOIN LTD. Korean language edition published by Koonja Publishing Inc., Copyright© 2015

© 2015년, 인체의 구조와 기능에서 본 병태생리 4 교원병 · 자가면역질환, 감염증, 신경 · 근육질환, 정신질환 / 군자출판사
본서는 저자와의 계약에 의해 군자출판사에서 발행합니다.
본서의 내용 일부 혹은 전부를 무단으로 복제하는 것은 법으로 금지되어 있습니다.
파본은 교환하여 드립니다.
검인은 저자와 합의 하에 생략합니다.

ISBN 978-89-6278-824-1
ISBN 978-89-6278-820-4 (세트)
정가 25,000원 / 125,000원 (세트)

서두에

여러분이 개개의 "병"에 관하여 어떤 이미지를 가지고 있는지 떠올려 보자. 예를 들어 폐암의 경우, 기도에 종양이 생기고 그것이 기침이나 호흡곤란으로 진행되는데, 이것은 비교적 이미지를 그리기 쉬운 편이다. 그렇다면 간경변, 파종성혈관내응고, 신증후군, 류마티스 관절염 등의 경우는 어떨까?

본서는 병태생리를 필두로 하여, 주요 질환의 병태·진단·치료·환자의 케어포인트를 주로 간호사·간호학생·코메디컬 스태프 대상으로 해설한 것이다.

동일한 취지의 서적이 이미 몇 가지 시중에 나와 있지만, 본서는 특히 '병태의 이미지를 전달하는 것', '병태와 증상·진단·치료·환자케어의 지식이 연결되는 것'에 역점을 두고 있다.

'병태의 이미지'에 관해서는 병태의 원인, 병변, 증상, 경과까지의 흐름을 한 눈에 알 수 있도록, 가시적인 일러스트를 사용하여 이미지화를 시도하고 있다. 그리고 그 이미지가 증상·진단·치료·환자케어의 이해에 직결되도록 구성하고 있다. 각 분야에서 두각을 나타내는 전문가들이 최신내용을 반영해서 집필해 주신 점도 본서의 큰 장점일 것이다.

병태생리란, 사람의 체내에서 어떤 변화가 일어나면서 건강이 손상되는지에 관한 "story"를 설명한 것이다. 이 스토리를 이해할 수 있으면, '왜 이 증상이 나타나는가', '왜 이 검사치를 주시해야 하는가', '왜 이 약을 적용하는가'에 대한 진단·치료의 의미, 인과관계를 이해할 수 있게 된다.

본서가 여러분의 일상의 학습, 임상현장에서의 관찰이나 정보수집, 케어 포인트나 치료를 이해하는 데에 도움이 된다면 크게 기쁠 것이다.

마지막으로, 본서의 간행취지에 찬성해 주시고, 각각 바쁘신 중에도 본서의 집필에 시간을 할애하여 편집자들의 의도를 상회하는 내용을 제공해 주신 집필진 선생님들께 진심으로 감사를 드리는 바이다.

2010년 12월

편집자를 대표하여   佐藤千史

편집

佐藤	千史	도쿄의과치과대학대학원 보건위생학연구과교수·건강정보분석학
井上	智子	도쿄의과치과대학대학원 보건위생학연구과교수·첨단침습완화케어간호학

집필

의학해설

靑柳	傑	도쿄의과치과대학대학원 의치학 종합연구과 준교수·뇌신경기능외과학
赤座	實穗	도쿄의과치과대학대학원 의치학 종합연구과·뇌신경병태학
石田	千穗	독립행정법인 국립병원기구 의왕병원 신경내과 진료부장
稻次	基希	도쿄의과치과대학대학원 의치학 종합연구과 조교·뇌신경기능외과학
入岡	隆	국가공무원 공제조합연합회 요코스카(橫須賀)공제병원 신경내과 부장대행
太田	克也	도쿄의과치과대학대학원 의치학 종합연구과 강사·심료·완화의료학/온다(恩田) 제2병원 진료부장
大塚伊佐夫		카메다(龜田)종합병원 부인과부장
大野喜久郎		도쿄의과치과대학대학원 의치학종합연구과 교수·뇌신경기능외과학
梶原	道子	도쿄의과치과대학 의학부 부속병원 수혈부 부부장
加藤	敏	지치(自治)의과대학교수·정신의학
窪田	哲朗	도쿄의과치과대학대학원 보건위생학연구과 준교수·생체방어검사학
車地	曉生	도쿄의과치과대학대학원 의치학 종합연구과 준교수·정신행동의과학
駒野有希子		도쿄의과치과대학대학원 의치학 종합연구과 비상근강사·교원병·류마티스내과학
竹內	崇	도쿄의과치과대학대학원 의치학 종합연구과 조교·정신행동의과학
玉置	正史	무사시노(武藏野)적십자병원 뇌신경외과부 부장
鳥山	英之	도쿄의과치과대학대학원 의치학 종합연구과 교수·지역소아의료조사연구강좌
長澤	正之	도쿄의과치과대학대학원 의치학 종합연구과 교수·정신행동의과학
西川	徹	오카야마(岡山)현 정신보건복지센터 지역지원상담과 부참사
野口	正行	요코하마(橫浜)시립 남적십자병원내과 부부장
萩山	裕之	도쿄의과치과대학대학원 보건위생학연구과 교수·생명기능정보해석학
松浦	雅人	도쿄의과치과대학대학원 의치학 종합연구과 준교수·심료·완화의료학
松島	英介	도쿄의과치과대학대학원 의치학 종합연구과 교수·뇌신경병태학
水澤	英洋	도쿄의과치과대학대학원 의치학 종합연구과 준교수·발생발달병태학
宮坂	信之	가나자와(金澤)대학대학원 의학계 연구과 교수·뇌노화·신경병태학 (신경내과학)
森尾	友宏	도쿄의과치과대학대학원 의치학 종합연구과교수·교원병·류머치스내과학
山田	正仁	가나자와(金澤)대학대학원 의학계 연구과 교수·뇌노화·정신병태학 (신경내과학)
山脇	正永	도쿄의과치과대학 의학부부속병원 준교수·임상교육연수센터
橫田	隆德	도쿄의과치과대학대학원 의치학 종합연구과 교수·뇌신경병태학
渡邊	睦房	도쿄도립 보쿠토(墨東)병원 내과

환자케어해설

秋山	智	히로시마국제대학 간호학부 간호학과 교수·성인간호학
內野	聖子	국제의료 복지대학 오다와라(小田原)보건의료학부 간호학과 준교수
岡田	佳詠	쓰쿠바(筑波)대학대학원 인간종합과학연구과 준교수·정신간호학
川瀨	祥子	도쿄의과치과대학 약해감시학강좌
木田	井草	도쿄도립 북요육의료센터 간호장
栗原	弥生	니아가타(新潟)의료복지대학 건강과학부 간호학과 강사·건강장애간호학
境	裕子	건화회(健和會) 임상간호학연구소 연구원
佐久間えりか		홋카이도의료대학 간호복지학부 간호학과 준교수·정신간호학
蓧木	繪理	도쿄의료보건대학 의료보건학부 간호학과 준교수
島田	惠	국립국제의료연구센터병원 에이즈치료·연구개발센터 간호지원조정직
塚本	尙子	요코하마시립대학 의학부간호학과 준교수·기초간호학
塚本	容子	홋카이도의료대학 간호복지학부 간호학과교수·임상간호학
富岡	晶子	도쿄의료보건대학 의료보건학부 간호학과 준교수·소아간호학
中山	優季	도쿄신경과학종합연구소 운동·감각시스템연구분야 케어간호연구부문 연구원
平松	則子	건화회(健和會) 임상간호학연구소 주임연구원
山田	由紀	국립국제의료연구센터병원 에이즈치료·연구개발센터 HIV/AIDS coordinator nurse

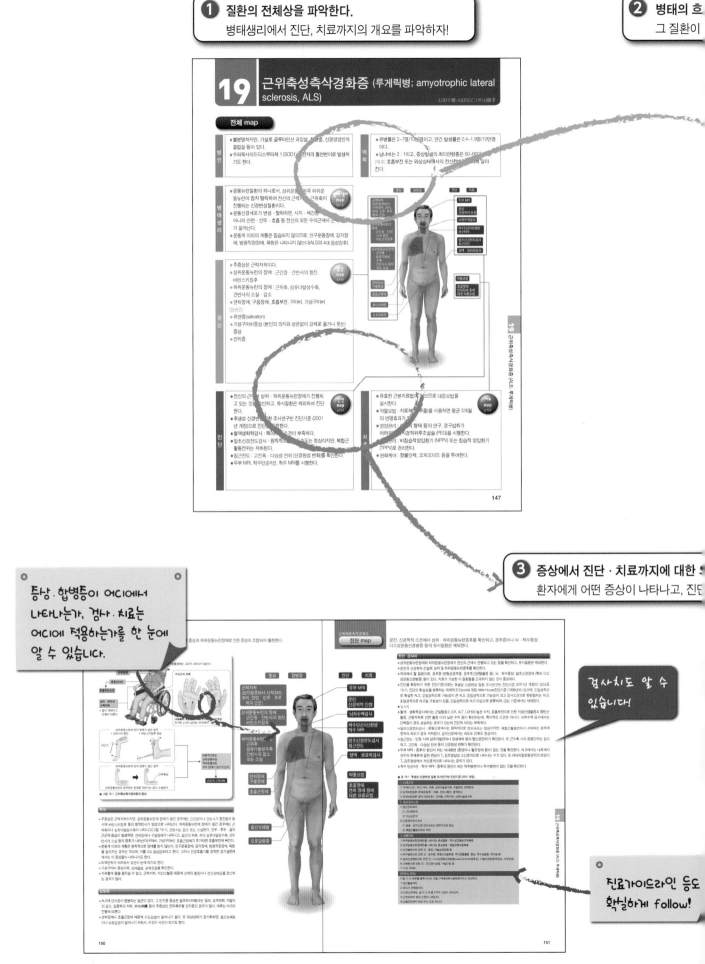

이미지화한다.
인체에 어떤 변화를 일으키는가를 이해하자!

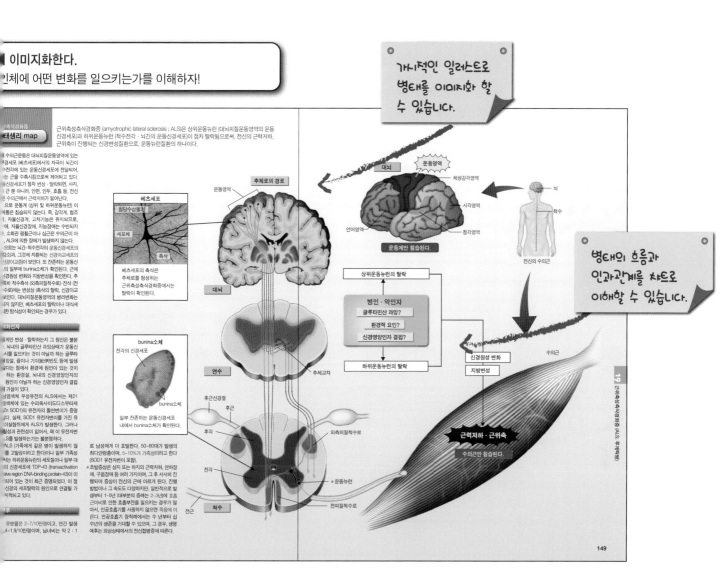

가시적인 일러스트로 병태를 이미지화 할 수 있습니다.

병태의 흐름과 인과관계를 차트로 이해할 수 있습니다.

도를 높인다.
한 흐름으로 진행되는가를 이해하자!

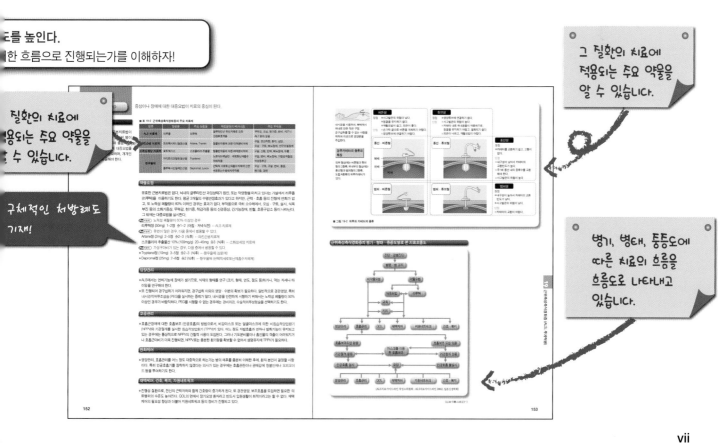

질환의 치료에 용되는 주요 약물을 수 있습니다.

구체적인 처방례도 기재!

그 질환의 치료에 적용되는 주요 약물을 알 수 있습니다.

병기, 병태, 중등도에 따른 치료의 흐름을 흐름도로 나타내고 있습니다.

④ 환자의 케어 포인트를 파악한다.
병태생리, 진단·치료의 흐름과 관련지어 이해하자!

스테이지에 따른 케어 포인트가 응축되어 있습니다.

여러 곳에 도널을 마련하여 이해를 돕고 있습니다

입원 동안뿐 아니라, 퇴원 후도 확인하는 케어 포인트가 있습니다.

병태생리map에 관하여

일러스트 중에서 병인, 악화인자, 병변, 증상 등에 관하여, 그 관련성을 화살표로 나타내고 있다. 원칙적으로 「병변」은 하늘색 또는 보라색 (2차적 병변 또는 장애 결과) 박스로, 「증상」은 황녹색 박스로 색깔별로 나누고 있다. 붉은색 박스는 특히 중요한 병변·장애를 나타낸다.

[기재례]

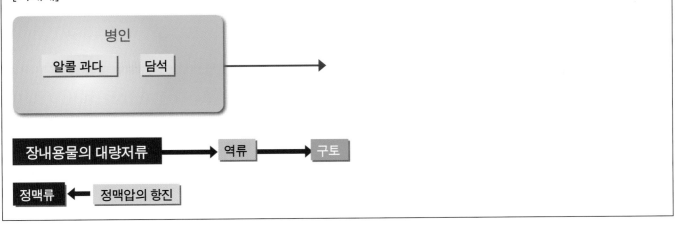

약물요법에 관하여

각 질환의 처방례를 제시하고 있다. 처방례는 원칙적으로, 약제명 (상품명), 제형, 규격단위, 투여량, 용법을 기재하고, 마지막에 화살표로 분류명을 나타내고 있다. 투여량은 1일량이며, 용법의 「分○」는 1일량을 ○회로 나누어 투여(복용)한다는 의미이다.

[기재례]

지스로맥스정 (250mg) 2정 分1 3일간 ←마크롤라이드계 항균제

또 투여량에 관하여 1회투여량으로 표시하고 있는 경우도 있다. 그 경우는 1일 몇 회 투여하는가를 함께 기재하고 있다.

[기재례]

지스로맥스정 (250mg) 1회 2정 1일 1회 3일간 ←마크롤라이드계 항균제

병태생리 | 4

교원병 · 자가면역질환
감　염　증
신경 · 근육질환
정　신　질　환

visual map

1 류마티스 관절염
(rheumatoid arthritis, RA)

窪田哲朗 / 川瀬祥子

전체 map

병인
- 불분명하다.
  [악화인자] 감염증, 과도한 운동, 불규칙한 복용.
  흡연은 폐합병증을 악화시킨다.

역학
- 환자수는 60만명이고, 남녀비는 약 3 : 7이다.
- 발생연령은 20~80세로, 20년 이상 만성적으로 지속된다.
  [예후] 합병증에 좌우된다.

병태생리
- 류마티스 관절염 (RA)란 만성다관절염을 주증상으로 하는 교원병이며, 관절 내를 뒷받침하고 있는 활막에서 만성염증이 계속되는 상태이다.
- RA활막에서는 파골세포가 분화 · 성숙하고 골이 용해되므로 관절이 종창되며, 연골이나 골의 파괴가 진행, 변형되어 가동역도 제한을 받는다.
- 악성류마티스 관절염 : 혈관염을 비롯하여 관절외증상이 확인되는 RA이다.

병태생리 map p.2

증상 합병증 진단 치료

증상
- 관절염증상 : 관절의 종창, 통증 (자발통, 운동통, 압통), 염증이 심하면 발적, 열감도 출현
- 관절가동역 제한으로 인한 ADL저하
- 관절외증상 : 발열, 권태감, 피하결절 (류마티스결절), 간질성폐렴, 흉막염, 혈관염
  [합병증]
- 간질성폐렴, 아밀로이드증
- 하시모토병, 쇼그렌증후군
- 골다공증

증상 map p.4

류마티스결절
권태감
아침의 저림
안정 후의 저림
발열

간질성폐렴
흉막염

피로도 증가
탈력감
체중감소
식욕저하

관절염
· 발적
· 종창
· 통증
· 열감
· 관절가동역 제한

혈관염
아밀로이드증
자가면역성질환
· 하시모토병
· 쇼그렌증후군
골다공증

면역학적 검사
혈청생화학검사

관절액검사
X선검사

약물요법
정형외과적 요법
(활막절제술,
관절성형술,
인공관절치환술)
재활요법

진단
- 종창과 압통을 수반하는 다관절염이 있는 상태에서, 만성으로 (6주 이상) 지속되면 RA일 가능성이 높다.
- 류마티스인자 (RF) : RA의 약 80%에서 양성으로 나타난다. 진단할 때 참고하는 소견 중 하나가 된다.
- 항CCP 항체 : RF보다 질환특이성이 높다.
- 적혈구침강속도, CRP, MMP-3 : 염증의 정도와 상관되는 지표이다. 정기적으로 측정한다.
- X선검사 : 관절의 골파괴 정도의 평가, 간질성폐렴 등의 합병증 파악에 필요하다.

진단 map p.5

치료
- 약물요법 : 진단확정 후, 조기부터 항류마티스제 (DMARDs) 를 투여하고, 무효라면 다른 DMARDs로 변경한다. DMARDs으로는 관리가 불량한 경우, 생물학적 제제 (인플릭시맙, 에타너셉트, 아달리무맙, 토실리주맙), 필요에 따라서 비스테로이드성 항염증제 (NSAIDs), 부신피질호르몬제를 병용한다. 모두 부작용에 주의한다.
- 정형외과적 요법 : 약물요법으로 치유되지 않는 부분적인 관절의 염증에는 활막절제술, 고도의 관절변형에는 관절형성술, 인공관절치환술을 적용한다.
- 재활요법 : 폐용성위축을 예방한다.

치료 map p.6

병태생리 map

류마티스 관절염 (rheumatoid arthritis ; RA)는 만성다관절염을 주증상으로 하는 교원병이다.

- RA는 관절 내를 뒷받침하고 있는 활막에 만성 염증이 계속되는 질환이다.
- 활막세포는 염증을 악화시키는 IL-1, IL-6, TNF α 등의 사이토카인이나 조직을 파괴하는 효소 등을 분비하면서 증식한다. RA의 활막에서는 파골세포의 분화·성숙도 발생하며, 골용해도 일어난다. 이 때문에 관절이 종창되고, 연골이나 골의 파괴가 진행되면 변형되어서 가동역도 제한을 받게된다.
- 발열, 권태감, 피하결절 (류마티스결절), 간질성 폐렴, 흉막염, 혈관염 등의 관절외증상을 수반하기도 한다. 특히 혈관염에 의한 증상이 눈에 띄는 경우는 악성류마티스 관절염 (malignant RA)라고 진단하며, 특정질환 (난치병) 의료비조성의 대상이 된다.

병인·악화인자

- 병인은 불분명하다. 일부에서는 감염증을 계기로 발생 또는 악화되는 증례도 보인다. 각각 병태에 따른 적당한 운동이 바람직하지만, 과도한 운동이나 불규칙한 복용은 악화를 초래한다.
- 흡연은 폐합병증을 악화시킨다.

역학·예후

- 남녀비는 약 3 : 7로, 여성에게 많다. 발생연령은 20세~80세 정도까지로 폭넓다. 일본의 환자수는 60만명 정도라고 추정된다.
- 관절염은 대부분의 경우 20년 이상 만성적으로 계속되고, 치료가 불충분하면 점차 관절이 변형되어 일상생활에 지장을 초래한다. 중증례에서는 휠체어를 타고다니거나 자리를 보전하고 누운 생활을 어쩔 수 없이 하게 된다.
- 1990년대 이후, 새로운 항류마티스제 (disease-modifying antirheumatic drugs ; DMARDs)이 개발되고, 2003년 이후 생물학적 제제 (biologics)가 인가받으면서, 조기에 정확하게 진단을 내려서 적절한 치료를 개시한 증례의 예후가 현저히 개선되고 있다.
- 간질성폐렴이나 아밀로이드증 등의 합병증은 생명예후를 좌우한다.

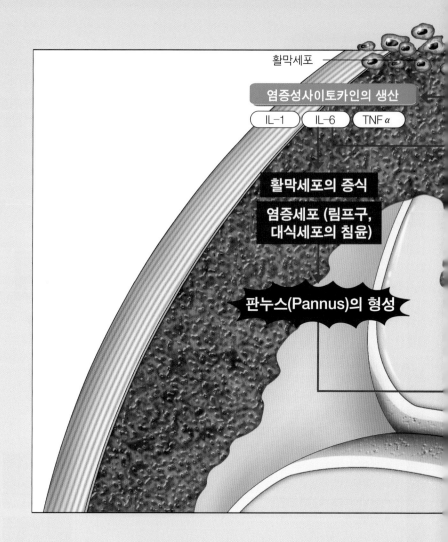

활막세포

염증성사이토카인의 생산

IL-1 IL-6 TNF α

활막세포의 증식

염증세포 (림프구, 대식세포의 침윤)

판누스(Pannus)의 형성

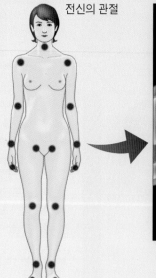

전신의 관절

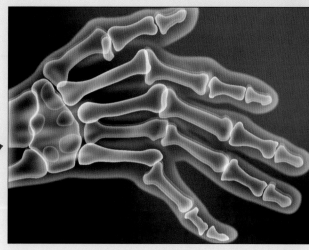

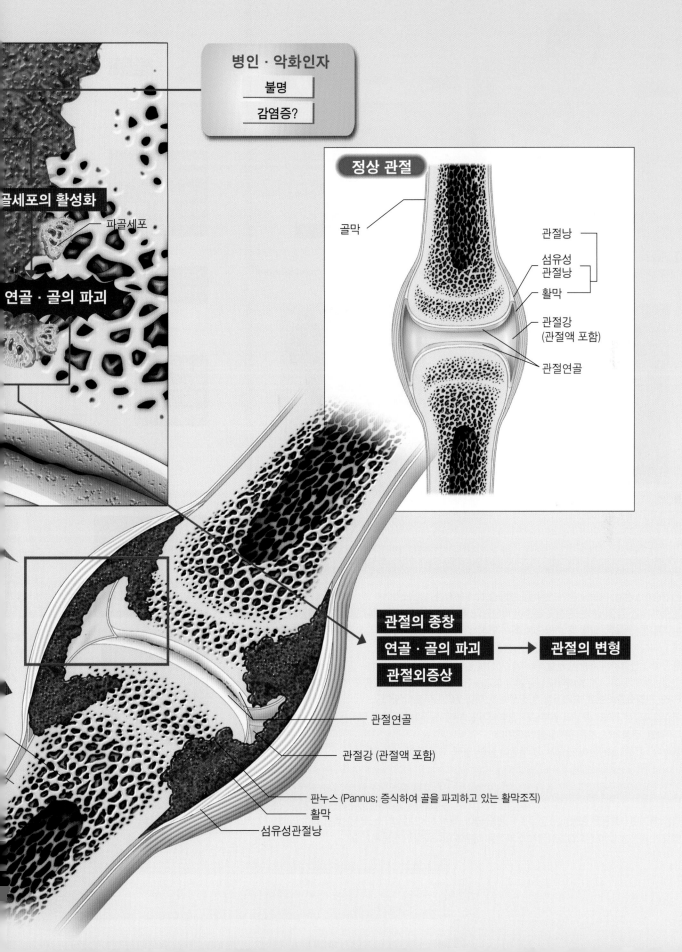

병인 · 악화인자

불명

감염증?

골세포의 활성화

파골세포

연골 · 골의 파괴

정상 관절

골막

관절낭

섬유성
관절낭

활막

관절강
(관절액 포함)

관절연골

관절의 종창

연골 · 골의 파괴 ➡ 관절의 변형

관절외증상

관절연골

관절강 (관절액 포함)

판누스 (Pannus; 증식하여 골을 파괴하고 있는 활막조직)

활막

섬유성관절낭

증상 map

관절의 종창 · 통증이 중심인 염증증상을 확인한다. 기상시나 걷기 시작할 때 상당한 통증을 느낀다.

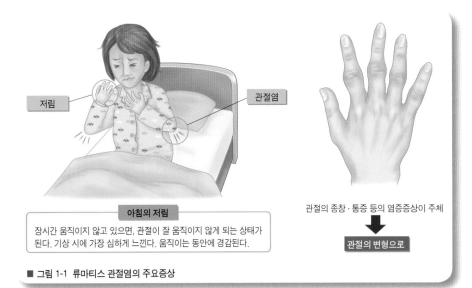

저림

관절염

아침의 저림

장시간 움직이지 않고 있으면, 관절이 잘 움직이지 않게 되는 상태가 된다. 기상 시에 가장 심하게 느낀다. 움직이는 동안에 경감된다.

관절의 종창 · 통증 등의 염증증상이 주체

⬇

관절의 변형으로

■ 그림 1-1 류마티스 관절염의 주요증상

증상   합병증

류마티스결절
권태감
아침의 저림
안정 후의 저림
발열

간질성폐렴
흉막염

피로도 증가
탈력감
체중감소
식욕저하

관절염
· 발적
· 종창
· 통증
· 열감
· 관절가동역 제한

혈관염
아밀로이드증
자가면역성질환
· 하시모토병
· 쇼그렌증후군
골다공증

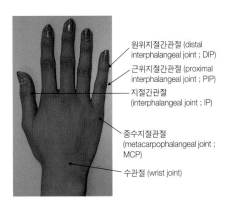

원위지절간관절 (distal interphalangeal joint ; DIP)

근위지절간관절 (proximal interphalangeal joint ; PIP)

지절간관절 (interphalangeal joint ; IP)

중수지절관절 (metacarpophalangeal joint ; MCP)

수관절 (wrist joint)

■ 그림 1-2 손관절

여기에 나타낸 관절 중, DIP관절은 변형성관절증의 호발부위이다. 나머지는 RA의 호발부위이다.

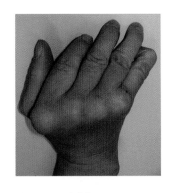

■ 그림 1-3   RA증례의 손

MCP관절의 활막이 비후하여, 제2~5손가락은 척측편위를 일으키고 있다. 제3, 4손가락은 PIP관절이 과신전하여 DIP관절이 굴곡되는 백조목변형을 일으키고 있다.

증상

- 전신증상 : 발열, 피로도 증가, 탈력감, 체중감소, 식욕저하
- 염증이 있는 관절에서는 종창과 통증이 확인된다. 염증이 심하면 발적이나 열감도 수반된다. 통증에는 자발통, 운동통, 압통 등이 있으며, 특히 기상시 (아침의 저림)나 걷기 시작할 때 등 안정을 취한 후에 심하다가 움직이는 동안에 경감되는 경향이 있다(그림 1-1).
- 통증이나 관절파괴 때문에 관절가동역이 제한을 받아서 ADL이 저하된다.
- 관절변형이 일어나면, 발바닥에 굳은살이 생기는 등, 변형에 기인하는 통증도 추가된다.
- RA의 관절외증상으로, 피하결절, 간질성폐렴, 아밀로이드증 등이 있다.
- 간질성폐렴은 RA의 증상의 일부로서 합병되기도 하며, 항류마티스제의 부작용으로 발생하기도 한다. 발열, 건성기침, 호흡곤란 등을 일으킨다.
- 피부나 내장에 혈관염이 있으면, 그 부위에 통증, 경색, 괴사 등이 나타난다.

합병증

- 다른 자가면역질환을 합병하는 경우도 드물지 않다. 특히 하시모토병, 쇼그렌증후군 등이 많다.
- 염증과 폐용성 및 부신피질호르몬제의 부작용 때문에 골다공증이 합병되기 쉽다.

류마티스 관절염
진단 map

진단은 여러 개의 만성관절염의 존재를 확인하는 데서 시작된다.

진단   치료

면역학적 검사
혈청생화학검사

관절액검사
X선검사

약물요법
정형외과적 요법
(활막절제술,
관절성형술,
인공관절치환술)
재활요법

진단·검사치

● 관절통을 일으키는 질환이 다수 있지만, 종창과 압통을 수반하는 관절염이 복수 관절에서 만성적으로 (6주 이상이 기준) 지속되고 있는 경우에는 RA일 가능성이 높다(표 1-1).
● 검사치
● 류마티스인자 (rheumatoid factor ; RF)는 RA의 약 80%에서 양성을 나타내는데, RA가 아니라도 양성인 경우나 반대로 RA라도 음성인 증례가 있으므로, 진단할 때 참고 소견 정도로 이용한다.
● 항CCP항체 (anti-cyclic citrullinated peptide antibody)는 RF보다 질환특이성이 높다.
● 염증의 정도와 상관되는 지표인 적혈구침강속도, CRP (C반응성 단백질), MMP-3 (matrix metalloproteinase-3) 등을 정기적으로 측정한다. MMP-3는 활막세포 등에서 분비되는 효소로, 연골 등의 결합조직을 파괴한다.
● X선검사는 관절의 골파괴 정도를 평가하거나, 간질성폐렴 등의 합병증을 확인할 때에 필요하다.
● 악성류마티스 관절염은 기존의 RA에서 혈관염을 비롯한 관절외증상으로 피부궤양이나 심막염, 흉막염 등이 확인되고, 난치성 또는 중증 임상병태를 수반하는 경우를 말한다. RA 환자의 약 1%를 차지한다(표 1-2).

■ 표 1-1 류마티스 관절염의 분류기준

1. 1시간 이상 계속되는 아침의 저림
2. 3영역 이상의 관절의 종창
3. 수관절 또는 MCP (중수지절) 관절 또는 PIP (근위지절간) 관절의 종창
4. 좌우대칭성관절종창
5. 류마티스결절
6. 류마티스인자
7. 수관절 또는 손가락의 X선변화

이상의 7항목 중, 4항목 이상을 충족시키는 것을 류마티스 관절염이라고 진단한다. 1-4는 6주 이상 지속되어야 한다.

(미국류마티스학회, 1987년)

■ 표 1-2 악성류마티스 관절염의 진단기준

RA이며, A의 3종목이상 또는 A의 1항목 이상과 B가 있는 것을 악성류마티스 관절염이라고 진단한다.

A. 임상증상, 검사소견
　1) 다발성신경염 (지각장애 또는 운동장애)
　2) 피부궤양, 경색 또는 지지(指趾) 괴저
　3) 피하결절
　4) 상공막염 또는 홍채염
　5) 삼출성흉막염 또는 심낭염
　6) 심근염
　7) 간질성폐렴 또는 폐섬유증
　8) 장기경색 (장관, 심근, 폐 등)
　9) 류마티스인자 높은 수치 (2회 이상의 RAHA검사에서 2,560배 이상)
　10) 혈청저보체가 또는 혈액면역복합체 양성
B. 조직소견
　생검을 통해 소동맥 또는 중동맥에서 괴사성혈관염, 육아종성혈관염 내지 폐색성내막염이 확인된다.

(구후생성, 1989년)

치료 map

염증억제, 통증완화, ADL의 개선, 관절의 변형방지를 목적으로 항류마티스제, 생물학적 제제를 중심으로한 약물요법을 시행한다.

치료방침

- 현재의 통증을 완화시키기 위하여, 또 장래 관절변형을 최소한도로 억제하기 위하여 치료한다. 이미 현저한 변형이 초래된 증례 중에 통증의 완화 또는 ADL의 개선이 기대되는 경우에는 정형외과적 치료를 고려한다.

[주의점]
· 내용·횟수는 의사와 상담한 후에 결정
· 염증의 악화기에는 금지
· 과도한 운동은 염증이나 통증을 일으키므로, 매일 조금씩 계속
· 관절을 움직이는 운동이 중심이므로, 천천히 반동을 가하지 않는 상태로 계속
· 회선운동 이외는 관절운동의 최종역에서 3-5초간 유지
· 체조 전에 관절을 따뜻하게 하면 효과적

〔상지〕
1. 어깨의 올리고 내린다 (견갑대).

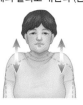

2. 견갑골운동

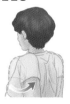

3. 팔을 앞뒤로 올린다(견관절).

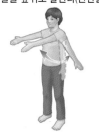

4. 팔을 좌우로 벌린다(견관절).

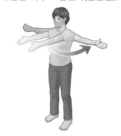

■ 그림 1-4 류마티스체조

■ 표 1-3 류마티스 관절염의 주요 치료제

분류	일반명	주요 상품명	약효발현의 메커니즘	주요 부작용
부신피질 호르몬제	프레드니솔론	Predonine, 프레드니솔론	항염증작용, 면역억제작용	골다공증, 당뇨병, 감염성 증가, 위궤양
	트리암시놀론아세토니드	Kenacort-A		감염증의 악화, 스테로이드결정성관절염
비스테로이드성 항염증제	록소프로펜나트륨수화물	록소닌	프로스타글란딘의 생합성 억제 및, 항염증작용과 해열진통작용을 발휘	위궤양, 신장애, 무균성수막염
	디클로페낙나트륨	Voltaren		
	멜록시캄	Mobic		
항류마티스제	부실라민	리마틸	면역계의 억제작용	무과립구증, 혈소판감소, 빈혈, 단백뇨
	살라조설파피리딘	Azulfidine EN		무과립구증, 혈소판감소, 빈혈, 발진
	금티오사과산나트륨	Shiosol		신장애, 간질성폐렴, 발진
	메토트렉세이트	Rheumatrex		무과립구증, 혈소판감소, 빈혈, 간질성폐렴, 구내염, 감염성 증가, 간장애
생물학적 제제	인플릭시맙	레미케이드	TNFα의 작용을 저해	투여시 알레르기반응, 감염성 증가
	에타너셉트	엔브렐		피진, 감염성 증가
	아달리무맙	휴미라		피진, 감염성 증가
	토실리주맙	Actemra	IL-6의 작용을 저해	투여시 알레르기반응, 감염성 증가

약물요법

- RA에 이용되는 약제는 부작용의 발생빈도가 비교적 높은 것이 많으므로, 주의하여 사용한다.
- RA의 진단이 확정되면, 조기부터 항류마티스제 (DMARDs)를 사용하여 질환활동성을 억제한다. 그러나 각 약제에 대한 유효성이나 부작용의 발현에는 개인차가 있는데, 이를 미리 알 수는 없다. 그러므로, 처음에 선택한 항류마티스제를 3개월 정도 사용해도 효과가 없는 경우나 부작용이 출현한 경우, 또는 한동안은 유효했는데 도중에 갑자기 효과가 없어진 경우 (이탈이라고 한다)에는 다른 약제로 변경한다. 질환활동성이 높아서 내복의 항류마티스제로 충분히 관리할 수 없는 증례는 생물학적 제제 (biologics)의 사용을 고려한다.
- 생물학적 제제로는 항TNFα 모노크로널 항체인 인플릭시맙 (레미케이드)이나 아달리무맙 (휴밀라), 가용성 TNFα 수용체인 에타너셉트 (엔브렐), 항IL-6리셉터 모노클로널 항체의 토실리주맙 (Actemra) 등이 인기를 받았다. 이 제제들은 염증성 사이토카인의 작용을 저해하여 RA의 염증을 강력히 억제하지만, 단백질이므로, 드물게 중독 알레르기반응을 일으키는 수가 있다. 또 생체방어에 필요한 염증반응도 억제하여, 중증 감염증을 일으킬 염려가 있으므로 주의해야 한다.
- 항류마티스제의 효과를 충분히 발휘하기까지, 필요에 따라서 비스테로이드성 항염증제 (NSAIDs) 도 병용한다. 질환활동성이 높은 경우에는 부신피질호르몬제도 병용하지 않을 수 없지만, 장기간의 사용은 골다공증이나 감염성 증가 등의 부작용을 초래하므로, 필요 최소한도로 사용한다.

(Px 처방례) 1) 또는 2)가 무효인 경우, 3)을 사용하는 경우가 많다.

1) 리마틸정 (100mg) 1정 分1 ←DMARDs
2) Azulfidine EN 장용정 (500mg) 2정 分2 ←DMARDs
3) Rheumatrex캅셀 (2mg) 1일째 아침 1~2캅셀, 저녁 1캅셀, 다음날 아침 1캅셀 (요일을 정하여 매주 3~4캅셀을 3회로 나누어 복용하는 것이 표준이지만, 또 증량하는 경우도 있다) ←DMARDs

※실수로 매일 복용하지 않도록, 복용지도가 중요하다.

(Px 처방례) 상기 1)~3)으로는 완화되지 않고 골변화가 진행된다고 예측되는 경우, 3)을 상기와 같이 투여하면서 추가한다.

- 레미케이드 주 1회 3mg/kg 점적정주 ←생물학적 제제

(Px 처방례) 상기 1)~3)으로는 완화되지 않고 골변화가 진행된다고 예측되는 경우, 3)을 상기처럼 투여하면서, 또는 병용하지 말고

- 엔브렐 주 1회 25mg 주 2회 피하주 ←생물학적 제제

※자가주사의 지도가 필요.

(Px 처방례) 고령자 등에서 부작용을 일으키기 쉬워서, 상기의 처방이 어려운 경우

- Shiosol 주 1회 10mg 1~4주마다 근주 ←DMARDs

〔상지〕

5. 어깨를 비튼다(견관절).

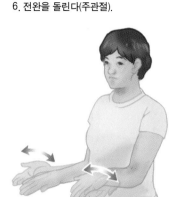

6. 전완을 돌린다(주관절).

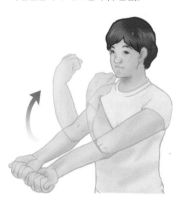

7. 전완을 구부리고 편다 (주관절).

8. 손목을 상하좌우로 움직인다(수관절).

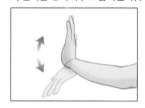 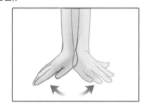

9. 손가락을 벌린다 · 오무린다(지관절).

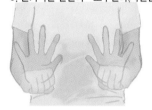

■ 그림 1-4 류마티스체조 (계속)

정형외과적 요법

● 항류마티스제로 거의 양호한 상태로 관리되고 있지만, 한정된 1~2부위의 관절에만 종창 · 통증이 계속되는 경우에 활막절제술을 적용하기도 한다.
● 항류마티스제로 질환활동성이 관리됨에도 불구하고, 이미 고도의 관절변형을 일으키고 있어서 통증이 완화되지 않는 경우, 또는 ADL이 현저하게 제한되고 있는 경우에, 관절성형술, 인공관절치환술 등을 고려한다.
● 재활요법 : 통증 때문에 골이나 근육의 폐용성위축이 진행되면 관절기능이 더욱 악화되어 버리므로, 각 증례에 따른 류마티스체조나 근력훈련을 지도한다.

류마티스 관절염의 병기 · 병태 · 중증도별로 본 치료흐름도

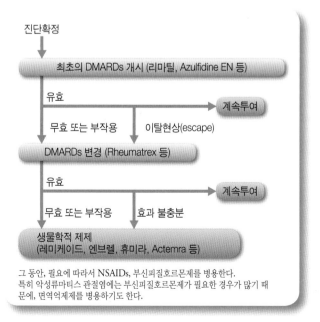

그 동안, 필요에 따라서 NSAIDs, 부신피질호르몬제를 병용한다.
특히 악성류마티스 관절염에는 부신피질호르몬제가 필요한 경우가 많기 때문에, 면역억제제를 병용하기도 한다.

(窪田哲朗)

환자케어

급성기에는 고통을 경감시키고 안정·안전을 유지할 수 있도록 지원하고, 질환이나 치료에 대한 올바른 이해와 셀프케어의 촉진을 도모한다.

병기·병태·중증도에 따른 케어

【급성기】 발생초기, 재발 시에는 관절의 통증이나 부종, 염증으로 인한 발열이나 권태감이 나타나고, 또 진단·재발로 쇼크를 받기 때문에 환자는 장래에 대한 불안을 상당히 갖게 되고, 이로 인해 질환이나 치료를 설명해도 잘 듣지 않는다. 그러나 적절한 치료로 조기에 질환활동성을 억제하게 되면, 증상도 치료되고 관절파괴나 변형으로 인해 ADL, QOL이 크게 저하되는 것을 예방하는 것이 가능하므로, 질환이나 치료에 관한 적절한 정보를 제공하고, 안전한 약물치료의 계속, 환자-의료자 간의 신뢰구축을 도모해야 한다. 항류마티스제는 모든 사람에게 효과가 나타난다고 할 수 없다. 즉효성이 없는 등 효과를 실감하기 어려워서, 서둘러 민간요법을 시도하거나 염증이 심한 시기에 과도한 재활운동을 하거나 약의 부작용 정보에 과민해지는 수가 있지만, 환자의 상황이나 반응, 약의 효과를 관찰하면서, 고통의 경감, 안정·안전을 도모할 수 있도록 배려하고, 환자의 심리에 공감하는 섬세한 대응방식으로 질환이나 치료에 대한 적절한 이해나 셀프케어를 촉구해 가는 것이 중요하다.

【만성기】 치료의 효과로 염증이 안정되고 질환활동성이 억제되면, 관절가동역과 근력을 유지·확대하기 위한 재활요법을 개시하도록 촉구하고, 통상의 라이프스타일에 근접할 수 있도록 하는 지지를 제공한다. 안정·안전을 고려한 후에 인생설계를 다시 계획해서, 역할을 시행할 수 있는 셀프케어, 셀프관리의 방법도 생각한다. 치료가 장기화됨에 따른 영향의 관찰, 임신, 출산을 고려한 복용조정 등, 계속 완화될 수 있도록 지지한다. 통증이 완화되면 약을 자기중단하거나 통원이나 치료를 중단해 버리는 수가 있는데, 예측 밖의 질환악화나 치료제의 이탈현상 (약효의 감약) 등도 있으므로, 통원 및 계속적인 복용의 중요성을 설명하고, 불안이 조기에 경감되도록 격려한다. 질환활동성이 좀처럼 억제되지 않는 경우나 재발이 반복되는 경우, 부작용이나 합병증 등이 출현한 경우는 불안이나 초조가 심해져서 의욕이 저하되기 쉽지만, 자신에게 알맞은 약의 종류나 양을 확인하기까지, 또 부작용이나 합병증이 완화·개선되기까지, 감정의 변화를 살피면서 계속적인 재활요법이나 잔존기능으로 가능한 활동을 검토하고, 일상생활의 용구나 케어용품을 사용하며, 사회자원을 효과적으로 활용하는 등, ADL, QOL의 저하예방에 힘쓰는 것이 중요하다.

케어의 포인트

진료·치료시의 간호
- 질환이나 치료내용에 관하여 적절히 이해하고 안전하고 효과적인 복용을 계속할 수 있도록, 환자·가족의 언동을 관찰하고 지지한다.
- 부작용이나 합병증에 관하여 의사에게 보고해야 할 증상을 이해하였는지 확인한다.

안전·안락과 신체가동성의 유지
- 안전한 요양환경 (침대난간, 난간의 설치, 계단의 높이 해소)을 조성한다.
- 습포요법, 목욕, 마사지 등으로 통증이나 마비 등의 증상을 완화한다.

셀프케어에 대한 지지
- 관절가동역과 근력의 유지·확대를 위하여 가능한 스스로 하도록 지도한다.
- 감염에 취약한 상태라는 점을 이해하고, 손씻기·양치질·마스크 착용 등 감염증대책이나 청결유지를 명심하도록 지도한다.

환자·가족의 심리·사회적 문제에 대한 지지
- 역할 불이행, 의존, 신체상, 장래에 대한 과잉불안, 일상생활상의 불안 등에 관하여 파악하고, 경감할 수 있도록 방책을 함께 생각한다. 필요 시에는 카운슬링을 소개한다.
- 간호의 부담을 경감하도록, 가정내 환경이나 사회자원의 활용 등에 관하여 필요한 지지를 제공한다.
- 환자모임 등을 소개하고, 고민을 서로 얘기하거나 간호방법에 대해 배울 수 있는 모임에 관하여 정보를 제공한다.

퇴원지도·요양지도

- 환자·가족 모두 안정된 가정생활을 할 수 있도록, 환경의 정비를 지지한다.
- 균형 잡힌 식사와 충분한 휴식을 취하도록 지도한다. ● 휴식과 활동의 균형을 잡는다(단계적인 안정도를 지시).
- 지시대로 복용을 계속하고 있는지, 둔용제는 어느 정도의 빈도로 사용하고 있는지 확인한다.
- 약의 부작용이나 합병증으로 나타나는 증상에 관해 설명하고, 주의를 촉구한다.
- 통증 발현시 대처법에 관하여 지도한다. ● 낙상에 의한 외상이나 골절에 주의하도록 촉구한다.
- 재발하거나 합병증 또는 부작용이 출현하거나 약의 효과가 없어지게 되면, 사회생활이나 일상생활에 대한 자신감이 저하되므로, 할 수 있는 것에 눈을 돌리도록 촉구하고, 심리적인 지지도 유의하여 실시한다.
- 사회와의 접점을 여러 가지 형태로 계속 유지하도록 촉구한다. 관절에 대한 부담이 가해지지 않도록 체중을 관리하고, 가능한 신체가동성을 유지할 수 있도록 촉구한다.

(川瀬祥子)

〔하지〕
1. 하지를 좌우로 벌린다.

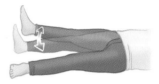

2. 하지를 올렸다 내렸다 한다.

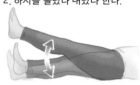

3. 허리를 들었다 내린다.

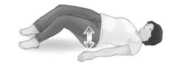

4. 하퇴를 들었다 내린다.

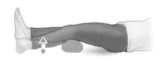

5. 무릎을 구부리고 편다.

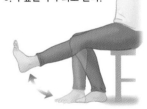

6. 발목을 구부리고 편다.

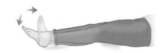

■ 그림 1-4 류마티스체조 (계속)

2 전신성홍반성루푸스
(systemic lupus erythematosus, SLE)

窪田哲朗／川瀬祥子

전체 map

병인
- 원인은 불분명하지만, 여러 유전적 요인에 환경요인이 더해져 발생한다고 보고 있다.
- [악화인자] 자외선 노출, 임신·출산

역학
- 환자수는 약 6만명이다.
- 남녀비는 1:9로 여성에게 많고, 20~30대에 발생한다.
- [예후] 치료제의 부작용에 관계되는 병태에 좌우된다.

병태생리
- 여러 자가항체가 생산되어 표적세포에 결합하거나, 면역복합체가 조직에 침착하여 다양한 병태를 일으키는 전신성자가면역질환이다.
- 표적세포나 면역복합체의 침착부위에 따라서 사구체신염 (루푸스신염), 용혈성빈혈, 혈소판감소증, 장막염 (흉막염, 심외막염), 중추신경증상 (CNS 루푸스)을 일으킨다.

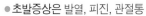

증상 합병증 진단 치료

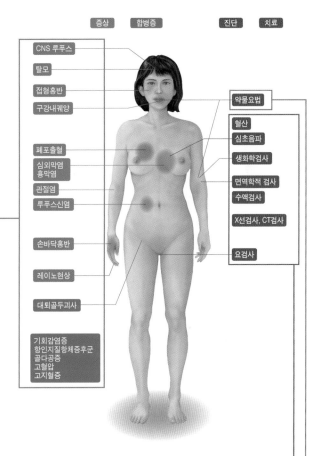

CNS 루푸스 / 탈모 / 접형홍반 / 구강내궤양 / 폐포출혈 / 심외막염 흉막염 / 관절염 / 루푸스신염 / 손바닥홍반 / 레이노현상 / 대퇴골두괴사

약물요법 / 혈산 / 심초음파 / 생화학검사 / 면역학적 검사 / 수액검사 / X선검사, CT검사 / 요검사

기회감염증 / 항인지질항체증후군 / 골다공증 / 고혈압 / 고지혈증

증상
- 초발증상은 발열, 피진, 관절통
- 피부증상 : 접형홍반, 손바닥홍반, 탈모
- 중증 장기병변 : 루푸스신염, CNS 루푸스, 폐포출혈
- [합병증]
- 부신피질호르몬제 등의 부작용 : 기회감염증, 대퇴골두괴사, 골다공증, 고혈압, 고지혈증
- 항인지질항체증후군 : 유산·조산, 하지정맥혈전증, 뇌경색

진단
- 진단에는 미국 류마티스학회의 분류기준을 이용한다.
- 혈액검사 : 빈혈, 백혈구 (림프구) 감소, 혈소판감소, 적혈구침강속도항진, 높은 수치의 CRP가 보이면 감염증 합병을 의심한다.
- 면역혈청검사 : 자가항체 (항핵항체, 항DNA항체, 항Sm항체)의 검출, 면역복합체의 높은 수치, 보체 (C3, C4, CH50)의 낮은 수치가 보인다.
- 신증이 있으면, 단백뇨, 혈뇨, 원주뇨가 나타난다.

치료
- 치료방침 : 부신피질호르몬제를 단독 적용 또는 면역억제제와 병용하여 투여함으로써, 질환활동성을 진정화한 후, 점차 감량하여 유지량으로 완화상태를 유지하고, 재발을 방지한다.
- 약물요법 : 부신피질호르몬제는 병태에 따라서 용량을 적절히 증감한다. 부신피질호르몬제로 효과가 불충분하면, 면역억제제를 병용한다. 병세가 심한 급속진행성인 경우는 스테로이드펄스요법 등을 고려한다.

병태생리 map

전신성홍반성루푸스 (systemic lupus erythematosus ; SLE)는 여러 자가항체가 생산되어 표적세포에 결합하거나, 면역복합체가 조직에 침착하여 여러 가지 병태를 일으키는 전신성 자가면역 질환이다.

- 항DNA항체가 생산되어 혈액속의 DNA와 결합하여 면역복합체가 형성되고, 그것이 신장의 사구체의 모세혈관벽이나 기저막에 침착하면 사구체신염 (루푸스신염)을 일으킨다.
- 적혈구나 혈소판의 세포막상의 항원과 반응하는 자가항체가 생산되기도 하며, 용혈성빈혈이나 혈소판감소증을 일으킨다.
- 흉막염, 심외막염 등의 장막염을 일으키기도 한다.
- 경련, 의식장애, 정신장애 등의 중추신경증상을 일으키기도 한다(CNS루푸스).
- β_2-글리코프로테인 I (β_2-glycoprotein I : β_2-GP I) 등의 인지질결합성 단백질과 반응하는 자가항체가 생산되어, 항인지질항체증후군 (antiphospholipid syndrome ; APS)이 합병되기도 하며, 유산, 조산, 하지정맥혈전증, 뇌경색 등을 일으킨다.

병인 · 악화인자

- 병인은 불분명하지만, 일란성 쌍생아의 경우 쌍방에서 발생하는 비율이 높다는 점 등에서, 여러 가지 유전적 요인에 환경인자가 추가되어 발생하는 것이라고 보고 있다.
- 자외선 노출은 악화인자가 되므로, 해수욕이나 스키, 여름철 외출에 주의한다.
- 임신 · 출산도 악화인자가 될 수 있으므로, 비완화기의 임신은 피한다.

역학 · 예후

- 일본의 환자수는 약 6만명이고, 남녀비는 1 : 9로 압도적으로 여성에게 많다. 발생연령은 소아기부터 폐경기까지이지만, 20~30대에서 발생이 많다.
- 예전에는 신부전 등이 주요 사인이 되었지만, 최근에는 조기에 적절한 치료를 받는 증례가 증가하여, SLE 그 자체의 병태부터 감염증이나 동맥경화성 질환 등, 치료제의 부작용이 관련된 병태가 예후를 좌우하는 경우가 많다.

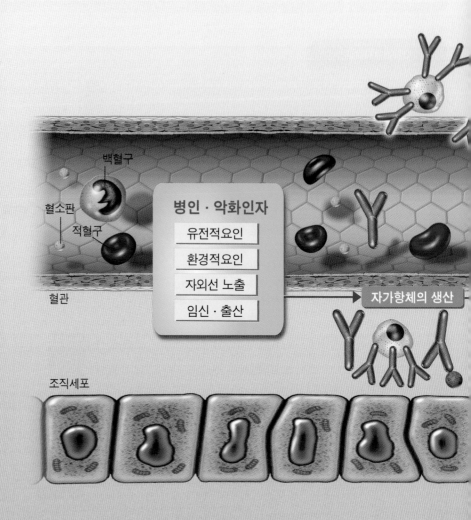

병인 · 악화인자
- 유전적요인
- 환경적요인
- 자외선 노출
- 임신 · 출산

백혈구

혈소판

적혈구

혈관

조직세포

자가항체의 생산

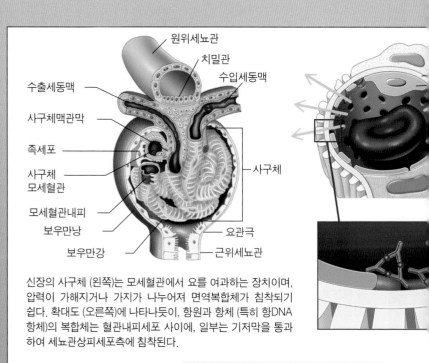

원위세뇨관
치밀관
수입세동맥
수출세동맥
사구체맥관막
족세포
사구체 모세혈관
모세혈관내피
보우만낭
보우만강
사구체
요관극
근위세뇨관

신장의 사구체 (왼쪽)는 모세혈관에서 요를 여과하는 장치이며, 압력이 가해지거나 가지가 나누어져 면역복합체가 침착되기 쉽다. 확대도 (오른쪽)에 나타나듯이, 항원과 항체 (특히 항DNA항체)의 복합체는 혈관내피세포 사이에, 일부는 기저막을 통과하여 세뇨관상피세포측에 침착된다.

루푸스신염의 메커니즘

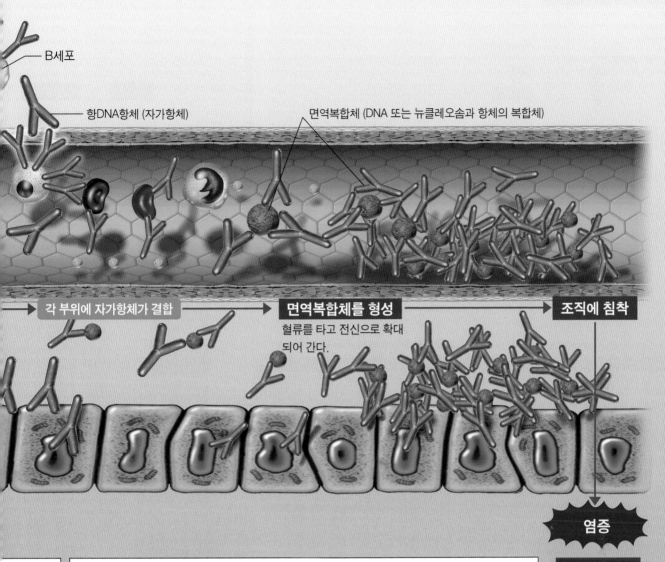

B세포

항DNA항체 (자가항체)

면역복합체 (DNA 또는 뉴클레오솜과 항체의 복합체)

각 부위에 자가항체가 결합 → 면역복합체를 형성 → 조직에 침착

혈류를 타고 전신으로 확대
되어 간다.

염증

상피세포
(족세포)
기저막
내피세포

족돌기
과방향
체맥관막

피부증상

접형홍반

손바닥홍반

탈모

장기병변

루푸스신염

CNS루푸스

폐포출혈

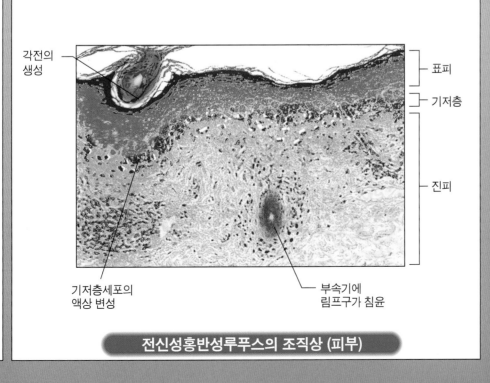

각전의
생성

표피

기저층

진피

기저층세포의
액상 변성

부속기에
림프구가 침윤

전신성홍반성루푸스의 조직상 (피부)

초발증상으로는 발열, 피진, 관절통 등이 많지만, 그 중에서도 증례마다 다양한 증상이 나타나게 된다.

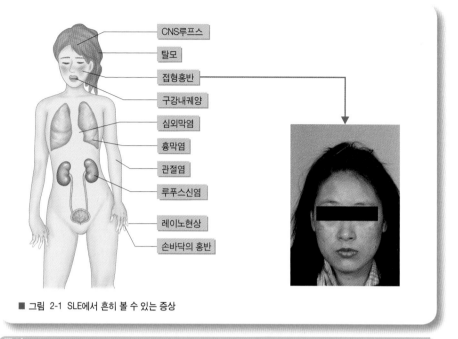

■ 그림 2-1 SLE에서 흔히 볼 수 있는 증상

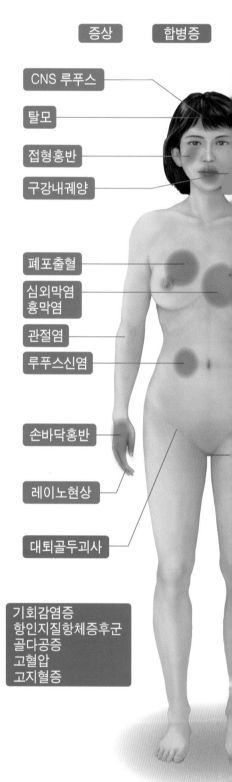

증상   합병증

CNS 루푸스
탈모
접형홍반
구강내궤양

폐포출혈
심외막염
흉막염
관절염
루푸스신염

손바닥홍반

레이노현상

대퇴골두괴사

기회감염증
항인지질항체증후군
골다공증
고혈압
고지혈증

증상

● 피부증상으로는 접형홍반이 전형적이지만, 손바닥홍반이나 탈모도 흔히 볼 수 있다. 이 증상들은 치료에 따라서 치유되지만, 각화경향이 심한 원판발진 (원판상홍반)은 좀처럼 완화되지 않는다.
● 중증 장기병변으로는 루푸스신염, CNS루푸스, 폐포출혈 등이 있으며, 강력한 치료를 필요로 한다.
● CNS루푸스 (중추신경증상)에는 경련, 의식장애, 기질성뇌증후군, 조울상태, 환각 · 망상 등의 정신증상, 무균성수막염 등이 있으며, 혼수를 수반하는 전신경련발작은 예후가 불량하다.

합병증

● 기회감염증 : 부신피질호르몬제나 면역억제제의 부작용.
● 항인지질항체증후군.
● 대퇴골두괴사 : 부신피질호르몬제의 부작용 중의 한 종류.
● 장기간 치료 중인 증례에서는 부신피질호르몬제의 영향으로 골다공증, 고혈압, 고지혈증 등의 발생 빈도가 높다.

진단 map

발열, 피진, 관절통 등의 임상증상과 혈청학적 이상, 요소견, 면역학적 이상을 토대로 진단한다. 미국 류마티스학회의 분류기준이 진단에 사용된다.

진단   치료

약물요법

혈산

심초음파

생화학검사

면역학적 검사

수액검사

X선검사, CT검사

요검사

진단·검사치

- 미국 류마티스학회의 분류기준 (표 2-1)이 널리 사용되고 있다.
- 검사치
- 혈산에서는 빈혈, 백혈구감소 (특히 림프구), 혈소판감소를 확인하는 경우가 많다. 적혈구침강속도는 항진되지만, CRP는 장막염이나 관절염이 없으면 그다지 항진되지 않는 경우가 많다. CRP가 높은 수치인 증례에서는 감염증의 합병 등을 의심할 필요가 있다.
- 신증이 있으면 단백뇨, 혈뇨, 원주뇨 등이 확인되는데, 진행되면 혈청 알부민치가 저하되어 신증후군이나 신부전에 이른다. 신병변을 자세히 평가하는 데는 신생검이 유용하다.
- 자가항체로는 항핵항체, 항DNA항체, 항Sm항체, 항RNP항체 등이 검출되는 경우가 많다. 면역복합체가 높은 수치를 나타내고, 보체 (C3, C4, CH_{50})는 소비되어 낮은 수치로 나타난다.
- 항인지질항체증후군이 합병되면, 항 β_2-GP I 항체나 항카르디올리핀 항체가 양성이 되고, 혈소판감소나 활성화트롬보플라스틴시간 (APTT) 연장이 확인된다. 카르디올리핀은 매독혈청반응에도 사용되는 인지질로, 본 증후군인 환자는 매독혈청반응이 위양성으로 나타나기도 한다.
- 중추신경병변이 있으면, 수액 (髓液)에서의 세포수나 단백질, IL-6의 증가가 확인된다.
- 장막염, 간질성폐렴 등의 평가에 X선검사, CT, 심초음파 등이 필요하다.

■ 표 2-1 전신성홍반성루푸스의 분류기준

사용하는 지표
1. 접형홍반
2. 원판상홍반
3. 광선과민증
4. 구강내궤양
5. 관절염
6. 장막염 (흉막염, 심외막염)
7. 신장애 (0.5g/일이상 또는 3+이상의 지속성 단백뇨, 또는 세포성원주)
8. 신경학적 장애 (경련 또는 정신장애)
9. 혈액학적 이상 (용혈성빈혈, 백혈구감소증, 림프구감소증, 또는 혈소판감소증)
10. 면역학적 이상 (항DNA항체, 항Sm항체, 또는 항인지질항체가 양성)
11. 항핵항체의 양성

경과 중에 위의 11항목 중 4항목 이상을 확인하면 전신성홍반성루푸스라고 분류할 수 있다.

(미국 류마티스학회, 1997년)

치료 map

면역학적 활동성을 억제함으로써 불가역적인 장기장애를 예방하기 위하여 병태에 맞추어 부신피질호르몬제 및 면역억제제를 투여한다.

치료방침

● 부신피질호르몬제를 단독으로 적응하거나, 필요하면 면역억제제와 병용하여, 질환활동성을 조기에 진정화시킨다. 그 후에는 약제를 점감하고, 필요최소한의 양 (유지량)으로 완화상태를 유지하여, 재발을 방지한다.

■ 표 2-3 전신성홍반성루푸스 치료에 사용되는 주요 면역억제제

분류	일반명	주요 상품명	약효발현의 메커니즘	주요 부작용
면역억제제	시클로포스파미드	엔독산	세포의 핵산합성을 저해	골수억제, 출혈성방광염, 난소기능부전
	아자티오프린	Azanin, 이무란		골수억제
	시클로스포린	뉴오랄, 산디문	T세포의 사이토카인 생산을 억제	양이 많으면 신장애 유발 가능성이 증가
	타크로리무스수화물	프로그랍		
	미조리빈	Bredinin	세포의 핵산합성을 저해	부작용이 비교적 적은 편
	미코페놀산모페틸	Cellcept	림프구의 증식 · 분화를 억제	골수억제, 소화관궤양

어느 약제나 감염증에 대한 저항력을 감약시키므로, 기회감염증 등에 주의하면서 투약해야 한다.

■ 표 2-2 부신피질호르몬제 (당질코르티코이드)의 주요 부작용

major side effects
당뇨병
소화관궤양
골다공증
무균성골괴사
감염증의 유발
중추신경증상
고혈압, 고지혈증
백내장, 녹내장

minor side effects
다모
좌창
달덩이얼굴 (moon face)
피하일혈
자반

환자는 minor side effects를 걱정하는 경우가 많은데, 의료팀은 major side effects의 출현을 간과하지 않는 것이 중요하다.

약물요법

● 부신피질호르몬제는 병태에 따라서 소량, 중등량, 대량으로 나누어 사용한다.

Px처방례 피진, 관절염 등, 비교적 가벼운 증상인 경우
● Predonine정 (5mg) 2정 分1 (조식후) ←부신피질호르몬제

Px처방례 장막염 등인 경우
● Predonine정 (5mg) 6정 分3 (매 식후) ←부신피질호르몬제

Px처방례 용혈성빈혈, 혈소판감소, 신염 등인 경우*
● Predonine정 (5mg) 12정 分3 (매 식후) ←부신피질호르몬제

Px처방례 위의 처방으로 불충분한 경우, 다음의 1) 또는 2)를 병용, 또는 3)을 이용한다**.
1) 엔독산정 (50mg) 1~2정 分1 (보험적용외) ←면역억제제
2) Azanin정 (50mg) 1~2정 分1 (보험적용외) ←면역억제제
3) 엔독산 주 1회 500~1,000mg 4~8주 간격으로 간헐적으로 대량점적정주 (엔독산펄스) (보험적용외) ←면역억제제

Px처방례 병세가 심한 급속진행성인 경우, 스테로이드펄스요법으로 부신피질호르몬제를 초대량 투여한다.
● 솔루메드롤 주 1회 500~1,000mg 1일1회 점적정주 보험적용외 ←부신피질호르몬제
※3일간을 1단위로 필요에 따라서 2주 간격으로 2~3단위 반복한다. 4일째부터는 처방례* 또는 **를 한다.

전신성홍반성루푸스 (SLE)의 병기 · 병태 · 중증도별로 본 치료흐름도

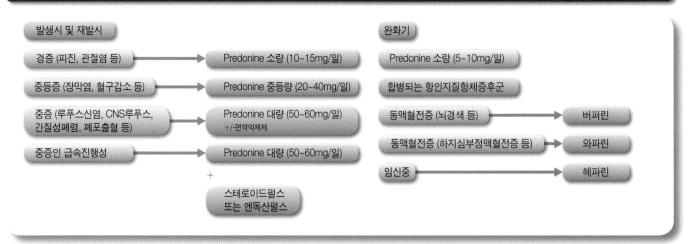

발생시 및 재발시

경증 (피진, 관절염 등) → Predonine 소량 (10~15mg/일)

중등증 (장막염, 혈구감소 등) → Predonine 중등량 (20~40mg/일)

중증 (루푸스신염, CNS루푸스, 간질성폐렴, 폐포출혈 등) → Predonine 대량 (50~60mg/일) +/-면역억제제

중증인 급속진행성 → Predonine 대량 (50~60mg/일) + 스테로이드펄스 또는 엔독산펄스

완화기

Predonine 소량 (5~10mg/일)

합병되는 항인지질항체증후군

동맥혈전증 (뇌경색 등) → 버퍼린

동맥혈전증 (하지심부정맥혈전증 등) → 와파린

임신중 → 헤파린

(窪田哲朗)

전신성홍반성루푸스 (SLE)

환자케어

활동기에는 안정유지와 고통완화에 힘쓴다. 또 부신피질호르몬제 (스테로이드제) 투여로 감염에 취약한 상태이므로 감염예방에 힘쓴다.

병기·병태·중증도에 따른 케어

【활동기】 SLE의 활동기는 증상의 고통에 더불어 진단이나 재발로 인한 쇼크가 추가되기 때문에, 환자는 질환이나 치료의 설명을 제대로 듣지 못한다. 또 면역억제제나 부신피질호르몬제 (스테로이드제)라는, 환자로서 공포감을 갖는 약이 치료의 주체가 되므로 불안도 심해진다. 이 시기는 환자의 신체적 고통의 완화를 도모함과 동시에, 시기적절하게 질환이나 치료에 대한 이해를 촉구하는 것이 중요하다.

【완화기】 치료의 효과가 나타나고 질환활동성이 억제되면, 통상의 라이프스타일에 접근하기 위한 지지를 제공한다. 자외선이나 감염증, 피로 등의 악화인자에 관하여 확인하고, 질환과 더불어 살아가기 위한 라이프스타일이나 인생설계의 재편성, 본래의 역할을 할 수 있는 셀프케어, 셀프관리를 함께 고려한다. 임신, 출산 등으로 복용을 조정해야 하는 경우는 일찌감치 의사에게 상담하도록 촉구한다. 예측 밖의 질환악화나 부작용 출현 등도 고려되므로, 통원, 계속적인 복용의 중요성을 설명하고, 불안은 조기에 경감시키도록 한다. 질환활동성이 좀처럼 억제되지 않는 경우나 재발이 반복되는 경우, 부작용이나 합병증 출현으로 활동제한이 확대된 경우에는 상태가 완화·개선될 때까지, 기분의 변화를 살피고, 사회자원을 효과적으로 활용하면서, QOL저하 예방에 힘쓰는 것이 중요하다.

케어의 포인트

진찰·치료 시의 간호, 치료제 인식의 파악
● 치료목적을 이해하고, 안전하게 정확히 복용하고 있는가 확인한다.
● 출현할 수 있는 부작용의 특징을 이해하고, 조기발견에 힘쓴다.

셀프케어의 지지
● 자외선이나 과로, 스트레스 등 질환을 악화시키는 인자를 인식하고, 회피행동을 취할 수 있도록 함께 대책을 생각한다. 감염에 취약한 상태라는 점을 이해하고, 손씻기·양치질·마스크착용 등 감염증대책 및 청결유지법을 지도한다.

환자·가족의 심리·사회적 문제에 대한 지지
● 질환·치료에 관하여 환자·가족에게 알기 쉽게 설명하고, 불안을 해소하도록 지지한다.
● 특정질환의 의료비조성 등 사회자원의 활용을 촉구한다.
● 환자모임 등을 소개하거나, 고민을 서로 얘기하고 함께 학습할 수 있는 모임에 대한 정보를 제공한다.

퇴원지도·요양지도

● 환자·가족 모두 안정된 가정생활을 할 수 있도록, 환경의 정비를 지지한다.
● 규칙적인 복용을 하도록 지도한다.
● 부작용이 발현했을 때에는 바로 연락하도록 지도한다.
● 오래 경과하는 질환이라는 점을 이해하게 하고, 계속적으로 내원하도록 격려한다.
● 보름달얼굴이나 종기 등의 치료제의 부작용이나 탈모·피진 등의 피부증상에 따른 외모의 변화도 배려한다.
● 휴식과 활동의 균형, QOL을 유지하도록, 함께 대책을 강구한다.
● 사회와의 접점을 여러 형태로 계속할 수 있도록 촉구하고, 가능한 신체도 움직이도록 지도한다.

(川瀬祥子)

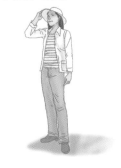
· 자외선을 피한다.

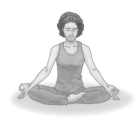
· 심신의 스트레스를 피한다.

휴식과 활동을 균형있게 잡는다.
※ 스테로이드 복용 중에는 격렬한 스포츠를 삼간다.

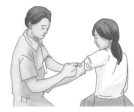
· 감염증 예방에 항상 주의한다.

인플루엔자 예방접종 등을 한다.

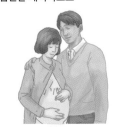
· 임신은 계획적으로

※ SLE의 활동성이 낮을 때가 바람직하다.

■ 그림 2-2 요양지도의 포인트

Memo

3 다발성근염, 피부근염
(polymyositis, dermatomyositis)

駒野有希子·宮坂信之 / 平松則子

전체 map

병인
- 불분명하지만, 유전적 요인, 바이러스감염 등의 관여가 고려되고 있다.
  [악화인자] 과로, 스트레스, 감염증, 자외선 노출

역학
- 유병률은 10만명에 약 6명이다.
- 소아와 50세 이상에게 많고, 남녀비는 1 : 2이다.
  [예후] 간질성폐렴, 기회감염증, 악성종양이 직접사인이다.

병태생리
- 근 및 피부에 만성염증이 생기는 자가면역질환이다.
- 사지근위근, 경부근, 호흡근, 심근에 근세포의 변성 · 괴사 · 위축이 일어나고, 사지근력의 저하, 연하장애, 호흡장애가 발생한다.
- 피부근염에서는 표피진피 경계부를 중심으로 염증세포 침윤, 부종, 기저층의 액상변성 (기저세포의 변성 · 탈락)이 발생하며, 특징적인 피부병변 (연보라발진, 고트론(Gottron)징후)이 나타난다.

병태생리 map p.18

증상 합병증   진단 치료

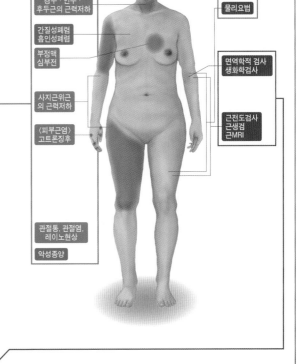

〈피부근염〉 연보라발진
발성장애, 연하장애
경부 · 인두 · 후두근의 근력저하
간질성폐렴 흡인성폐렴
부정맥 심부전
사지근위근의 근력저하
〈피부근염〉 고트론징후
관절통, 관절염, 레이노현상
악성종양

약물요법
물리요법

면역학적 검사 생화학검사

근전도검사 근생검 근MRI

증상
- 근증상 : 근력저하 (사지근위근, 경부 · 인두 · 후두근), 근통, 발성장애, 연하장애
- 다발성근염 : 대칭성사지근위근의 근력저하가 주요증상
- 피부근염 : 특징적 피진 (고트론징후, 연보라발진)＋근증상
- 부정맥, 심부전
- 관절통, 관절염, 레이노현상

[합병증]
- 간질성폐렴 : 노작시 호흡곤란, 기침, 저산소혈증
- 연하장애, 흡인으로 인한 폐렴
- 악성종양

증상 map p.20

진단
- 증상과 검사소견에서 종합적으로 진단한다.
- 혈액검사 ; 근장애를 나타내는 지표 (크레아틴키나제, 알돌라아제, LDH, AST)의 상승 확인
- 항체검사 : 항핵항체, 항Jo-1항체 확인
- 근전도 : 자발활동항진, 근원성변화 (저진폭에서 지속시간이 짧은 다상성전위) 확인
- 근MRI : 근육의 염증, 부종부분이 묘출 가능하다.
- 근생검 : 진단확정에 필요하다.

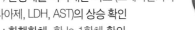
진단 map p.21

치료
- 치료의 목표는 근염의 진정화, 근력의 회복, ADL의 개선이고, 장기적으로는 재발방지에 중점을 둔다.
- 약물요법 : 부신피질호르몬제 (프레드니솔론, 메틸프레드니솔론)가 제1선택제, 저항성인 경우는 여기에 면역억제제 (시클로스포린, 타크로리무스, 메토트렉세이트, 아자티오프린)를 병용한다.
- 물리요법 : 급성기에는 관절구축예방을 위한 타동적인 굴신운동을 실시한다. 근염이 치료되면 근력회복을 위한 재활요법을 시행한다.

치료 map p.22

병태생리 map

다발성근염과 피부근염은 근 및 피부에 만성염증이 생기는 자가면역질환이다.

- 근세포의 변성·괴사·위축이 상완·대퇴 등의 사지근위근 및 경부근·호흡근·심근에 발생한다. 그 결과, 사지근력의 저하, 연하장애, 호흡장애 등이 일어나게 된다.
- 피부근염 (DM)에서는 표피·진피 경계부에 염증세포 침윤, 부종, 기저층의 액상변성 (기저세포의 변성·탈락) 등이 생기고, 연보라발진이나 고트론징후 등, 특징적인 피부병변이 나타난다.
- 다발성근염 (PM), 피부근염의 40~50%에서 간질성폐렴이 일어난다. 폐포는 모세혈관에 풍부하고 가스교환에 중요한 역할을 하고 있는데, 간질성폐렴에서는 폐포의 벽이 세포침윤이나 간질의 증식으로 두꺼워지므로, 충분한 가스교환을 할 수 없게 되어, 호흡곤란, 기침, 저산소혈증이 초래된다.

병인·악화인자

- 본래, 면역계는 생체를 세균이나 바이러스감염으로부터 방어하기 위해서 기능하고 있다. 그러나 다발성근염, 피부근염 환자는 근이나 피부 등 자신의 생체가 면역계의 타겟이 되면서 조직장애를 겪게된다. 유전적 요인, 바이러스감염 등이 발생에 관여하고 있다.
- 과로, 심신의 스트레스, 감염증, 자외선 폭로 등은 증상을 악화시키므로 삼간다.

역학·예후

- 약 6/10만명의 유병률로 드문 질환이다. 소아 및 50세 이상의 중고령자에게 많고, 남녀비는 1 : 2이다.
- 치료가 유효해도 근력이나 근위축의 회복은 몇 개월이 소요된다.
- 피부근염에서, 특히 고령자의 경우 악성종양이 합병되는 경우가 많다.
- 간질성폐렴, 기회감염증, 악성종양이 적접사인이 된다.

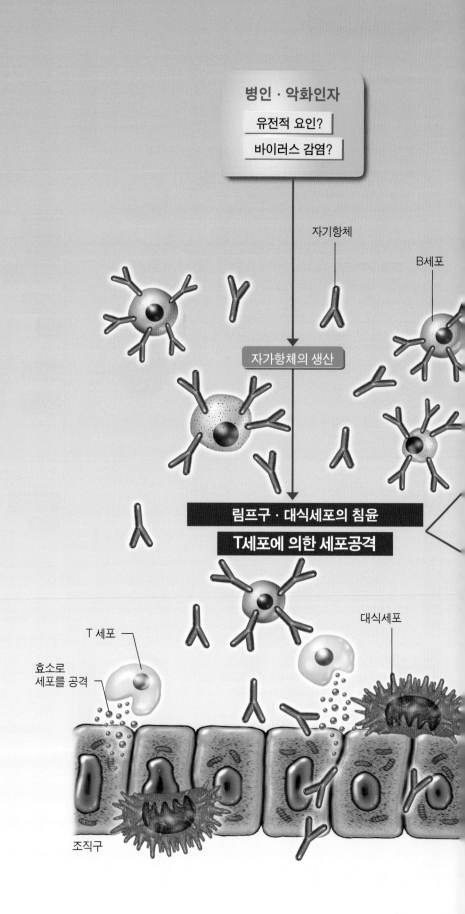

병인·악화인자

유전적 요인?

바이러스 감염?

자기항체

B세포

자가항체의 생산

림프구·대식세포의 침윤

T세포에 의한 세포공격

T 세포

대식세포

효소로 세포를 공격

조직구

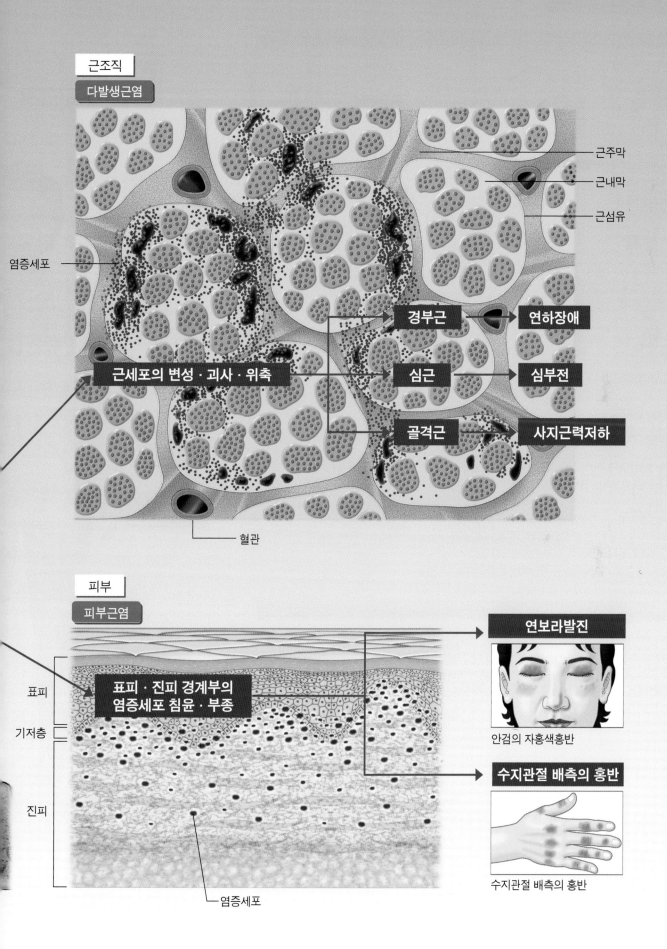

근조직

다발생근염

근주막

근내막

근섬유

염증세포

경부근 → 연하장애

근세포의 변성·괴사·위축

심근 → 심부전

골격근 → 사지근력저하

혈관

피부

피부근염

연보라발진

표피·진피 경계부의
염증세포 침윤·부종

안검의 자홍색홍반

수지관절 배측의 홍반

표피

기저층

진피

수지관절 배측의 홍반

염증세포

증상 map

다발성근염의 주요증상은 대칭성 사지근위근의 근력저하이다. 피부근염에서는 특징적 피진이 확인되는데, 근증상이 부족한 경우도 있다.

증상

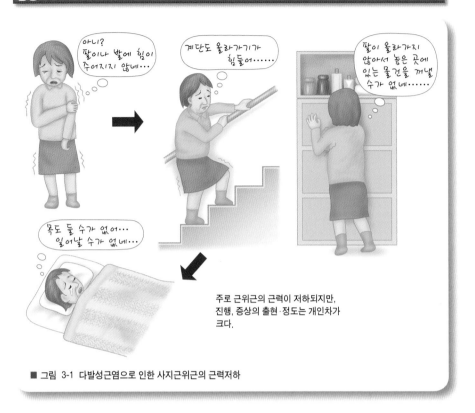

■ 그림 3-1 다발성근염으로 인한 사지근위근의 근력저하

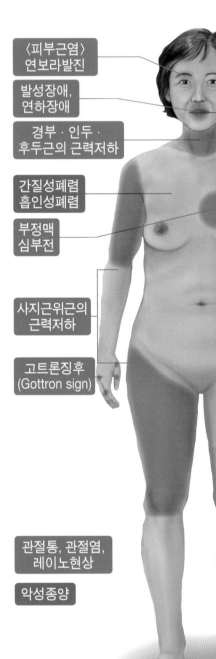

- 허리, 둔부, 대퇴, 어깨, 상완 등의 사지근위근 및 경부·인두·후두근의 근력저하가 서서히 일어난다. 근통을 확인하는 경우도 있다. 팔 들어올리기, 계단 오르내리기, 바닥에서 일어서기가 어려워진다. 발성장애, 연하장애가 발생하기도 한다.
- 피부근염에서는 수지관절 배측면의 낙설을 수반하는 홍반 (고트론징후), 양측 안검부의 자홍색 부종성홍반 (연보라발진) 등이 확인된다(병태생리map 참조).
- 심근장애로 인해서 부정맥, 심부전을 일으킨다.
- 관절통, 관절염, 레이노현상을 확인하는 경우도 있다.

합병증

- 간질성폐렴이 40~50% 가량 합병된다. 노작시 호흡곤란, 기침이 일어난다. 특히 급속히 진행되어 호흡부전으로 진행되는 케이스는 예후가 불량한 타입으로서 생명예후와 관련된다.
- 인두근의 장애로 연하장애, 흡인으로 인한 폐렴이 초래된다.
- 위, 폐, 대장, 난소 등 여러 악성종양이 7~30%로 합병된다.

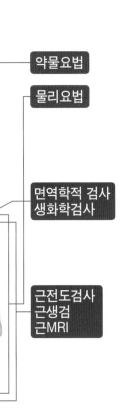

다발성근염 , 피부근염

진단 map

사지근위근의 근력저하, 피부증상, 혈청 내 크레아틴키나제, 알돌라아제, 유산탈수소효소, AST 등의 상승, 항Jo-1항체 양성, 근원성변화가 확인되는 근전도소견, 근생검을 통해 진단한다.

진단　　**치료**

약물요법

물리요법

면역학적 검사
생화학검사

근전도검사
근생검
근MRI

3
다발성근염, 피부근염

진단·검사치

- 증상과 검사소견을 보고 종합적으로 진단한다. 근긴장이상증이나 갑상선기능저하증 등 근력저하를 초래하는 질환과 구별하여야 한다. 피부근염은 특징적인 피부증상을 통해 진단한다(표 3-1).
- 합병증인 간질성폐렴은 증상, 흉부X선검사, 흉부CT검사, (혈청)시알화당사슬항원 KL-6치 등을 검토하여 진단한다.
- 검사치
- 혈액검사에서 근장애를 나타내는 지표, 즉 크레아틴키나제 (CK), 알돌라아제, 유산탈수소효소 (LDH), AST 등의 상승을 확인한다.
- 항핵항체는 약 80%의 환자에서 양성으로 나타난다. 최근에는 항Jo-1항체 등 일부 다발성근염에서 특이적인 자가항체도 측정한다.
- 근전도에서 자발활동성의 항진, 저진폭으로 지속시간이 짧은 다상성운동단위전위 등의 근원성변화를 확인한다.
- 근MRI에서 근육의 염증, 부종이 묘출되고, 병변의 분포를 확인하는 것이 가능하다.
- 근생검에서 근섬유의 괴사, 재생, 염증세포침윤을 확인한다. 이는 진단확정에 필요한 검사이다.

■ 표 3-1 피부근염 · 다발성근염의 개정진단기준

1. 진단기준항목
(1) 피부증상
(a) 연보라발진 : 양측 또는 편측 안검부의 자홍색 부종성홍반
(b) 코트론징후 : 수지관절 배면의 각질증식이나 피부위축을 수반하는 자홍색홍반
(c) 사지신측의 홍반 : 주관절, 슬관절 등의 배면의 경도 융기성자홍색홍반
(2) 상지 또는 하지 근위근의 근력저하
(3) 근육의 자발통 또는 파악통
(4) 혈청내 근원성효소 (크레아틴키나제 또는 알돌라아제)의 상승
(5) 근전도의 근원성변화
(6) 골파괴를 수반하지 않는 관절염 또는 관절통
(7) 전신성염증소견 (발열, CRP상승, 또는 혈구침강속도촉진)
(8) 항Jo-1항체 양성
(9) 근생검에서 근염의 병리소견 : 근섬유의 변성 및 세포침윤
2. 진단기준판정
피부근염 : (1) 피부증상인 (a)~ (c)의 1항목 이상을 충족시키고, 경과 중에 (2)~(9)의 항목 중 　　　　　4항목 이상을 충족시키는 것 다발성근염 : (2)~(9)의 항목 중 4항목 이상을 충족시키는 것
3. 감별진단을 요하는 질환
감염으로 인한 근염, 약제유발성근병증, 내분비이상이 초래하는 근병증, 근긴장이상증 그 밖의 선천성근질환

(후생성 자가면역질환조사연구반, 1992)

부신피질호르몬제, 면역억제제를 이용하여 약물요법을 실시하고, 근염의 진정화, 근력의 회복, 재발 방지를 도모한다.

치료방침

- 근염의 진정화, 근력의 회복, ADL의 개선을 제1목표로 하고, 장기적으로는 재발방지를 목표로 한다.
- 제1선택제로서, 부신피질호르몬제 (스테로이드제)를 사용하고, 이것에 저항성인 경우 등에는 면역억제제를 병용한다. 단, 면역억제제는 보험적용외 약물이다.
- 근력의 회복은 각 증상에 따라서 다르다. 중증례나 진단시에 근위축이 현저한 예는 근원성효소 (크레아틴키나제, 알돌라아제, LDH, AST 등)의 회복보다 상당히 늦어진다. 또 스테로이드에 의한 근위축 (스테로이드근증)이 치료 중에 생기는 경우도 많다. 이 점을 고려하면서, 스테로이드양의 감량이나 병용제 (면역억제제)의 필요성을 검토한다.

■ 표 3-2 다발성근염, 피부근염의 주요 치료제

분류	일반명	주요 상품명	약효발현의 메커니즘	주요 부작용
부신피질호르몬제	프레드니솔론	Predonine, 프레드니솔론, 드레드한	염증 및 면역을 억제	감염증, 고혈당, 혈압상승 등
	메틸프레드니솔론 호박산 에스텔나트륨	솔루메드롤	스테로이드펄스요법에 이용하는 약물로서, 매우 강력한 작용으로 염증 및 면역을 억제	
면역억제제	시클로스포린	뉴오랄, 산디문	T세포의 기능을 억제	감염증, 신기능장애, 혈압상승, 고혈당 등
	타크로리무스수화물	프로그랍		
	메토트렉세이트	메토트렉세이트	엽산대사를 길항하여 림프구의 기능을 억제	감염증, 위장장애, 간장애
	아자티오프린	이뮤란, Azanin	림프구의 기능을 억제	감염증, 혈구장애, 간장애

약물요법

- 부신피질호르몬제는 병태에 따라서 소량, 중등량, 대량으로 나누어 사용한다.

Px 처방례 성인에서 발생한 전형적인 다발성근염·피부근염의 경우
- Predonine정 (5mg) 8~12정 分3 (식후) ←부신피질호르몬제

※4주부터 6주간 투여 후, 1~2주마다 1~2정씩 감량한다.

Px 처방례 중증례에서는 1)의 스테로이드펄스요법 시행 후에 2)를 개시한다.
1) 솔루메드롤 주 (40·125·500·1,000mg) 1일 1g 점적정주 3일간 (보험적용외) ←부신피질호르몬제
2) Predonine정 (5mg) 8~12정 分3 (식후) ←부신피질호르몬제

Px 처방례 급성 및 아급성간질성폐렴이 합병되어 있는 경우에는, 1)에 추가하여 2), 3)의 면역억제제(보험적용외) 중 어느 하나를 조기부터 투여한다.
1) Predonine정 (5mg) 8~12정 分3 (식후) ←부신피질호르몬제
2) 뉴오랄캅셀 (50mg) 2~4캅셀 分2 (조석 식후) (보험적용외) ←면역억제제
3) 프로그랍캅셀 (1mg) 1~4캅셀 分2 (조석 식후) (보험적용외) ←면역억제제

Px 처방례 보험적용외 사용이므로 고액이지만, 스테로이드저항성 다발성근염에 유효하다.
- γ글로불린 400mg/kg/일 점적정주 5일간 (보험적용외) ←면역글로불린제

Px 처방례 스테로이드요법저항례에는 이 중 하나의 면역억제제를 병용한다. 투여량은 치료효과와 부작용의 출현에 주의하면서 조절한다.
- 뉴오랄캅셀 (50mg) 2~4캅셀 分2 (조석 식후) (보험적용외) ←면역억제제
- 메토트렉세이트정 (2.5mg) 주2일 2정 分2 (조석 식후) (보험적용외) ←대사길항제

※주에 1~2일만 간헐 투여하는 점에 주의
- 이뮤란정 (50mg) 1정 分1 조식후 (보험적용외) ←면역억제제

물리요법

급성기에는 침상 안정이 필요하지만, 관절구축을 예방하기 위해서 타동적인 굴신운동을 실시한다. 근염이 발생하고부터는 폐용성근위축을 예방하기 위해서 근력회복을 위한 재활요법을 시행한다.

다발성근염, 피부근염의 병기·병태·중증도별로 본 치료흐름도

급성기	근염의 진정화	회복기

◆ 약물요법   부신피질호르몬제 대량투여   서서히 감량

스테로이드의 효과가 불충분하거나 조기감량이 바람직한 경우

면역억제

◆ 합병증의 치료
  간질성폐렴 ┌ 약물요법 (근염과 마찬가지로, 부신피질호르몬제가 중심)
           └ 산소요법
  흡인성폐렴 항생물질투여
◆ 스테로이드의 부작용출현을 경과관찰
  기회감염증, 위장장애, 고혈압, 고혈당, 불면 등

◆ 물리요법   관절구축의 방지   근력 유지   근력 회복

(駒野有希子·宮坂信之)

환자케어

급성기에는 고통완화와 안정유지를, 만성기는 근력유지나 구축예방을 위한 지지를 제공한다. 일상생활에서 악화인자인 과로, 스트레스, 감염증이나 자외선 폭로를 피하도록 한다.

병기·병태·중증도에 따른 케어

【급성기】 근력저하가 진행되어 CK 등의 검사치가 항진되어 있는 시기에는 고통을 완화하는 케어와 함께 증상이 악화되지 않도록 부족한 상태의 일상생활행동을 지지하고, 안정을 유지할 수 있도록 돕는다. 증상을 이해하고, 치료에 전념할 수 있도록 필요최소한의 지식을 제공하여 불안의 경감을 도모한다.

【만성기】 증상 및 검사치가 개선되기 시작하는 시기에 접어들면, 신속히 근력유지, 구축예방을 목표로 하는 생활재활요법을 권장한다. 적극적으로 요양할 수 있도록 질환의 이해를 도우며, 서서히 셀프케어행동을 취할 수 있도록 한다. 약물요법에 대해 올바르게 이해하고 부작용에 대처행동을 취할 수 있도록 지도한다. 퇴원에 맞추어, 필요할 때에는 가족의 지원이나 사회적 지지를 받을 수 있도록 조정한다.

케어의 포인트

증상경감을 위한 케어
● 혈청CK치가 높아서 근장애가 진행되고 있는 시기에는 일상생활에서 부족한 셀프케어를 지지한다. 혈청 CK치가 안정되어 근염의 증상이 진정되면, 근력회복 · 유지를 위한 재활요법을 실시한다.
● 피부근염은 직사일광의 자외선을 조사하면 증상이 악화되는 수가 있다. 외출 시에는 자외선대책인 모자, 긴소매나 긴바지의 착용, 썬크림 바르기 등으로 예방한다.

약제의 부작용, 합병증의 조기발견에 대한 지지
● 부신피질호르몬제 (스테로이드제), 면역억제제의 복용 시는 항상 부작용의 발현에 주의해야 한다. 특히, 면역억제작용이 있는 약물은 감염증의 징후에 주의한다. 정기적으로 혈액검사를 해야 한다.
● 합병증으로 간질성폐렴, 감염증, 호흡근장애로 인한 호흡부전, 악성종양이 보인다. 중증화되기 쉬우므로 정기적으로 검사한다.

환자 · 가족에 대한 지지
● 질환이나 치료상 필요한 점에 관하여 깊이 이해하도록, 사전동의를 제대로 받는다.
● 환자는 지금까지 스스로 할 수 있었던 일을 할 수 없게 되었다는 불안이나 초조감을 가지기 쉽다. 기분을 표출하기 쉬운 환경을 조성하고, 이를 전면적으로 받아들인다.
● 가족이 질환에 대해 깊이 이해하고 필요한 셀프케어 등을 지원해 갈 수 있도록 관계를 구축한다.
● 환자의 지금까지의 일상생활활동을 재평가하고, 질환을 잘 받아들이면서 새로 생활을 재구축해 갈 수 있도록 사회자원의 활용, 가정 · 직장의 역할 등에 관하여 지지해 간다.

퇴원지도·요양지도

● 본 질환은 재발과 완화를 반복하는 만성질환이라는 점을 이해하게 하고, 적절히 자기관리를 할 수 있도록 지원해 간다.
● 주변의 가족과 함께 질환이나 치료법에 관하여 바르게 이해하게 하고, 필요할 때에 가족으로부터 도움을 받는 체제를 만든다.
● 증상악화의 징후에 관하여 조기에 대처할 수 있도록, 정기적인 검사 및 통원의 계속적인 필요성을 설명한다.
● 약물요법의 중요성에 관하여 이해하게 하고, 복용관리를 적절히 할 수 있도록 지도한다.
● 병상에 따른 일상생활행동이나 생활상의 방법을 강구한다.
● 고민이나 불안을 상담할 수 있는 사람을 찾도록 권장한다.
● 요양생활이 단조롭지 않도록, 기분 전환의 즐거움을 갖도록 권한다. 또 환자끼리 경험을 교류할 기회를 갖도록 권장한다.
● 사회자원의 활용방법, 환자모임에 관하여 소개한다.
● 환자가 희망을 잃지 않고, 자기 나름대로 삶에서 의의를 찾을 수 있도록 지켜본다.

(平松則子)

1. 족관절의 배굴

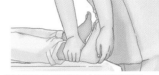

종골을 잡고, 아래쪽으로 잡아당기면서 족관절을 배굴한다.

2. 고관절의 외전

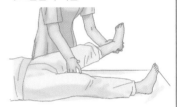

슬관절을 신전시킨 상태에서, 대퇴부와 종골을 잡고, 고관절을 외전시킨다.

3. 수관절의 굴곡 · 신전

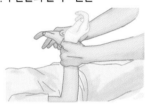

전완을 고정하고, 수관절을 손바닥쪽으로 움직이며 (굴곡), 신전시킨다.

4. 주관절의 굴곡 · 신전

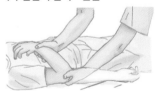

상완을 고정하여, 주관절을 굴곡 · 신전 시킨다.

5. 견관절의 굴곡 · 신전

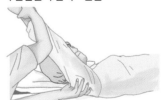

주관절을 편 상태에서 견관절을 굴곡·신전 시킨다.

■ 그림 3-2 구축예방을 위한 침상에서의 타동운동

Memo

4 전신성경화증 (경피증; systemic sclerosis)

駒野有希子 · 宮坂信之 / 平松則子

전체 map

병인
- 외적자극으로 면역계의 활성화, 혈관장애, 섬유아세포증식이 유발되어 발생한다.
- [악화인자] 레이노현상에는 한냉자극, 흡연, 정신적 긴장이 악화인자로서 작용한다.

역학
- 발생률은 인구 10만명당 2~3명이다.
- 30~50대 여성에게 많다.
- [예후] 장애가 있는 내장병변에 의해 달라진다. 미만형에서는 10년 생존율이 40~60%

병태생리
- 피부나 내장의 결합조직에 교원섬유 (콜라겐)가 증가하여 섬유화와 경화를 일으키는 자가면역질환이다.
- 면역계의 활성화, 혈관내피세포의 장애, 섬유아세포의 활성화가 상호작용하여, 소혈관의 폐색이나 조직의 섬유화를 일으킨다.
- 피부경화는 부종기 (부종 · 가려움증을 유발)부터 경화기 (진피의 비후, 피부부속기의 소실, 색소침착 · 탈실)를 거쳐서, 위축기 (피부의 비박화)로 진행된다.

병태생리 map p.26

증상
- 90% 이상의 증례에서 레이노현상이 초발증상으로 나타난다.
- 피부경화 : 사지의 말초에서 체간으로 대칭성으로 확대된다. 피부의 건조 · 가려움증으로 시작되어, 부종 · 저림으로 변화한다.
- 내장병변 : 역류성식도염, 폐섬유증, 폐고혈압증, 경피증 신크리제 등
- [합병증]
- 류마티스 관절염, 전신성홍반성루푸스
- 원발성담즙성간경변, 하시모토병

증상 map p.28

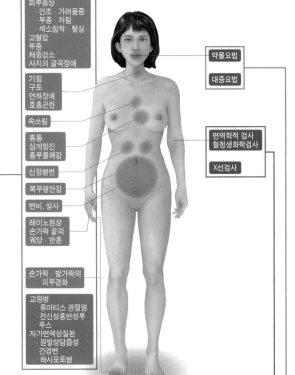

증상　합병증　　　　진단　치료

- 피부증상
  · 건조 · 가려움증
  · 부종 · 저림
  · 색소침착 · 탈실
- 고혈압
- 부종
- 체중감소
- 사지의 굴곡장애
- 기침
- 구토
- 연하장애
- 호흡곤란
- 속쓰림
- 흉통
- 심계항진
- 흉부불쾌감
- 신장병변
- 복부팽만감
- 변비, 설사
- 레이노현상
  손가락 끝의
  궤양 · 반흔
- 손가락 · 발가락의
  피부경화
- 교원병
  · 류마티스 관절염
  · 전신성홍반성루푸스
  자가면역성질환
  · 원발성담즙성간경변
  · 하시모토병

- 약물요법
- 대증요법
- 면역학적 검사
  혈청생화학검사
- X선검사

진단
- 시진과 촉진으로 피부경화를 확인한다.
- 피부경화의 범위에 따라서 국한형 전신성경피증 (사지말단에서 팔꿈치 · 무릎, 안면에 국한)과, 미만형 전신성경피증 (체간까지 확대)으로 분류된다.
- 후생노동성의 전신성경피증 · 진단기준 2003을 충족시키면 진단이 확정된다.
- 조기례나 부전례에서는 레이노현상, 폐섬유증, 자가항체의 유무를 참고하여 진단한다.
- 항핵항체 : 90% 이상의 증례에서 양성이다. 미만형에서는 항토포이소머라아제 I (Scl-70) 항체가 양성으로, 국한형에서는 항동원체항체(anti-centromere antibody)가 양성으로 나타난다.

진단 map p.29

치료
- 완쾌되는 근본적인 치료법이 없으므로, 각 증례의 병태에 따라 대증요법을 실시한다.
- 약물요법 : 비교적 조기의 피부경화에는 부신피질 호르몬제를, 레이노현상이나 피부궤양에는 혈관확장제를, 역류성식도염에는 위산분비억제제, 경피증 신발증(renal crisis)에는 레닌-안지오텐신계 강압제를 적용한다.
- 생활지도 : 피부보온에는 마사지, 장갑, 1회용 발열기구, 온수욕 등을 적용하고, 역류성식도염에는 1회 식사량을 줄이고 횟수를 늘린다, 식후 3~4시간은 눕지 않는다, 의 내용을 적용한다.

치료 map p.30

병태생리 map

전신성경화증 (systemic sclerosis ; SSc)은 피부나 내장의 결합조직에 교원섬유 (콜라겐)가 증가하여, 섬유화와 경화를 일으키는 자가면역질환이다.

- SSc의 병태에는 면역계의 활성화, 혈관내피세포의 활성화·장애, 섬유아세포의 활성화가 관여하고 있다. 이것은 서로 촉진작용을 하며, 최종적으로는 소혈관의 폐색이나 조직의 섬유화를 일으킨다.
- 초기에는 피부로의 림프구 침윤 및 사이토카인의 피부국소에서의 생산에 의해서 부종·가려움증이 일어난다(부종기). 이어서, 콜라겐의 침착으로 인한 진피의 비후, 털이나 피지선 등 부속기의 소실, 색소침착이나 탈실이 일어난다(경화기). 몇 년 후에는 염증이나 콜라겐의 증생이 가라앉고, 피부가 얇아진다(위축기).
- SSc는 피부경화가 사지말단에서 팔꿈치·무릎까지와 안면에 국한되며 내장병변이 보이지 않는 경증형 국한형 전신성경피증과, 좀 더 체간에 가까운 곳까지 경화가 미쳐서 내장병변을 수반하는 중증형 미만형 전신성경피증으로 분류된다.

병인·악화인자

- 질환감수성이 높은 숙주가 어떤 외적 자극에 반응한 결과, 면역계의 활성화, 혈관장애, 섬유아세포의 증식이 발생하면서 SSc가 발생한다. 바이러스 감염이나 석영가루·염화비닐 등의 비감염성 환경물질이 원인이 된다고 추측되고 있지만, 확증은 얻지 못하고 있다.
- 레이노현상에는 한냉자극, 흡연, 정신적 긴장 등이 악화인자가 된다.

역학·예후

- 인구 10만명당 2~3명 정도의 발생률이다. 30~50대 여성에게 많다.
- 미용성형수술에서 실리콘이나 파라핀의 직접 피하주입을 받은 후, 면역계가 자극되어 경피증과 매우 유사한 증상이 일어나는 경우가 있다.
- SSc의 경과는 개인차가 크다. 미만형 전신성경피증은 발생에서 폐섬유증 등의 내장병변이 발생하기까지의 기간이 짧으며, 10년생존율은 40~60%이다. 심폐병변이 주요 사인이다.

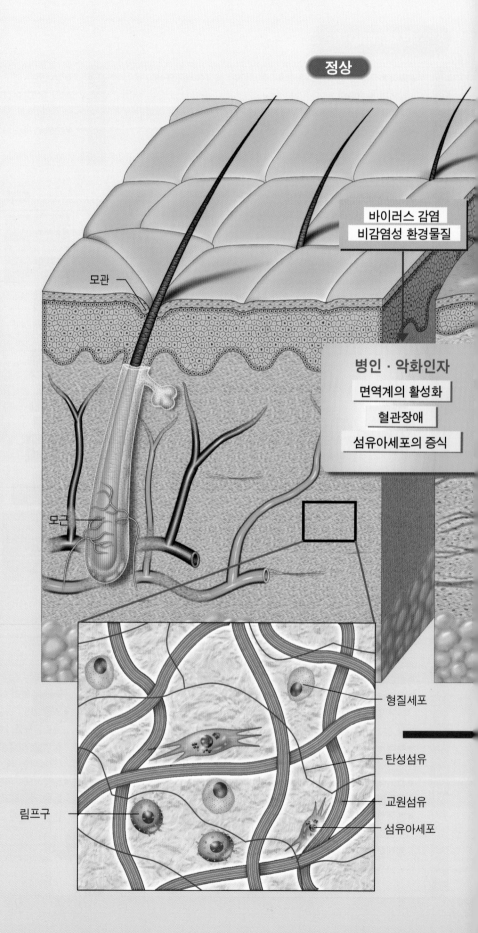

정상

바이러스 감염
비감염성 환경물질

모관

병인 · 악화인자
면역계의 활성화
혈관장애
섬유아세포의 증식

모근

형질세포

탄성섬유

교원섬유

섬유아세포

림프구

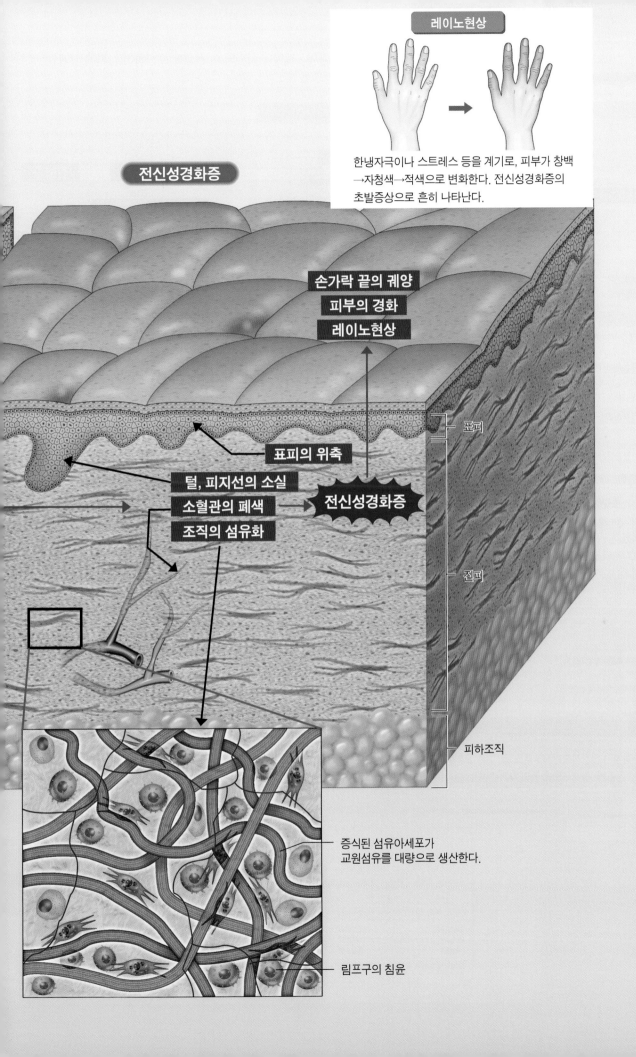

레이노현상

한냉자극이나 스트레스 등을 계기로, 피부가 창백 →자청색→적색으로 변화한다. 전신성경화증의 초발증상으로 흔히 나타난다.

전신성경화증

손가락 끝의 궤양
피부의 경화
레이노현상

표피의 위축

전신성경화증

털, 피지선의 소실
소혈관의 폐색
조직의 섬유화

표피

진피

피하조직

증식된 섬유아세포가
교원섬유를 대량으로 생산한다.

림프구의 침윤

증상 map

레이노현상을 초발증상으로하여 피부의 경화 · 궤양이 확인되며, 진행에 수반하여 장기에 장애가 발생한다.

증상

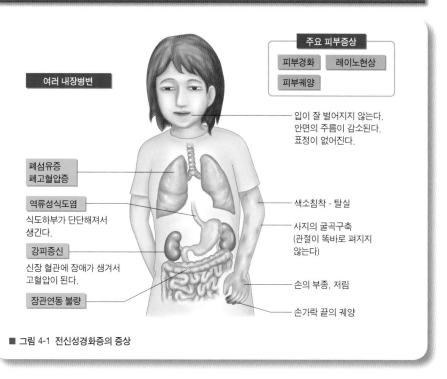

주요 피부증상

| 피부경화 | 레이노현상 |
| 피부궤양 | |

여러 내장병변

입이 잘 벌어지지 않는다.
안면의 주름이 감소된다.
표정이 없어진다.

폐섬유증
폐고혈압증

역류성식도염
식도하부가 단단해져서
생긴다.

강피증신
신장 혈관에 장애가 생겨서
고혈압이 된다.

장관연동 불량

색소침착 · 탈실

사지의 굴곡구축
(관절이 똑바로 펴지지
않는다)

손의 부종, 저림

손가락 끝의 궤양

■ 그림 4-1 전신성경화증의 증상

- 레이노현상이 초발증상인 경우가 많고, 이는 90% 이상에서 나타난다. 한냉이나 정신적 긴장이 자극으로 작용하여 혈관이 수축되고, 사지말단의 순환부전이 일어나므로, 피부가 창백→자청색→적색으로 변화한다.
- 피부경화는 사지의 말단에서 체간으로 대칭성으로 확대된다. 초기에는 피부의 건조 · 가려움증 등으로 시작되어, 점차 부종 · 저림으로 변화한다.
- 장애가 발생하는 장기에 따라서 다음과 같은 여러 가지 증상이 일어난다.

식도의 연동기능저하, 역류성식도염 → 속쓰림, 연하장애
장관의 연동기능저하, 흡수불량 → 복부팽만감, 구토, 변비, 설사, 체중감소
폐섬유증 → 기침, 호흡곤란
폐고혈압증 → 흉통, 호흡곤란
심장병변 → 호흡곤란, 심계항진, 흉부불쾌감
신장의 혈관장애 (경피증 신발증) → 고혈압, 부종

합병증

- 류마티스 관절염나 전신성홍반성루푸스 등, 다른 교원병이 합병되는 경우가 있다.
- 원발성담즙성간경변, 하시모토병 등의 자가면역성질환이 합병되기도 한다.

증상   합병증

피부증상
· 건조 · 가려움증
· 부종 · 저림
· 색소침착 · 탈실
고혈압
부종
체중감소
사지의 굴곡장애

기침
구토
연하장애
호흡곤란

속쓰림

흉통
심계항진
흉부불쾌감

신장병변

복부팽만감

변비, 설사

레이노현상
손가락 끝의
궤양 · 반흔

손가락 · 발가락의
피부경화

교원병
· 류마티스 관절염
· 전신성홍반성루
푸스
자가면역성질환
· 원발성담즙성간
경변
· 하시모토병

진단 map

시진과 촉진 및 항핵항체 검사내용을 토대로 병형을 분류 · 진단한다.

진단　　　치료

약물요법

대증요법

면역학적 검사
혈청생화학검사

X선검사

진단 · 검사치

- 피부경화를 시진과 촉진으로 확인한다. 정형례의 경우, 표 4-1의 진단기준을 충족시키면 진단이 확정된다. 조기례나 부전례에서는 레이노현상, 폐섬유증, 다음에 기술하는 특징적인 자가항체의 유무를 참고로 진단한다.
- 피부경화가 사지말단에서 팔꿈치 · 무릎까지와 안면에 국한되는 국한형 전신성경피증과, 체간에 더욱 가까운 곳까지 경화가 미치는 미만형 전신성경피증으로 분류된다.
- 한 병형으로서 CREST증후군 [C : Calcinosis (피부 또는 피하의 칼슘침착), R : Raynaud's phenomenon (레이노현상), E : Esophageal dysmotility (식도연동기능저하), S : Sclerodactyly (손가락 끝의 피부경화), T : Telangiectasia (모세혈관확장)] 이 존재한다.
- 검사치
- 항핵항체 : 90% 이상의 증례에서 양성으로 나타난다. 미만형 전신성경피증에서는 항토포이소머라아제 I (Scl-70) 항체가, 국한형 전신성경피증과 CREST증후군에서는 항동원체항체(anti-centromere antibody)가 양성으로 나타난다.
- 적혈구침강속도, 혈청 γ 글로불린치 : 증례에 따라서 이상을 나타내기도 한다.

■ 표 4-1 전신성경피증 · 진단기준 2003

1. 대기준
손가락 또는 발가락까지 확장된 피부경화[*1]
2. 소기준
(1) 손가락 또는 발가락에 국한된 피부경화
(2) 손가락 끝의 함요성 반흔, 또는 지복(指腹)의 위축[*2]
(3) 양측성폐기저부의 섬유증
(4) 항토포이소머라아제 I (Scl-70) 항체 또는 항동원체항체 양성
3. 제외기준
※ 1 국한성경피증 (이른바 morphea)을 제외한다.
※ 2 손가락의 순환장애로 인한 것 중에서 외상 등에 의한 것은 제외한다.
4. 진단의 판정
대기준, 또는 소기준 1 및 2~4의 1항목 이상을 충족시키면 전신성경피증이라고 진단한다.

(후생노동성 경피증 연구반)

치료 map

장기장애의 예방 또는 진행을 늦추기 위한 약물요법, 각 증상에 대한 대증요법이 중심이 된다.

치료방침

- 현재, 전신경화증을 치유하는 근본적인 치료법은 없다. 각 증례의 병태에 따라서 대증요법을 선택한다.

■ 표 4-2 전신성경화증 (경피증)의 주요 치료제

분류		일반명	주요 상품명	약효발현의 메커니즘	주요 부작용
말초혈관확장제	비타민E제	토코페롤니코틴산에스텔	Juvela N	말초혈관의 확장과 혈소판응집 능을 억제하여 말초순환장애를 개선	홍조, 얼굴의 화 끈거림
	프로스타글란딘E1제	리마프로스트 알파덱스	Opalmon, Prorenal, Aplatin		
	프로스타글란딘I2제	베라프로스트나트륨	Procylin, Dorner		
	리포화프로스타글란딘E1제	알프로스타딜	Liple, Palux	위와 같음. 피부궤양의 중증례에 점적으로 사용	혈압강하
	혈소판응집억제제	사포그릴레이트염산염	Anplag	말초혈관의 확장과 혈소판응집 능을 억제하여 말초순환장애를 개선	심계항진 등
폐고혈압증치료제	엔드세린수용체 길항제	보센탄수화물	Tracleer	폐동맥을 확장시켜서 폐고혈압을 개선	간기능이상
	프로스타사이클린지 속정주제	에포프로스테놀나트륨	Flolan		혈압강하
위산분비억제제		파모티딘	가스터	위산분비를 억제	―
		란소프라졸	Takepron	위산분비를 강력하게 억제	―
위산기능조정제		메토클로프라미드	Primperan, Elieten, Terperan, Peraprin	위장의 연동을 활발화	―
강압제		캡토프릴	Captoril	경피증 신발증에 수반되는 고혈압에 사용	
부신피질호르몬제		프레드니솔론	Predonine, 프레드니솔론, Predohan	염증 및 면역을 억제	감염증, 고혈당, 혈압상승 등
면역억제제		시클로포스파미드	엔독산	림프구의 증식, 활성화를 억제하여 폐섬유증의 진행을 억제	감염증, 출혈성 방광염, 오심

약물요법

(Px 처방례) 근염 등 다른 교원병이 합병되어 있는 경우 또는 비교적 조기의 피부경화에 사용한다.
- Predonine정 (5mg) 2~4정 分1~分3 (식후) ←부신피질호르몬제

(Px 처방례) 역류성식도염 및 소화관의 연동저하에 대해서 사용한다.
- Takepron 정 (15mg) 2정 分1 (조식후) ←위산분비억제제
- Primperan정 (5mg) 3장 分3 (식전) ←위장기능조정제

(Px 처방례) 레이노현상이나 피부궤양 등의 말초순환장애에 사용한다.
- Juvela N캅셀 (100mg) 3캅셀 分3 (식후) ←말초혈관확장제
- Opalmon정 (5μg) 3~6정 分3 (식후) ←말초혈관확장제

(Px 처방례) 경피증 신발증의 치료 시에는 혈압의 관리가 중요하기에 조기부터 레닌-안지오텐신계 강압제를 투여한다. 혈압 140/90mmHg 정도가 되도록 점증한다.
- Captoril정 (12.5mg) 3정 分3 (식후) ←강압제

생활지도

- 환자의 상태에 따른, 섬세한 일상생활 지도도 중요하다. 피부보온에는 마사지, 장갑, 1회용 발열기구, 온수욕 등이 효과적이다.
- 역류성식도염의 경우 식후 3~4시간은 눕지 말고, 1회 식사량을 조금씩 5~6회/일로 나누어 섭취하도록 지도한다.

전신성경화증 (경피증)의 병기 · 병태 · 중증도별로 본 치료흐름도

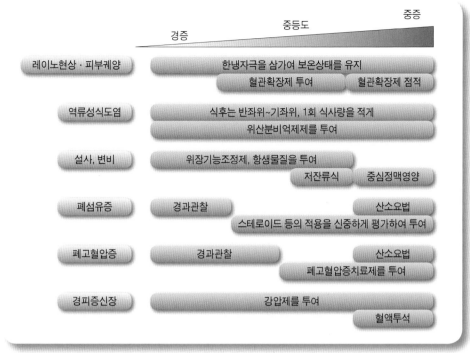

경증   중등도   중증

레이노현상 · 피부궤양
- 한냉자극을 삼가여 보온상태를 유지
- 혈관확장제 투여 / 혈관확장제 점적

역류성식도염
- 식후는 반좌위~기좌위, 1회 식사량을 적게
- 위산분비억제제를 투여

설사, 변비
- 위장기능조정제, 항생물질을 투여
- 저잔류식 / 중심정맥영양

폐섬유증
- 경과관찰 / 산소요법
- 스테로이드 등의 적용을 신중하게 평가하여 투여

폐고혈압증
- 경과관찰 / 산소요법
- 폐고혈압증치료제를 투여

경피증신장
- 강압제를 투여
- 혈액투석

(駒野有希子·宮坂信之)

환자케어

일상생활에서 레이노현상의 악화인자인 한냉자극이나 정신적 긴장을 삼가고, 복용을 포함하여 셀프케어를 할 수 있도록 지도한다.

병기 · 병태 · 중증도에 따른 케어

- 피부경화가 광범위하게 미치고, 내장병변을 수반하는 중증형 (미만형 전신성경피증)에서 피부경화가 국한되어 내장병변이 나타나지 않는 경증형 (국한형 전신성경피증)까지 중증도가 다양하므로, 중증도에 따른 케어가 필요하다.
- 초발증상으로 가장 흔히 나타나는 것은 레이노현상이며, 사지말초나 얼굴에 생기는 피부경화나 내장병변의 출현상황에 따라서 증상경감을 위한 케어를 비롯하여, 지장이 생긴 일상생활상에의 지지, 심리적 지지를 제공한다.
- 내장병변이 수반되는 경우에는 전신의 관찰과 여러 검사로 이상을 조기에 발견하여, 중증화 되지 않도록 지지한다.
- 퇴원 후에는 증상을 잘 관리하면서 생활하는 것을 목표로 하며, 일상생활 · 복용 등에 관하여 셀프케어할 수 있도록 구체적으로 지도한다.

케어의 포인트

증상에 대한 케어
- 레이노현상을 예방하기 위해 한냉자극을 삼간다. 추운 계절에는 외출 시에 장갑, 목도리, 두꺼운 양말 등으로 방한한다. 여름철의 과잉냉방에도 주의한다.
- 레이노현상이 일어났을 때는 손을 서로 비비거나 마사지하여 따뜻하게 한다. 휴대용 발열기구로 신속히 따뜻하게 한다. 팔을 빙글빙글 돌리는 운동을 한다.
- 피부의 경화가 심한 경우는 가벼운 체조나 산책 정도의 운동을 계속한다. 피부가 건조한 경우 보습크림을 바른다.
- 피부궤양이 생기면 피부의 손상이나 감염이 일어나기 쉬우므로, 피부를 보호하여 감염을 예방한다.
- 관절구축이 진행되지 않도록 매일 조금씩 손발 관절을 신축, 이완하여 진행을 늦춘다.
- 연하장애가 있는 경우에는 식사 횟수를 늘려서 한 번에 조금씩 섭취하도록 한다. 자극이 적고 소화가 잘되는 삼키기 쉬운 식사내용으로 한다.
- 호흡곤란이 있는 경우는 상체를 일으켜 편안한 자세를 취하고, 가래의 배출을 촉진시키도록 돕는다.

복용과 합병증의 조기발견
- 완쾌되는 근본적인 치료법이 확립되어 있지 않다. 각 증상을 완화시키는 약제를 복수 사용하므로, 복용의 목적, 방법, 부작용에 관하여 환자가 자기관리를 실시할 수 있도록 한다.
- 증상의 악화나 합병증을 조기에 발견하여 대처할 수 있도록, 정기검사를 위한 통원을 계속하게 한다.

환자 · 가족에 대한 지지
- 질환과 공존하면서 생활해 가므로, 우선 질환을 깊이 이해하도록 자세히 설명한다. 환자의 불안을 포용하고, 가족의 협력을 구하면서 사회생활을 할 수 있도록 지지해 간다.
- 사회자원을 효과적으로 활용하면서 생활하기 쉬운 환경을 조성하도록 지지한다.

퇴원지도 · 요양지도

- 퇴원 후의 생활에 관하여 : 규칙적인 생활을 하고, 증상에 따라서 무리하지 않을 정도로 일할 수 있도록 환자와 상담하면서 생활패턴을 결정한다.
- 감염예방에 관하여 : 양치질이나 손씻기, 사람이 많은 곳에 나갈 때 마스크 착용을 권장한다. 피부의 손상부가 있으면 의사에게 상담하도록 지도한다.
- 흡연은 혈행을 나쁘게 하여 증상을 악화시키므로, 철저한 금연지도를 한다.
- 복용을 자기관리할 수 있도록 지도하고, 부작용은 조기에 발견하여 대응할 수 있도록 한다. 특히 부신피질 호르몬제 (스테로이드제), 면역억제제의 복용 시에는 중도에 임의로 투여를 중지하지 않고 지시대로 복용하며 중증 부작용이 일어나면 바로 상담하도록 지도한다.
- 증상에 따라 생활행동이나 생활상의 방법이 달라지므로 이에 대해 지도한다.
- 고민을 상담할 수 있는 사람을 찾고, 사회자원을 효과적으로 활용할 수 있도록 조언한다.

(平松則子)

· 규칙적인 생활

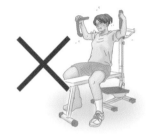

무리는 엄금. 피로가 남는 활동은 삼간다.

· 감염예방

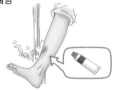

손발의 상처는 소독하고, 경우에 따라서는 항생물질연고를 바른다.
→ 세균감염이나 기계적 자극은 궤양의 악화요인이 된다.

· 금연

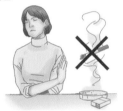

흡연은 혈류를 나쁘게 하여 증상의 악화를 초래한다.

· 보온

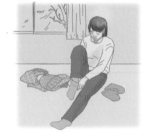

기온이 낮은 장소·계절에는 손발이 한기에 노출되지 않도록 한다.

■ 그림 4-2 일상생활에서의 주의점

5 쇼그렌증후군 (Sjogren's syndrome)

萩山裕之 / 境 裕子

전체 map

병인
- 아직 정확히 밝혀지지는 않았지만, 유전적 요인, 환경인자 (바이러스 감염, 여성호르몬 등)의 관여가 추측되고 있다.

역학
- 환자수는 약 7만명이다.
- 남녀비는 1 : 14로 여성에게 많고, 40~60대에 호발한다.
- [예후] 장기장애나 악성림프종이 합병되지 않으면 양호하다.

병태생리
- 타액선이나 누선 등의 외분비선으로의 림프구침윤 (세포성면역이상)을 특징으로 하는 자가면역질환이다.
- 외분비선이 파괴되면서, 타액 · 누액의 생산이 저하되므로 구강건조, 안구건조 등이 나타난다.
- 자가항체의 생산 (액성면역이상)도 확인한다.
- 다른 교원병 (류마티스 관절염나 전신성홍반성루푸스 등)이 합병되지 않는 원발성과 합병되는 2차성으로 크게 나뉜다.

병태생리 map p.34

증상
- 선증상 : 안구건조, 구강건조, 피부건조, 기도건조, 질건조, 타액선종창
- 선외증상 : 권태감, 관절통, 환상홍반, 자반, 점상출혈, 레이노증상, 간질성폐렴, 원위세뇨관성 산증, 말초신경장애

[합병증]
- 만성갑상선염
- 원발성담즙성간병변
- 악성림프종
- 신생아루푸스 (모친에게 항SS-A 항체, 항SS-B 항체가 있는 경우)

증상 map p.36

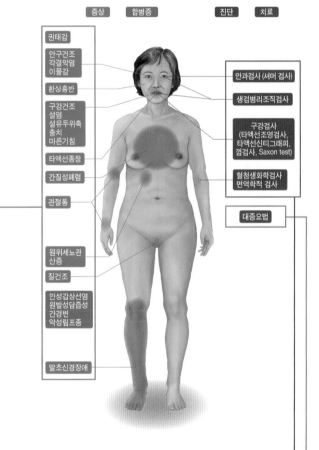

증상　합병증　　　진단　　치료

- 권태감
- 안구건조 각결막염 이물감
- 환상홍반
- 구강건조 설염 섬유두위축 충치 마른기침
- 타액선종창
- 간질성폐렴
- 관절통
- 원위세뇨관 산증
- 질건조
- 만성갑상선염 원발성담즙성 간경변 악성림프종
- 말초신경장애

- 안과검사 (셔머 검사)
- 생검병리조직검사
- 구강검사 (타액선조영검사, 타액선신티그래피, 껌검사, Saxon test)
- 혈청생화학검사 면역학적 검사
- 대증요법

진단
- 눈이나 입의 건조증상과 특이적인 자가항체의 출현을 확인하면 진단을 확정한다.
- 후생성 연구반의 진단기준 (1999년)의 4항목 (①구순 · 누선조직의 림프구침윤, ②타액의 분비량 저하, ③누액의 분비량 저하, ④항SS-A 항체 또는 항SS-B 항체 양성) 중, 2항목 이상을 충족시키면 진단을 확정할 수 있다.
- 백혈구감소, 고 γ 글로불린혈증을 일으킨다.
- 자가항체인 항SS-A 항체, 항SS-B 항체 외에 항핵항체, 류마티스인자 등도 확인된다.

진단 map p.37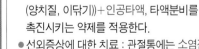

치료
- 건조증상에 대한 치료 (대증요법) : 안구건조에는 인공누액, 누점플러그를, 구강건조에는 셀프케어 (양치질, 이닦기))+인공타액, 타액분비를 촉진시키는 약제를 적용한다.
- 선외증상에 대한 치료 : 관절통에는 소염진통제를, 난치성타액선종창, 피진, 일부 말초신경장애에는 부신피질호르몬제를 투여한다.

치료 map p.38

병태생리 map

쇼그렌증후군은 타액선이나 누선인 외분비선조직에 대한 림프구침윤을 특징으로 하는 자가면역질환이다.

- 타액선이나 누선의 파괴 때문에 타액·누액의 생산이 저하되어, 구강건조나 안구건조 증상을 나타낸다.
- 선조직에 대한 림프구침윤이라는 세포성면역이상 외에, 액성면역이상으로 항SS-A 항체나 항SS-B 항체, 항핵항체, 류마티스인자 등 각종 자가항체의 생산이나 다클론성면역글로불린의 생산증가 등도 확인된다.
- 류마티스 관절염이나 전신성홍반성루푸스 등, 다른 교원병을 합병하지 않는 것을 원발성쇼그렌증후군이라고 하며, 다른 교원병이 합병된 것을 2차성쇼그렌증후군이라고 한다.

병인·악화인자

- 병인은 밝혀지지 않았으나, 유전적 요인, 바이러스 감염이나 여성호르몬 등 환경인자의 관여가 추측되고 있다.

역학·예후

- 2002년 역학조사에 따르면 일본에는 약 7만 명의 환자가 있다고 한다. 여성이 14 : 1로 남성에 비해 압도적으로 많으며, 호발연령은 40~60대이다.
- 예후는 일반적으로 양호하다. 선외증상인 장기장애나 악성림프종 등의 합병이 예후를 좌우한다. 타액선종창이나 자반, 혈청C4의 낮은 수치가 악성림프종 합병 위험인자라는 보고도 있다.

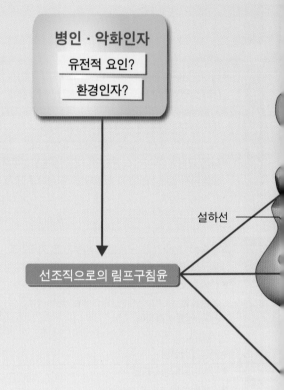

병인 · 악화인자
유전적 요인?
환경인자?

선조직으로의 림프구침윤

설하선

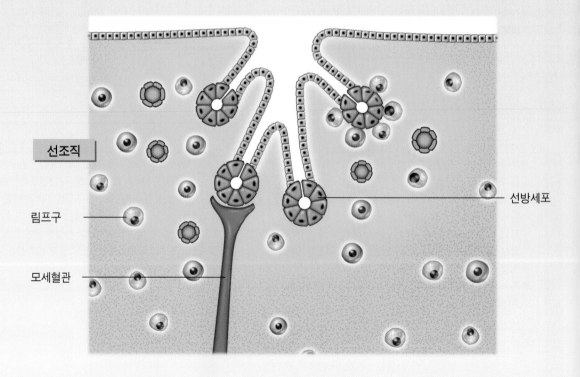

선조직

선방세포

림프구

모세혈관

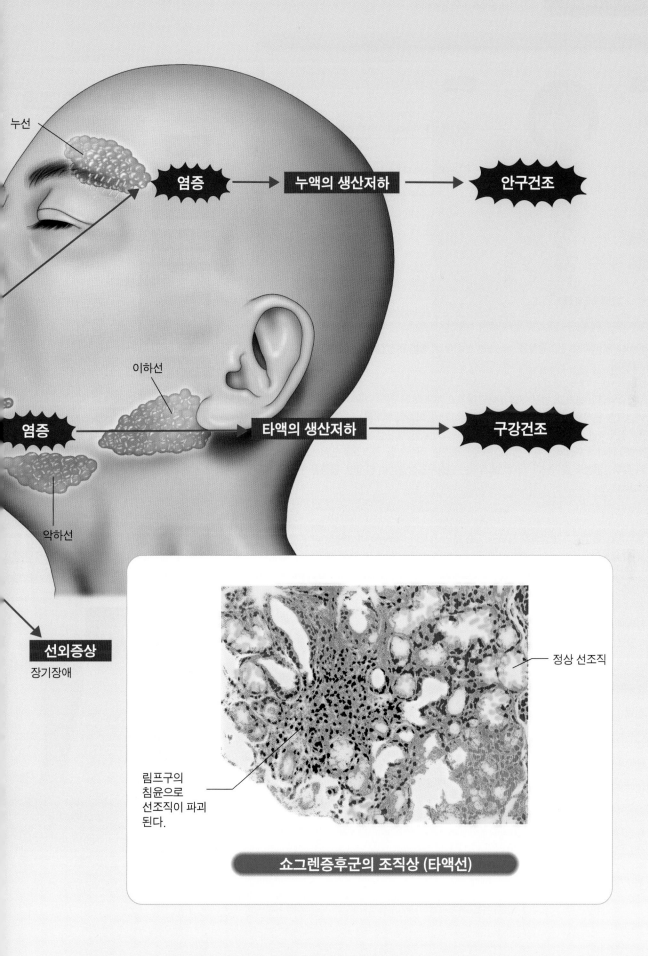

누선

염증 → 누액의 생산저하 → 안구건조

이하선

염증 → 타액의 생산저하 → 구강건조

악하선

선외증상
장기장애

정상 선조직

림프구의
침윤으로
선조직이 파괴
된다.

쇼그렌증후군의 조직상 (타액선)

외분비선 파괴로 인한 눈이나 구강의 건조증상 및 타액선종창 외에, 권태감이나 관절통, 환상홍반 등의 선외증상이 확인된다.

증상

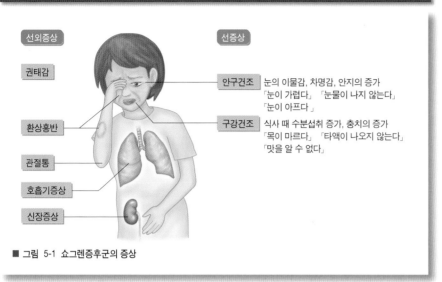

■ 그림 5-1 쇼그렌증후군의 증상

선외증상 / 선증상

권태감

환상홍반

관절통

호흡기증상

신장증상

안구건조 : 눈의 이물감, 차명감, 안지의 증가
「눈이 가렵다」 「눈물이 나지 않는다」
「눈이 아프다」

구강건조 : 식사 때 수분섭취 증가, 충치의 증가
「목이 마르다」 「타액이 나오지 않는다」
「맛을 알 수 없다」

● 증상은 외분비선의 파괴로 건조증상을 나타내는 선증상과, 병변이 전신의 여러 장기에 미치는 선외
증상으로 나뉜다.

〈선증상〉
· 안구건조 : 각결막염이 생기고, 안구 내의 이물감을 호소한다.
· 구강건조 : 건조한 음식을 삼킬 때에 수분을 필요로 하거나, 미각의 변화를 느끼거나 말하기 어렵다
고 호소한다. 심해지면 설염이 발생하고 설유두가 위축되거나, 충치가 눈에 띄게 된다.
· 이 밖에 한선의 파괴에 수반되는 피부건조, 기도건조로 인한 마른기침, 질건조로 인한 성교장애 등이
나타나거나 타액선종창도 일어난다. 타액선종창에는 만성무통성종창이 많지만, 통증을 수반하는 급
성종창도 있다.

〈선외증상〉
· 권태감
· 관절통 : 류마티스 관절염가 합병되지 않으면 통증 뿐인 경우가 대부분이며, 종창이나 관절 파괴는
거의 확인되지 않는다.
· 피부증상 : 환상홍반이 특징적이다. 고γ글로불린혈증이나 혈관염과 관련된 자반, 점상출혈이 나타
난다. 레이노증상을 확인하기도 한다.
· 호흡기증상 : 간질성폐렴을 일으키는 경우도 있지만, 경증례가 대부분이다.
· 신증상 : 원위세뇨관성산증 (저칼륨혈증, 요로결석 등을 수반한다).
· 신경증상 : 말초신경장애 (하지의 감각신경의 장애가 많다).

합병증

● 만성갑상선염
● 원발성담즙성간경변
● 악성림프종
● 항SS-A 항체나 항SS-B 항체를 가진 모친으로부터 출생한 아이에게 출생아에게 심장블록이나 피진
을 주증상으로 하는 신생아루푸스가 약 3%의 빈도로 나타난다고 보고되어 있다.

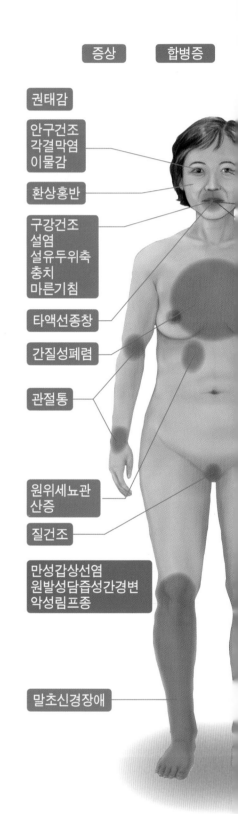

증상 / 합병증

권태감

안구건조
각결막염
이물감

환상홍반

구강건조
설염
설유두위축
충치
마른기침

타액선종창

간질성폐렴

관절통

원위세뇨관
산증

질건조

만성갑상선염
원발성담즙성간경변
악성림프종

말초신경장애

진단 map

눈이나 입의 건조증상과 특이적인 자가항체의 출현이 보이면 진단을 확정한다.

진단　　　치료

안과검사
(셔머 검사)

생검병리조직검사

구강검사
(타액선조영검사,
타액선신티그래피,
껌검사,
Saxon test)

혈청생화학검사
면역학적 검사

대증요법

진단·검사치

- ●진단기준
- ●후생성의 개정진단기준 (표 5-1)이 사용되고 있다.
- ●검사치
- ●타액·누액의 생산저하나 구순선조직이나 누선조직에서의 림프구침윤상은 진단에 중요하게 반영된다.
- ●백혈구감소나 고 γ 글로불린혈증이 나타난다.
- ●항SS-A항체나 항SS-B항체 외, 항핵항체나 류마티스인자 등 다채로운 자가항체가 확인된다.

■ 표 5-1 쇼그렌증후군의 개정진단기준

1. 생검병리조직검사에서 다음의 양성소견을 확인할 것
   A) 구순선조직에서 4㎟당 1focus (도관 주위에 50개 이상의 림프구침윤) 이상
   B) 누선조직에서 4㎟당 1focus (위와 같음) 이상
2. 구강검사에서 다음의 양성소견을 확인할 것
   A) 타액선조영에서 Stage 1 (직경 1mm 미만의 소점상음영) 이상의 이상소견
   B) 타액분비량의 저하 (껌검사에서 10분간 10mL 이하 또는 Saxon test에서 2분간 2g 이하)및 타액선신티
      그래피에서의 기능저하 소견
3. 안과검사에서 다음의 양성소견을 확인할 것
   A) 셔머 검사에서 5mm/5분 이하이고, 로즈벵갈(rose bengal)시험에서 3 이상
   B) 셔머 검사에서 5mm/5분 이하이고, 형광색소시험에서 양성
4. 혈청검사에서 다음의 양성소견을 확인할 것
   A) 항SS-A항체 양성
   B) 항SS-B항체 양성

위의 4항목 중, 2항목 이상을 충족시키면 쇼그렌증후군이라고 진단한다.

(후생성 연구반, 1999년)

건조증상 치료에는 대증요법이 중심이다. 일부 증상은 부신피질호르몬제의 적응대상이다.

사용법
병을 수직으로 세워서 구강 내에 분무한다.

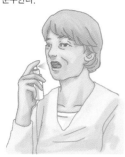

분무장소

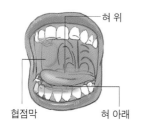

혀 위

협점막   혀 아래

■ 그림 5-2 인공타액의 사용법과 분무부위

■ 표 5-2 쇼그렌증후군의 주요 치료제

분류	일반명	주요 상품명	약효발현의 메커니즘	주요 부작용
안과용 약	합제	인공누액 마이티아	정상 누액과 물리화학적으로 유사한 점안액으로, 누액의 보충에 사용한다	과민증
	히알론산나트륨	히아레인, 히론, Opegan, Opelead	분자 내에 다수의 물분자를 유지함으로써 높은 보수성을 나타낸다	안검소양감, 결막충혈 등
구강내건조 증상 개선제	세비멜린염산염수화물	Evoxac, Saligren	타액선을 자극하여, 타액분비를 촉진한다	요통, 설사, 심계항진, 다한 등
	필로카르핀 염산염	Salagen	부교감신경을 자극하여, 타액분비를 촉진한다	다한, 두통, 오심, 설사 등
인공타액	합제	Saliveht	사람의 정상타액과 거의 동일하게 배합되어 있다	과민증

건조증상에 대한 치료

- 안구건조에는 인공누액을 사용한다. 치료저항례에서는 누점플라그 등으로 누액유출을 방지한다.
- 구강건조에는 양치질이나 이닦기 등 셀프케어를 실시하면서 인공타액이나 타액분비를 촉진하는 약제를 사용한다.
- 무스카린M$_3$ 수용체작용제 (표 5-2의 구강내건조증상 개선제)는 선방세포에 작용하고, 그 잔존기능을 이용하여 타액분비를 항진시킨다. 또 누액이나 땀의 분비촉진효과도 기대된다. 부작용으로는 설사 등의 소화기증상이나 다한이 있다.

Px 처방례 안구건조에는 다음 중에서 사용한다.
1) 인공누액 마이티아 점안제 1회 1~2방울, 1일 5~6회 점안 ←인공누액
2) 히아레인 1회1방울 1일 5~6회 점안 ←히알론산나트륨

Px 처방례 구강건조에 사용하는 인공타액
- Saliveht 1회1~2초간 구강내에 분무 1일4~5회 ←인공타액

Px 처방례 타액분비를 항진시킬 목적으로 다음 중에서 사용한다.
1) Evoxac캅셀 (30mg) 1회 1캅셀 1일1~3회 (식후에 내복) ←구강내건조증상 개선제
2) Salagen (5mg) 1회1정 1일1~3회 (식후에 내복) ←구강내건조증상 개선제

건조증상 이외의 증상에 대한 치료

- 관절통에는 소염진통제를 투여한다.
- 난치성타액선종창이나 피진, 일부 말초신경장애 등에는 부신피질호르몬제의 투여를 고려한다.
- 원위세뇨관성산증에는 대증요법으로 중조나 칼륨제를 투여한다.

쇼그렌증후군의 병기 · 병태 · 중증도별로 본 치료흐름도

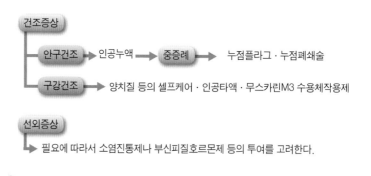

건조증상
안구건조 → 인공누액 → 중증례 → 누점플라그 · 누점폐쇄술
구강건조 → 양치질 등의 셀프케어 · 인공타액 · 무스카린M3 수용체작용제

선외증상
필요에 따라서 소염진통제나 부신피질호르몬제 등의 투여를 고려한다.

(萩山裕之)

환자케어

증상에 수반하는 고통이나 장기화되는 질환에 대한 불안을 완화하는 지지를 제공한다.

병기·병태·중증도에 따른 케어

【급성기】구강, 안구, 비강 등의 주증상인 건조증상에 더불어 피로감, 관절통, 두통, 발열 등의 전신증상이 수반되는 경우가 많다. 환자는 증상으로 인한 고통을 겪는 가운데 질환이 장기화되므로, 장래에 대해 불안해 한다. 그 때문에 안정을 유지하면서, 고통완화에 힘써야 한다.

【만성기】증상은 완화와 재발을 반복하는 경우가 많다. 증상이 악화되지 않도록, 환자 자신이 질환을 이해해야 한다. 환자가 질환과 공존하면서, QOL을 유지할 수 있도록 돕는다.

케어의 포인트

건조증상에 대한 대응
● 구강, 안구, 비강 등의 건조를 완화하기 위해 가습기 사용 등으로 온도를 조절한다.
● 건조식품, 향신료, 알콜음료를 삼간다.
● 음식을 부드럽게 한다. 건조된 것은 액체에 담그는 등, 먹기 쉽도록 한다.
● 직사일광, 눈의 피로를 피한다.
● 점안제, 점비제, 인공타액제의 사용을 설명하고, 필요 시에 도움을 제공한다.
통증에 대한 지지
● 편안한 체위를 연구하고, 마사지도 받는다.
● 실온의 조절, 따뜻한 습포요법으로 보온한다.
● 진통제의 복용에 대하여 지도한다.
감염증의 예방
● 감염증의 위험성, 예방법에 관하여 설명한다.
● 손씻기, 양치질, 구강케어를 권장하고, 필요 시에 도움을 제공한다.
자기관리에 대한 지지
● 환자의 이해 정도나 습득상황에 맞추어 알기 쉬운 지도를 한다.
● 같은 질환 환자와의 관련 모임이나 사회적 자원의 활용방법을 소개한다.
● 정기적으로 진찰 받도록 설명한다.
불안에 대한 지지
● 공감적 태도, 수용적 태도로 대응하고, 불안을 표출하기 쉬운 신뢰관계를 조성한다.
● 어떤 불안을 안고 있는지를 사정하여 불안을 경감시키도록 한다.

퇴원지도·요양지도

● 경과가 긴 질환이기 때문에 자기관리가 필요하다는 점을 이해할 수 있도록 지지한다.
● 증상에 맞는 일상생활상의 방법을 지도한다.
● 계속 내원하도록 격려한다.
● 같은 질환의 환자모임을 소개하거나, 사회자원을 활용하여 일상생활을 할 수 있도록 지도한다.

(境　裕子)

· 눈의 건조예방

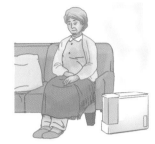

가습기를 사용하고, 침대 주위에 젖은 타월을 두며, 인공누액을 사용한다.

· 구강 내의 건조예방

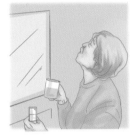

양치질을 철저히 하고, 보온성분이 들어간 세구제를 사용하며, 인공타액을 사용한다.

· 충치예방

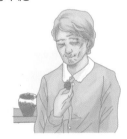

무설탕껌이나 레몬, 매실장아찌 등으로 타액분비를 촉진시킨다.

■ 그림 5-3 건조를 예방하는 셀프케어

Memo

베체트병 (Behcet's disease)

萩山裕之 / 境　裕子

전체 map

병인

- 분명하지 않지만, 환경인자 외에 유전적 요인도 관여하고 있다고 생각된다.
[악화인자] 기온·기압의 변화, 과로, 스트레스, 기계적 자극

역학

- 추정 환자수는 18,000명이다.
- 30대가 최다발병 연령대이며, 남녀차는 없다.
[예후] 오랜 기간에 걸쳐서 완화·재발을 반복하는 경우가 많으며, 특수병형에서는 예후가 불량한 경우도 있다.

병태생리

- 급성염증발작과 완화를 반복하는 원인불명의 염증성 질환이다.
- 전신의 대부분의 장기에 급성염증발작을 일으키며, 완화와 재발을 반복하면서 만성경과를 밟는다.
- 염증의 국소부위에서 비특이적 염증상 (호중구나 단구의 침윤)이 확인되며, HLA-B51 유전자가 호중구의 기능제어에 관여하고 있다고 여겨진다.

병태생리 map p.42

증상

- 주증상 : ①구강점막의 재발성아프타성궤양, ②피부증상, ③안구증상, ④외음부궤양
- 부증상 : 관절염, 정소상체염 (부고환염), 소화기병변, 혈관병변, 중추신경병변
- 증상은 발작성으로 출현하여, 완화와 재발을 반복한다.

증상 map p.44

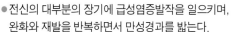
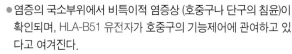
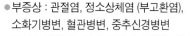

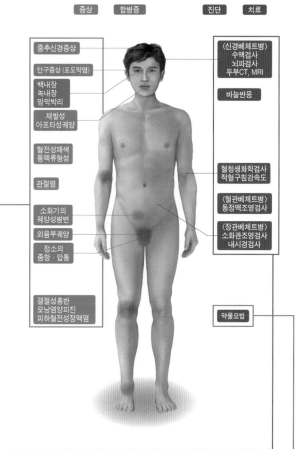

증상　합병증　　진단　치료

중추신경증상

안구증상 (포도막염)

백내장
녹내장
망막박리

재발성
아프타성궤양

혈전성폐색
동맥류형성

관절염

소화기의
궤양성병변

외음부궤양

정소의
종창·압통

결절성홍반
모낭염양피진
피하혈전성정맥염

〈신경베체트병〉
수액검사
뇌파검사
두부CT, MRI

바늘반응

혈청생화학검사
적혈구침강속도

〈혈관베체트병〉
동정맥조영검사

〈장관베체트병〉
소화관조영검사
내시경검사

약물요법

진단

- 후생노동성 연구반의 진단기준 (2003년 개정)에 준하여, 주증상과 부증상을 보고 종합적으로 진단한다.
- 증상에 따라서 「완전형」 「부전형」 「의심」이라고 진단한다.
- 장기병변이 중심인 경우에는 특수병형 (장관베체트병, 혈관베체트병, 신경베체트병)으로 분류된다.
- 피부의 바늘반응 양성, 염증반응 (적혈구침강속도항진, CRP증가, 백혈구수 증가, 보체가 상승), HLA-B51 양성도 참고한다.

진단 map p.45

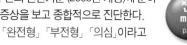

치료

- 치료의 기본 목표는 급성 염증발작의 진정화와 재발의 저지이다.
- 약물요법 : 특수병형에는 증등량~대량의 부신피질 호르몬제의 전신투여를, 안구증상에는 부신피질호르몬제의 국소투여를, 후유증의 염려가 없는 경증례에는 병변의 정도에 따라서 국소요법을 적용한다.
- 생활지도 : 감염증 예방을 위한 손씻기, 양치질, 이닦기, 악화인자의 회피, 정기적인 진찰, 부작용에 대한 대처 등에 관하여 지도한다.

치료 map p.46

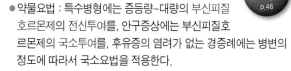

병태생리 map

베체트병이란 급성염증발작과 완화를 반복하는 원인불명의 염증성 질환이다.

- 4대 주증상 (구강점막의 재발성아프타성궤양, 피부증상, 안구증상, 외음부궤양) 외에, 소화기, 혈관계, 중추신경계, 관절, 정소상체 (부고환) 등 전신 대부분의 장기에 급성염증발작이 일어날 수 있다. 염증은 완화와 재발을 반복하면서 만성경과를 밟는다.
- 염증 국소부위에서는 호중구나 단핵구의 침윤이라는 비특이적인 염증상이 나타난다. 베체트병의 질환감수성 유전자인 HLA-B51유전자가 호중구의 기능제어에 관여하고 있다.

병인 · 악화인자

- 병인은 불분명하다. 환경요인 외에, 베체트병 환자에게는 HLA-B51양성자가 높은 비율로 보인다는 점에서 유전적 소인이 관여하고 있다고 생각된다.
- 자신 또는 세균에서 유래한 열충격단백질 (heat shock protein ; HSP)에 의한 면역응답이상, 호중구 활성화, 혈관내피세포 활성화, 자가항체생산 등도 병태형성에 관여하고 있다.
- 기온이나 기압의 변화, 과로나 스트레스, 기계적 자극 등이 악화인자가 된다. 또 감염증이나 벌레 물림, 외상 외에도 여성의 경우 월경이 계기가 되어 악화되기도 한다.

역학 · 예후

- 지중해연안-중앙아시아-동아시아를 연결하는 실크로드지역에서 유병률이 높아서, 실크로드병이라고도 한다.
- 일본의 추정환자수는 18,000명 (2008년)이며, 30대가 최다발병 연령대이다.
- 남녀차가 거의 없다. 일반적으로 젊은 남성에게서 악화되기 쉬우며, 실명이나 중추신경계 · 혈관계의 증상출현이 높은 비율로 나타나지만, 여성의 경우 피부 · 점막증상이 주체인 경증례가 많다. 비교적 예후가 좋지만, 오랜 기간에 걸쳐서 완화 · 재발을 반복하는 경우가 많고, 특수병형 (장관베체트병, 혈관베체트병, 신경베체트병)에서는 예후가 불량한 경우도 있다.

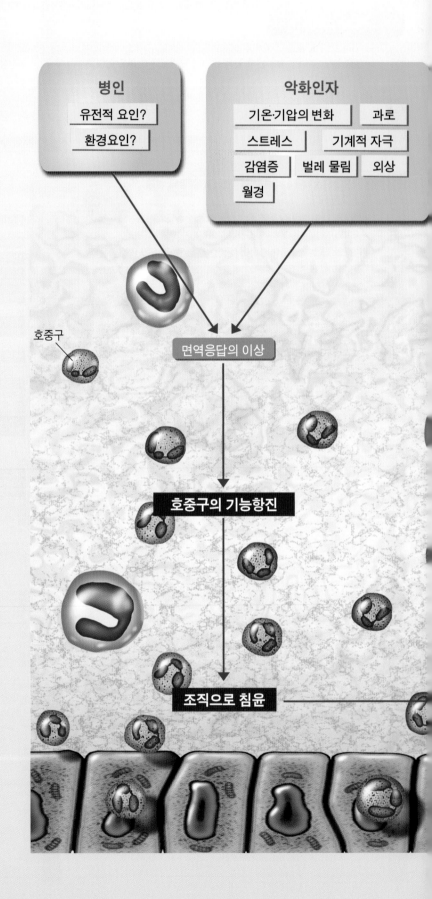

병인
유전적 요인?
환경요인?

악화인자
기온·기압의 변화 | 과로
스트레스 | 기계적 자극
감염증 | 벌레 물림 | 외상
월경

호중구

면역응답의 이상

호중구의 기능항진

조직으로 침윤

HLA – B51

HLA는 세포 표면에 존재하는 당단백질로서, 항원펩티드를 통해서 자기와
비자기를 구별하는 역할을 맡고 있다.
다양한 형태가 있으며, HLA-B51도 그 하나로, 베체트병의 원인에 관여하고
있다고 생각된다.

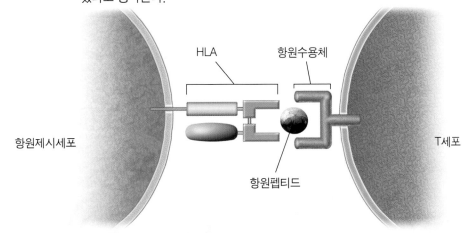

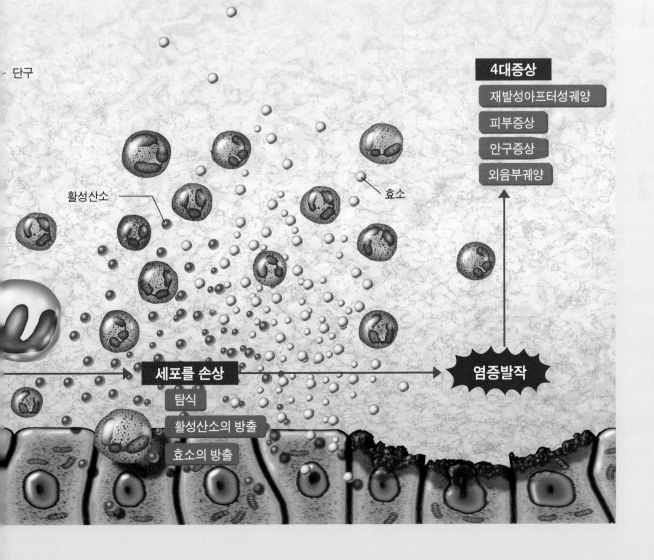

증상 map

4대 주증상은 구강점막의 재발성아프타성궤양, 피부증상, 안구증상, 외음부궤양이다.

증상

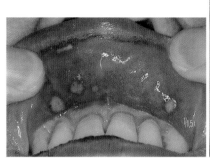
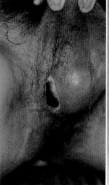
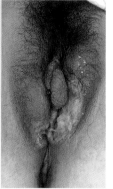

구강점막의 재발성아프타성궤양   음낭에 생긴 외음부궤양   대음순 내측에 생긴 외음부궤양

■ 그림 6-1 아프타와 외음부궤양
(土田哲也 : 홍반증 및 모세혈관확장증, 瀧川雅浩감수 : 표준피부과학, 제9판. p.140-p.141, 의학서원, 2010에서)

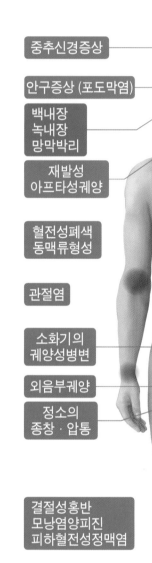

증상   합병증

중추신경증상

안구증상 (포도막염)

백내장
녹내장
망막박리

재발성
아프타성궤양

혈전성폐색
동맥류형성

관절염

소화기의
궤양성병변

외음부궤양

정소의
종창 · 압통

결절성홍반
모낭염양피진
피하혈전성정맥염

- 발작성으로 증상이 출현하다가 완화되지만, 재발을 반복한다.
- 일본의 진단기준 (표 6-1)에서는 임상증상을 주증상과 부증상으로 나눈다. 주증상은 본질환에서 질환 초기에 발현하는 특징을 갖는다. 부증상으로 관절염이 호발하지만, 그 이외의 발생빈도는 그다지 높지 않다.
- 주증상
① 구강점막의 재발성아프타성궤양 : 통증이 있는 구내염으로, 구순점막, 협점막, 혀, 치은 등의 구강점막에 출현한다. 본 질환에서 거의 반드시 발현되고 초발증상인 경우가 많다.
② 피부증상, 결절성홍반, 모낭염양피진이 가장 흔히 나타난다. 피하혈전성정맥염은 하지에 호발한다. 피부의 피자극성이 항진되어, 벌레물림, 면도 등으로 붉게 부어오르거나, 채혈 후, 바늘의 삽입부위가 붓기도 한다.
③ 안구증상 : 포도막염이 주체가 된다. 염증이 전안부에만 생기는 홍채모양체염형과, 후안부에 생기는 망막포도막염형 (안저형)으로 크게 나뉜다. 전자에서는 때로 재발성전방축농이 생긴다.
④ 외음부궤양 : 남성은 음낭, 여성은 대소음순 등에 경계가 선명한 궤양이 생긴다.
- 부증상
- 관절염 : 사지의 대관절에서 확인하는 경우가 많으며, 발적, 종창을 수반하고, 약 1~2주에 걸쳐 소실된다. 관절의 변형이나 강직은 나타나지 않는다.
- 정소상체염 (부고환염) : 정소 (고환) 부의 종창, 압통을 확인한다. 본 질환에서 특이성이 높은 증상이다.
- 소화기병변 : 회맹부가 호발부위이며, 다발성궤양성병변이 특징적이다. 복통, 변통이상, 하혈이 확인된다.
- 혈관병변 : 동맥계보다 정맥계에서 빈도가 높다. 주로 대형 · 중형혈관을 침윤하며, 하지심부정맥의 혈전성폐색이 전형적이다. 동맥에서는 혈전성폐색이나 동맥류형성이 확인된다.
- 중추신경병변 : 지발성 병변으로, 급성형과 만성진행형으로 나뉜다. 후자는 남성에게 많고 치료저항성이며, 인격의 황폐 등 후유증이 확인되기도 한다.

합병증

- 포도막염에서는 백내장이나 녹내장, 망막박리 등의 합병증이 생긴다.

주증상과 부증상을 보고 종합적으로 진단한다.

진단   치료

〈신경베체트병〉
수액검사
뇌파검사
두부CT, MRI

바늘반응

혈청생화학검사
적혈구침강속도

〈혈관베체트병〉
동정맥조영검사

〈장관베체트병〉
소화관조영검사
내시경검사

약물요법

진단·검사치

- 진단은 2003년에 개정된 후생노동성 연구반의 진단기준 (표 6-1)에 준한다. 4대 주증상 (구강점막의 재발성아프타성궤양, 피부증상, 안구증상, 외음부궤양) 전부가 모인 「완전형」, 전부는 아니지만 기준인 주증상이나 부증상을 확인하는 「불완전형」, 또는 「의심」이라고 진단한다.
- 특수병형은 장관베체트병, 혈관베체트병, 신경베체트병으로 분류된다.
- 다채로운 임상증상을 나타내어, 감별해야 할 유사질환이 많으므로 주의한다.
- 검사치
- 질환에 특이적인 검사는 없지만, 피부의 바늘반응, 염증반응, 백혈구수 (특히 호중구수), HLA-B51 등을 참고한다.
- 바늘반응 : 비교적 두꺼운 바늘 (20~22G)을 사용하고, 24~48시간 후에 자입한 피부에서 발적·농포를 확인하면 양성으로 판단한다.
- 염증반응 : 적혈구침강도항진, 혈청CRP 양성, 말초혈 백혈구수 증가, 보체가 상승 등이 보여진다.
- HLA검사 : HLA-B51 양성

■ 표 6-1 베체트병 임상진단기준 (2003년 개정)

(1) 주증상	① 구강점막의 재발성아프타성궤양
	② 피부증상
	(a) 결절성홍반양피진
	(b) 피하의 혈전성정맥염
	(c) 모낭염양피진, 좌창양피진
	참고소견 : 피부의 피자극성항진
	③ 안구증상
	(a) 홍채모양체염
	(b) 망막포도막염 (망맥락막염)
	(c) 다음의 소견이 있으면 (a), (b)에 준한다.
	(a), (b)를 경과했다고 생각되는 홍채후유착, 수정체상색소침착, 망맥락막위축, 시신경위축, 합병백내장, 속발녹내장, 안구로(phthisis bulbi)
	④ 외음부궤양
(1) 부증상	① 변형이나 경직을 수반하지 않는 관절염
	② 정소상체염 (부고환염)
	③ 회맹부궤양에서 대표되는 소화기병변
	④ 혈관병변
	⑤ 중등도 이상의 중추신경병변

【병형진단의 기준】
① 완전형 : 경과 중에 4대 주증상이 출현한 것
② 불완전형
　(a)경과 중에 3가지 주증상, 또는 2가지 주증상과 2가지 부증상이 출현한 것
　(b)경과 중에 정형적 안구증상과 그 밖의 1가지 주증상, 또는 2가지 부증상이 출현한 것
③의심 : 주증상의 일부가 출현하지만, 불완전형 조건을 충족시키지 못하는 것, 정형적인 부증상이 반복 또는 악화되는 것
④ 특수병형
　(a)장관(형) 베체트병 : 복통, 잠혈반응의 유무를 확인한다.
　(b)혈관(형) 베체트병 : 대동맥, 소동맥, 대소정맥장애의 차이를 확인한다.
　(c)신경(형) 베체트병 : 두통, 마비, 뇌척수증형, 정신증상 등의 유무를 확인한다.

(후생노동성 베체트병에 관한 조사연구반보고 2003에서 일부개편)

■ 표 6-2 베체트병의 중증도 기준

Stage	내용
I	안구증상 이외의 주증상 (구강점막의 아프타성궤양, 피부증상, 외음부궤양)이 나타나는 것
II	Stage I 의 증상에 안구증상으로 홍채모양체염이 추가된 것
	Stage I 의 증상에 관절염이나 정소상체염 (부고환염)이 추가된 것
III	망맥락염이 나타나는 것
IV	실명의 가능성이 있거나 실명에 이른 망맥락막염 및 그 밖의 안합병증이 있는 것
	활동성 내지 중도의 후유증을 남기는 특수병형 (장관베체트병, 혈관베체트병, 신경베체트병)
V	생명예후에 위험이 있는 특수병형 베체트병
	중등도 이상의 지능저하가 있는 진행성신경베체트병
VI	사망 (a. 베체트병 증상에 근거한 원인 b. 합병증에 의한 것 등, 원인을 기재할 것)

【주】 1) Stage I·II 에 관해서는 활동기병변이 1년 이상 나타나지 않으면, 고정기 (완화)라고 판정하는데, 판정기준에 맞지 않는 경우는 고정기에서 제외한다.
　2) 실명이란 양눈의 시력의 합이 0.12 이하 또는 양눈의 시야가 각각 10도 이내인 것을 말한다.
　3) 포도막염, 피하혈전성정맥염, 결절성홍반양피진, 외음부궤양 (여성의 성주기에 연동하는 것은 제외), 관련염증상, 장관궤양, 진행성 중추신경병변, 진행성 혈관병변, 정소상체염 (부고환염) 중의 하나가 나타나고, 이학소견 (안과적 진찰소견 포함) 또는 검사소견 (혈청 CRP, 혈청보체가, 수액소견, 장관내시경소견 중)에서 염증징후가 확실한 것.

(후생노동성 베체트병에 관한 조사연구반보고 2003에서 일부개편)

치료 map

염증발작의 진정화 및 재발방지를 목적으로 중증도와 특수병형에 맞추어 치료한다.

치료방침

- 치료의 기본 목표는 급성염증발작의 진정화와 재발의 저지이다. 염증에 따라서는 타과 (피부과, 안과 등)와 협력하여 치료에 임한다. 또한 생활지도도 중요한 부분이다.

■ 표 6-3 베체트병의 주요 치료제

분류	일반명	주요 상품명	약효발현의 메커니즘	주요 부작용
발작치료제	콜히친	콜히친	호중구기능억제작용 등	설사, 근증상 (장딴지에 근경련), 간장애, 최기형성 등
부신피질 호르몬제	트리암시놀론아세토니드	케나로그구강용, 아프타치	항염증작용 등	구강내감염증, 속발성부신피질기능부전 등
	프레드니솔론	Predonine, Predohan, 프레드니솔론	항염증작용, 면역억제작용 등	감염증, 감염증의 악화, 속발성부신피질기능부전, 당뇨병, 소화관궤양 등
비스테로이드성 항염증제	록소프로펜나트륨수화물	록소닌, Ollox	항염증작용 등	소화관궤양, 신기능장애, 간기능장애, 기관지천식발작 등
	디클로페낙나트륨	Voltaren, Naboal SR		
면역제제	시클로스포린	뉴오랄	면역억제작용 등	감염증, 신기능장애 등
생물학적 제제	인플릭시맙	레미케이드	항TNF α 작용 등	감염증, 투여시반응 등

약물요법

- 치료의 대상이 되는 병태의 중증도나 후유증의 가능성 (특수병형이나 안구증상이 있는 경우)에 따라서 치료의 우선순위를 결정하여 치료법을 선택한다.
- 생명의 위험이 수반되거나 중대한 후유증의 가능성이 있는 특수병형에는 중증량 내지 대량의 부신피질호르몬제를 전신투여한다.
- 부신피질호르몬제의 급속한 감량은 안구발작을 유발한다. 안구증상에는 부신피질호르몬제를 국소투여 (점안이나 결막하주사)한다.
- 후유증의 걱정이 없는 경증례에는 병변의 정도에 따라서 국소요법을 실시한다. 호중구기능억제작용을 하는 콜히친을 급성염증발작을 억제하기 위한 기초치료제로 사용하고, 필발증상인 구강내아프타나 음부궤양, 피부병변에는 부신피질호르몬 외용제를, 관절통에는 비스테로이드성 항염증제를 사용한다.

Px 처방례 호중구기능 (급성염증발작)을 억제하는 기초치료제
- 콜히친정 (0.5mg) 1~2정 分1~2 (보험적용외) ←발작치료제

Px 처방례 구강내아프타. 다음 중에서 사용한다.
- 케나로그 구강용 연고 1일 2회 도포 ←부신피질호르몬제
- 아프타치 첨부 정 (0.025mg) 1일 1~2정 첨부 ←부신피질호르몬제

Px 처방례 관절염, 정소상체염. 다음 중에서 사용한다.
- 록소닌정 (60mg) 3정 分3 ←비스테로이드성 항염증제
- Predonine정 (5mg) 1~4정 分1~3 ←부신피질호르몬제
※최대한 비스테로이드성 항염증제의 사용을 우선한다.

Px 처방례 안구증상
- 콜히친정 (0.5mg) 1~2정 分1~2 (보험적용외) ←발작치료제
- 뉴오랄캅셀 (50mg) 2~4캅셀 分2 ←면역억제제
- 레미케이드 점적정주용 (100mg) 5mg/체중kg ←생물학적 제제

Px 처방례 장관베체트병
- Predonine정 (5mg) 6~12정 分3 ←부신피질호르몬제
- 사라조피린정 (500mg) 4~8정 分3 (보험적용외) ←염증성장질환치료제

Px 처방례 혈관베체트병
- Predonine정 (5mg) 6~12정 分3 ←부신피질호르몬제
- 와파린정 (1mg) 2~6정 分1 ←항응고제

Px 처방례 신경베체트병
- Predonine정 (5mg) 6~12정 分3 ←부신피질호르몬제

생활지도

- 증상출현을 유발하는 감염증을 예방하기 위해서, 손씻기, 양치질, 이닦기를 항상 주의하도록 지도한다. 또 과로 등 과도한 스트레스, 기계적 자극, 기온의 변화 등도 악화인자가 된다고 설명하고, 삼갈 수 있는 것은 가능한 삼가도록 지도한다.
- 완화 · 재발을 반복하는 질환인 점, 무증상인 경우라도 정기적으로 진찰받아야 한다는 점을 설명한다.
- 사용약물의 부작용에 관하여 설명하고, 대처법을 지도한다.

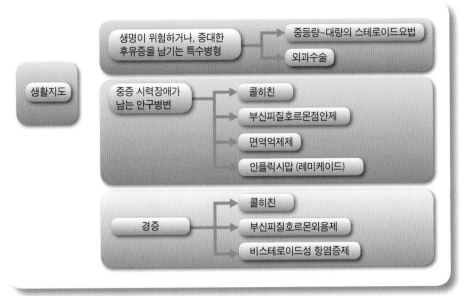

(萩山裕之)

6 베체트병

환자케어

재발·증상악화를 방지하기 위하여, 감염증, 과로, 과도한 스트레스, 기온의 변화 등의 악화인자에의 노출을 회피하여 일상생활을 영위할 수 있도록 지지한다.

병기·병태·중증도에 따른 케어

【발생급성기】 소화관증상, 혈관증상, 중추신경증상 (3가지 특수형)이 발생한 경우는 부신피질호르몬제 (스테로이드제)를 전신에 대량투여하기 위하여 전신상태를 관리한다. 또 증상으로 인한 고통뿐 만 아니라 질환이 장기에 걸쳐서 진행되는 경우도 많으므로 환자는 장래에 대해 불안해 한다. 그 때문에 안정을 유지하면서, 고통의 완화에 힘써야 한다.

【회복기】 서서히 시력이 저하되는 경우, 사회복귀를 위한 재활요법을 실시하면서 지지한다.

【만성기】 증상이 완화와 재발을 반복하는 경우가 많으므로, 증상이 악화되지 않도록 환자 자신이 질환을 이해해야 한다. 환자가 질환과 공존하면서, QOL을 유지할 수 있도록 지지해 간다.

케어의 포인트

궤양에 대한 대응
- 구강내 궤양이 있다면 구강 내의 청결을 유지하고, 부드럽게 조리한 식사를 준비한다. 또 통증 시에는 너무 뜨겁거나 너무 차가운 것, 진한 맛, 자극물 등은 삼간다.
- 음부에 궤양이 있다면 세정 등으로 청결하게 하고, 흡수성이 좋은 헐렁한 하의나 의복을 착용한다. 또 통증 시에는 보행을 제한한다.
- 장관에 궤양이 있다면 유제품, 향신료나 커피, 찬 음료의 섭취나 흡연을 삼간다.

통증에 대한 지지
- 편안한 체위를 취하게 하고, 보온을 유지한다.
- 진통제의 복용에 대해 지도한다.

시력저하에 대한 지지
- 사회복귀에 맞추어 재활요법을 실시한다.
- 낙상, 충돌을 예방하기 위해서 환경을 정비한다.
- 혼자 있는 것을 삼가도록 하고, 말을 걸거나 상황을 설명한다.
- 필요하다면 신변의 케어를 돕는다.
- 가족이 환자에게 지지적인 관계로 있을 수 있도록, 가족에게 증상을 알기 쉽게 설명한다.

불안에 대한 지지
- 공감적 태도, 수용적 태도로 대응하고, 불안을 표출하기 쉬운 신뢰관계를 조성한다.
- 시력저하를 비롯하여, 환자가 어떤 불안을 안고 있는가 사정하여 불안을 경감시키도록 대응한다.
- 시력저하에 대한 불안을 가족이 이해할 수 있도록 대응한다.

자기관리에 대한 지지
- 환자의 이해 정도나 습득상황에 맞추어 알기 쉽게 지도한다.
- 같은 질환의 환자모임이나 사회적 자원의 활용방법을 소개한다.
- 증상이 없어도 정기적으로 진찰받도록 설명한다.

퇴원지도·요양지도

- 증상에 알맞는 일상생활상의 방법을 지도한다.
- 경과가 긴 질환으로, 자기관리가 필요하다는 점을 이해하도록 돕는다.
- 계속적으로 내원하도록 격려한다.
- 같은 질환의 환자모임을 소개하거나, 사회자원을 활용하여 일상생활을 영위할 수 있도록 지지한다.

(境 裕子)

7 다제내성균감염증 (multidrug-resistant bacterial infection)

長澤正之 / 塚本容子

전체 map

병인
- 다제에 내성을 획득한 세균 [메티실린내성황색포도구균 (MRSA), 반코마이신내성장구균 (VRE), 페니실린중등도내성폐렴구균 (PISP) /페니실린내성폐렴구균 (PRSP), β-락타마아제비생산암피실린내성 (BLLNAR) 인플루엔자간균, 기질특이성확장형 β-락타마아제 (ESBL) 생산그람음성간균, 다제내성녹농균 (MDRP) 등] 에 감염되어 발병한다.

병태생리
- 종래 유효했던 복수의 항균제에 저항성이 있는 세균 (다제내성균)에 의한 감염증이다.
- 다제내성을 획득하는 메커니즘에는 내재성 (세균이 본래 가지고 있는 내재성 유전자가 변화되어 내성을 획득)과 획득성 (다른 내성균에서 내성유전자를 외래성으로 획득)의 2가지가 있다.
- 내성획득까지의 기간 : 녹농균에서는 20일 정도가 일반적이지만, 3~5일인 증례도 있다.
- MRSA, VRE, PRSP, MDRP는 5종감염증이다.

병태생리
map
p.50

증상
- 증상은 감염부위에 따라서 다르다.
- MRSA : 균혈증, 패혈증, 수막염, 감염성관절염, 급성심내막염, 피부감염증, 폐렴
- VRE : 기회적인 담도감염증, 요로감염증, 균혈증, 아급성심내막염
- PISP/PRSP : 중이염, 부비강염, 수막염, 패혈증
- BLNAR 인플루엔자간균 : 상하기도염, 폐렴, 중이염, 부비강염, 수막염, 패혈증
- MDRP : 패혈증, 속발성폐렴, 심내막염, 중추신경감염

증상
map
p.52

진단
- 감염부위마다 병원체라고 판단할 수 있는 세균을 분리하고, 유효한 항균제에 대한 약제내성 [최소발육저지농도 (MIC), 감수성디스크 (KB)의 저지원의 직경으로 판단] 으로 진단한다.
- 약제내성의 확인에 사용하는 항균제는 MRSA는 옥사실린, VRE는 반코마이신, PISP/PRSP는 페니실린G, BLNAR 인플루엔자간균은 암피실린, ESBL생산그람음성간균은 세포탁심 또는 세프타지딤, MDRP는 이미페넴, 아미카신, 시프로플록사신의 3제이다.

진단
map
p.53

역학
- MRSA감염증의 보고건수는 매월 1,500건 이상으로, 다른 다제내성균보다 훨씬 많다.
- [예후] VRE감염증의 사망률은 50% 이상이고, 녹농균패혈증은 약 80%이다.

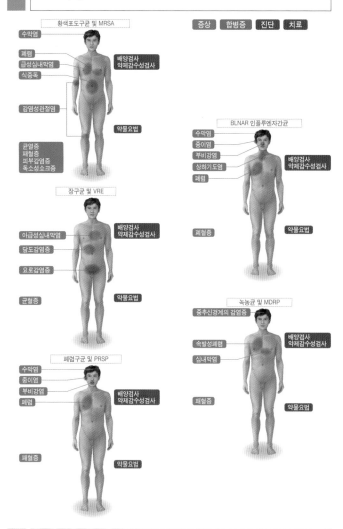

증상 합병증 진단 치료

황색포도구균 및 MRSA
- 수막염
- 폐렴
- 급성심내막염
- 식중독
- 감염성관절염
- 균혈증 / 패혈증 / 피부감염증 / 독소성쇼크증
- 배양검사 약제감수성검사
- 약물요법

장구균 및 VRE
- 아급성심내막염
- 담도감염증
- 요로감염증
- 균혈증
- 배양검사 약제감수성검사
- 약물요법

폐렴구균 및 PRSP
- 수막염
- 중이염
- 부비강염
- 폐렴
- 패혈증
- 배양검사 약제감수성검사
- 약물요법

BLNAR 인플루엔자간균
- 수막염
- 중이염
- 부비강염
- 상하기도염
- 폐렴
- 폐혈증
- 배양검사 약제감수성검사
- 약물요법

녹농균 및 MDRP
- 중추신경계의 감염증
- 속발성폐렴
- 심내막염
- 패혈증
- 배양검사 약제감수성검사
- 약물요법

치료
- PISP/PRSP, BLNAR 인플루엔자간균은 시중감염증이다.
- PISP/PRSP, BLNAR 인플루엔자간균, ESBL생산 그람음성간균에는 유효한 항균제가 있다.
- MRSA, VRE, MDRP는 치료가 어려워서, 원내감염대책이 중요하다.
- 내성균이어도 보균상태 (감염증 불발생)이면 항균치료제는 불필요하다.

치료
map
p.54

7 다제내성균감염증

49

병태생리 map

다제내성균감염증이란 종래에 유효했던 복수의 항균제에 저항성이 있는 세균 (다제내성균)에 의한 감염증이다.

- 항균제의 사용에 대항하여 세균이 유전자변이 되거나 플라스미드를 획득하여, 종래 유효했던 복수의 항균제에 저항성이 생기는 것을 다제내성이라고 한다. 인류가 항균제 페니실린을 발견한 이래, 신규 항균제와 세균 내성화가 공존하는 역사는 반복되고 있다.

- 최근, 의료의 고도화에 수반된 내성균이 매우 큰 문제가 되고 있다. 현재, 다제내성으로 임상적으로 문제가 되고 있는 주된 균은 다음의 6가지이다(다제내성결핵에 관해서는 시리즈 제1권「4. 결핵」의 항목 참조).

  ① 메티실린내성황색포도구균 (MRSA : methicillin-resistant Staphylococcus aureus)
  ② 반코마이신내성장구균 (VRE : vancomycin-resistant Enterococcus)
  ③ 페니실린중등도내성폐렴구균 (PISP : penicillin intermediate resistant Streptococcus pneumoniae) 또는 페니실린내성폐렴구균 (PRSP : penicillin-resistant Streptococcus pneumoniae)
  ④ β-락타마제비생산암피실린내성 (BLNAR : β-lactamase negative, ampicillin-resistant) 인플루엔자간균
  ⑤ 기질특이성확장형 β-락타마제 (ESBL : extended-spectrum β-lactamases) 생산 그람음성간균
  ⑥ 다제내성녹농균 (MDRP : multidrug-resistant Pseudomonas aeruginosa)

- 다제내성을 획득하는 메커니즘 (내인성 유도)에는 1)내재성 내성메커니즘, 2)획득성 내성메커니즘의 2가지가 있다. 내재성 내성메커니즘에서는 특정한 항균제를 계속 사용함으로써, 세균이 본래 가지고 있는 내재성 유전자가 변화하여 내성을 획득한다. 획득성 내성메커니즘에서는 세균이 다른 내성균주에서 전달성R플라스미드를 통하여 내성유전자를 외래성으로 새로 획득함으로써 내성화된다.

- 녹농균을 예로 들면, 항균제 치료경과 중에 내성을 획득하는 경우 (내인성 유도)는 Harris팀의 보고에서는 항균제의 전투여에서 녹농균이 내성화되는 기간을 MDRP분리까지의 입원일수로 보면 대부분은 20일 정도 이상이라고 하는데, 그 중에는 3일 또는 5일만에 내성을 획득한 예도 보고되어 있다. 한편, 이미 내성화된 균이 의료종사자나 의료기구 등을 통하여 환자에게 전파되어 감염을 일으키는 경우 (외인성 감염)에는 다수의 환자가 단기간에 발생하여, 아웃브레이크를 일으킨다.

※아웃브레이크란「일정기간 내에 특정한 지역의 특정한 집단에서 예상보다 많은 감염증이 발생하는 것」을 말한다.

역학·예후

- 메티실린내성황색포도구균 (MRSA)
- 이미 시중감염증으로 확대되어 있으며, 그 빈도는 분리되는 황색포도구균 전체의 50~70%로 추정된다.
- 5종감염증 정점파악질환이다. 매월 평균 1,500건 이상이 항상 보고되어 있으며, VRE감염증이나 PRSP감염증, MDRP감염증 등과 비교하여 매우 높은 수치를 나타내고 있다.

※5종감염증이란 국가가 감염증 발생 동향을 조사하고, 그 결과 등에 근거하여 필요한 정보를 일반국민이나 의료관계자에게 제공·공개함으로써, 발생·확대를 방지해야 하는 감염증을 말한다.

- 반코마이신내성장구균 (VRE)
- 1999년 이래 감염증법 5종 전수파악질환으로 정해져 있으며, 진단을 내린 의사가 7일 이내에 가장 가까운 보건소에 신고하게 되어 있다.
- 1999년 4월부터 2004년까지 53주 동안에 진단하여 감염증발생동향조사에 보고된 VRE감염증 환자 총수 (보균자 포함)는 252례였다. 일본에서 VRE의 분리율은 아직까지 0.1% 이하로 낮은 수치이지만, 미국에서는 이미 10% 정도에 달하여 큰 문제가 되고 있다.

- 페니실린저감수성/내성폐렴구균 (PISP/PRSP)
- 폐렴구균 전체에서 PRSP는 1~3%로 추정되지만, PISP를 포함하면 50%에 달한다.
- β-락타마제비생산암피실린내성 (BLNAR) 인플루엔자간균
- 인플루엔자간균 전체의 15~25%로 추정되지만, 증가경향에 있다.
- 기질특이성확장형 β-락타마제 (ESBL)생산 그람양성간균
- 대장균 중 약 0.1%, 폐렴간균 (클레브시엘라) 중 약 0.7%로 보고되어 있다.
- 다제내성녹농균 (MDRP)
- 국내 각지에서 종종 분리되고, 현재 평균은 전분리 녹농균의 몇 %정도로 추정된다.
- MDRP는 감염증법의 5종으로 추정되며, 정점파악질환이다. MRSA감염증에 비해 낮은 수치이지만, 매월 평균 50건 정도가 항상 보고되고 있다.
- 발생빈도는 적지만 유효한 항균제가 없어서 원내감염으로 발생하면 사망률이 높기 때문에, 원내감염대책의 중요성이 매우 높다.

■ 표 7-1 내재성의 내성메커니즘

내재성 유전자의 변화	획득하는 내성
세포벽합성효소 (penicilin binding protein : PBP)의 이상	PRSP, BLNAR (암피실린 내성)
세포벽합성효소 [PBP2' (mecA유전자 산물)의 생산]	MRSA (메티실린 내성)
DNA 자이레이스, toptismerase의 변이	MDRP (플루오로퀴놀론 내성)
D2폴린의 감소 (약제의 투과성감소)	MDRP (이미페넴 내성)
약제 능동배출 펌프의 기능항진	MDRP (플루오로퀴놀론 내성, 그 밖의 약제 내성, 소독약 저항성)
AmpC형 β-락타마제의 과잉생산	MDRP (광역세파로스폴린 내성)
바이오필름의 생산 증가	MDRP (약제내성, 소독약저항성)

■ 표 7-2 획득성 내성메커니즘

외래성 내성유전자	획득하는 내성
vanA, vanB 유전자	VRE (반코마이신 내성)
Class A β-락타마제변이	ESBL 생산그람음성간균
IMP형 메탈로 β-락타마제의 생산	MDRP (광역세펨 내성, 카르바페넴 내성)
아미노글리코시드 불활화효소의 생산	MDRP (아미카신 등의 아미노배당체 내성)

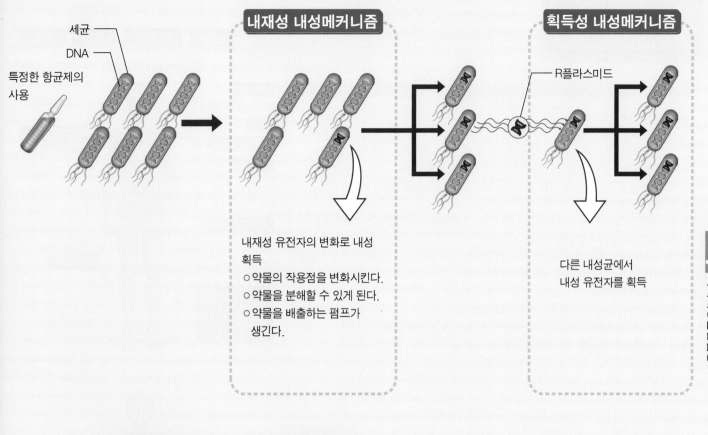

세균
DNA
특정한 항균제의 사용

내재성 내성메커니즘

획득성 내성메커니즘

R플라스미드

내재성 유전자의 변화로 내성 획득
○ 약물의 작용점을 변화시킨다.
○ 약물을 분해할 수 있게 된다.
○ 약물을 배출하는 펌프가 생긴다.

다른 내성균에서 내성 유전자를 획득

내성균

항균제

1929 페니실린의 발견

1950년대 아미노글리코시드, 클로람페니콜, 테트라사이클린, 마크롤라이드의 발견

페니실리나제 생산 황색포도구균의 출현과 만연

1956 반코마이신의 발견

MRSA의 출현 1961

1960 메티실린의 합성

PRSP의 출현 1967

1962 나리딕스산의 합성

고도내성 PRSP의 출현 1977

제1세대 세펨의 개발

BLNAR 인플루엔자간균의 출현 1980

제2세대 세펨의 개발

플루오로퀴놀론의 개발

ESBL생산그람음성간균의 출현 1983

제3세대 세펨의 개발

VRE의 출현 1986

1990년대 MRSA, VRE, PRSP, ESBL생산 그람음성간균의 급증

카르바페넴, 모노박탐의 개발

다제내성녹농균 다제내성결핵균의 급증

감염부위에 따라서 다른 증상을 나타낸다.

증상 · 합병증

- 황색포도구균 및 MRSA
- 그람양성구균으로서, 사람의 피부 · 비강 · 장관에 상재한다. 균혈증, 패혈증, 수막염, 감염성 관절염, 급성심내막염, 피부감염증, 식중독, 독소성쇼크증후군, 폐렴 등을 일으킨다.
- MRSA감염증은 일반적으로 내과계보다 외과계 질환 환자에게 문제가 되는 경우가 많으며, 예를 들어 골절 후의 골수염, 개복, 개흉수술 후의 술후감염으로 발생하는 경우가 많다.
- 장구균 및 VRE
- 그람양성구균으로서, 장관의 상재균의 하나이다. 기회적으로 담도감염증, 요로감염증, 균혈증 및 아급성심내막염을 일으킨다.
- VRE는 대부분의 경우, 무증후성 보균자 (장관 등)상태로 유지되지만, 일단 감염증이 발생하면 사망률이 50% 이상으로 높은 편이다.
- 폐렴구균 및 PRSP
- 그람양성구균으로서, 시중폐렴의 대표적 원인균이다.
- 중이염, 부비강염을 일으키고, 소아 · 고령자에게는 수막염 · 패혈증도 일으킨다.
- BLNAR 인플루엔자간균
- 그람음성간균으로서, 사람의 상기도에 상재한다.
- 상하기도염, 폐렴, 중이염, 부비강염, 수막염, 패혈증을 일으킨다.
- ESBL생산그람음성간균
- ESBL 생산균은 건강한 사람의 분변에서도 2% 정도 검출된다.
- 소변, 농양 등의 삼출물, 객담에서의 분리가 많고, 비뇨기질환이나 만성호흡기질환으로 인해 장기에 걸쳐서 제3세대 세펨계 항균제를 투여하는 환자는 주의해야 한다.
- 녹농균 및 MDRP
- 그람음성간균으로, 도처에 존재하고 습윤한 환경을 특히 좋아한다. 사람의 피부 · 점막에서도 분리된다. 녹색색소인 피오시아닌을 생산하므로, 상처에 감염 (창상감염) 되었을 때에 종종 녹색 농양이 보이기에 「녹농균」이라는 명칭이 붙여졌다.
- 면역억제제나 후천성면역결핍증후군 (에이즈) 등으로 면역력이 저하된 사람이나 장기간의 입원이나 수술 등으로 체력이 소모된 사람, 자리에 보전하고 누운 상태에 있는 노인 등에게 발생한다(기회감염증).
- 의료용 카테터나 기관삽관, 외과적 수술 등의 의료행위로 요도, 기도, 창상에서 감염을 일으키거나, 욕창이나 화상, 외상 등으로 피부의 장벽 메커니즘이 손상된 부분에서 감염되는 케이스가 많다. 국소감염 또는 창상 등에서 혈관 내로의 감염에 의해서 전신감염을 일으켜서, 패혈증, 속발성 폐렴, 심내막염, 중추신경감염 등의 중증 질환을 일으키기도 한다. 녹농균패혈증에서는 치사율이 약 80%에 이른다.
- 녹농균은 균체 주위에 점성이 풍부한 강력한 보호막 (바이오필름)을 형성하는 경우가 있다. 소독약 등에도 저항성이 높아지므로, 기구 등의 표면에 형성된 바이오필름 속의 녹농균을 제거하는 것이 용이하지 않으며, 이것이 녹농균에 대한 원내감염대책을 더욱 어렵게 하고 있다. 녹농균은 내성화가 용이하므로 항균제의 적정사용이 특히 중요하다.

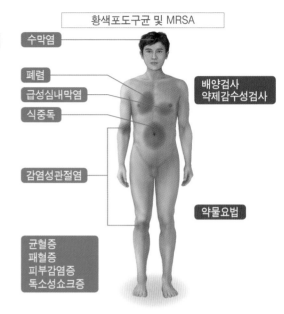

황색포도구균 및 MRSA

수막염 / 폐렴 / 급성심내막염 / 식중독 / 감염성관절염 / 배양검사 약제감수성검사 / 약물요법 / 균혈증 패혈증 피부감염증 독소성쇼크증

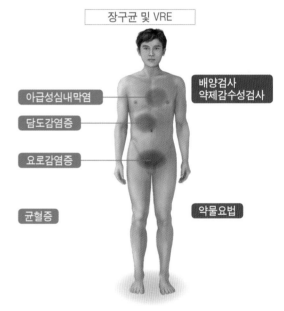

장구균 및 VRE

아급성심내막염 / 담도감염증 / 요로감염증 / 배양검사 약제감수성검사 / 약물요법 / 균혈증

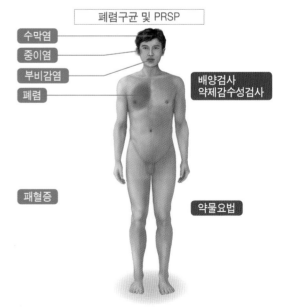

폐렴구균 및 PRSP

수막염 / 중이염 / 부비감염 / 폐렴 / 배양검사 약제감수성검사 / 약물요법 / 패혈증

혈액, 소변, 객담, 농양 등의 검체를 배양검사하여 원인균을 특정하고, 약제감수성검사로 적절한 약제를 특정한다.

진단·검사치

- 감염부위마다 병원체라고 판단할 수 있는 세균을 분리하여, 유효한 항균제에 대한 약제내성 [최소발육저지농도 (MIC)], 감수성디스크 (KB)의 저지원의 직경으로 판단] 을 토대로 진단한다.
- MRSA
- 옥사실린의 최소발육저지농도 (MIC)가 4μg/mL 이상 또는 옥사실린의 감수성디스크 (KB)의 저지원의 직경이 10mm 이하이다.
- VRE
- 반코마이신의 MIC가 4μg/mL 이하를 감수성, 8~16μg/mL을 판정보류, 32μg/mL 이상을 내성이라고 분류한다.
- PCR법을 이용하여 vanA, vanB, vanC 유전자를 검출한다.
- PISP/PRSP
- 페니실린G (PCG)에 대한 MIC : PISP 0.12~1.0mg/mL, PRSP 2.0mg/mL 이상.
- BLNAR 인플루엔자간균
- 암피실린 (ABPC)에 대한 MIC가 2mg/mL 이상으로, β-락타마제저해제의 그라브란산 (CVA) 을 첨가하여도 감수성이 개선되지 않는다.
- ESBL생산 그람음성간균
- 페포탁심 (CTX), 세프타지짐 (CAZ)에 대한 MIC가 2mg/mL 이상으로 β-락타마제저해제인 그라브란산 (CVA) 을 첨가하면 MIC가 8배이상 저하 (감수성이 개선)된다 [제3세대 세펨에 내성을 나타내지만, β-락타마제 저해제의 클라브란산 (CVA)으로 감수성이 개선된다].
- MDRP
- 검사실에서 다음 3제의 내성이 모두 확인된 것
- · 이미페넴의 MIC가 ≥16μg/mL 또는 이미페넴의 감수성디스크 (KB)의 저지원의 직경이 13mm 이하.
- · 아미카신의 MIC가 ≥32μg/mL 또는 아미카신의 감수성디스크 (KB)의 저지원의 직경이 14mm 이하.
- · 시프로플록사신의 MIC가 ≥4μg/mL 또는 시프로플록사신의 감수성디스크 (KB)의 저지원의 직경이 15mm 이하.

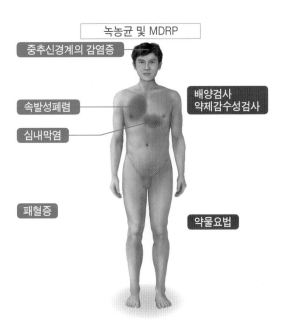

BLNAR 인플루엔자간균

수막염
중이염
부비강염
상하기도염
폐렴
패혈증
배양검사 약제감수성검사
약물요법

녹농균 및 MDRP

중추신경계의 감염증
속발성폐렴
심내막염
패혈증
배양검사 약제감수성검사
약물요법

약제감수성검사를 시행하여 항균제, 화학요법제를 최적의 상태로 투여한다.

치료방침

- 「격리예방책을 위한 CDC 가이 드라인 2007」을 기본으로 한 철저한 감염대책과 적절한 항균 제, 화학요법제를 적용하는 약물 요법의 실시가 중요하다.

※표준예방책(Standard precaution) : 감염의 유무에 상관없이 모든 환자가 대상이며, 환자의 혈액, 체액, 분비물 (땀은 제외), 배설물, 또는 상처가 있는 피부, 점막을 감염 가능성이 있는 물질로 간주 하고 대응한다.

※감염경로별 예방책 : 표준예방책 만으로는 감염경로를 완전히 차 단할 수 없는 경우에 실시한다. 질환에 따라서 복수의 감염경로 별 예방책을 사용해도 된다(1. 접 촉예방책, 2. 비말예방책, 3. 공 기예방책).

■ 표 7-3 다제내성균에 대한 약물치료

다제내성균	권장치료제	보조치료제	그 밖의 치료제
메티실린내성황색포도구균 (MRSA)	반코마이신염산염 (VCM) 테이코플라닌 (TEIC) 아르베카신유산염 (ABK) 암피실린수화물 (ABPC)	리네졸리드 (LZD) 리팜피신 (RFP) ※단독투여는 삼간다. 미노사이클린염산염 (MINO) 감수성 (S) 일 때 포스포마이신나트륨 (FOM) 클린다마이신인산에스텔 (CLDM), 레보플록사신수화물 (LVFX)	경구제 : RFP+설파메톡사졸·트 리메프림 (ST) RFP+MINO병용약제 VCM+플로목세프나트륨 (FMOX)/세포조프란염산염 (CZOP)
반코마이신내성장구균 (VRE)	메로페넴수화물 (MEPM), 파니페넴·베타미프론 (PAPM/BP) 이미페넴·실라스타틴 나트륨(IPM/CS) TEIC (Van B형만)	LZD MINO, FOM LVFX RFP ※단독투여는 삼간다. 클로람페니콜 (CP) ※혈중농도〈25μg/mL	병용약제 : ABPC+겐타마이신유산염 (GM) TEIC+GM
페니실린내성폐렴구균 (PRSP)	MEPM, PAPM/BP, IPM/CS VCM	ABPC ※대량투여 세포탁심나트륨 (CTX) ※대량투여	-
β-락타마제비생산암피실린 내성 (BLNAR) 인플루엔자간균	카르바페넴계 (MEPM, PAPM/BP, IPM/CS)	MINO, ST CP ※혈중농도〈25μg/mL	경구제 : 신퀴놀론계 항균제 [LVFX, 염산로메플록사신 (LFLX)]
ESBL생산그람음성간균	카르바페넴계 (MEPM, PAPM/BP, IPM/CS)	옥사세펨계 [라타목세프나트륨(LMOX), FMOX]	
다제내성녹농균 (MDRP)	토브라마이신 (TOB) 세프타지딤수화물 (CAZ) MEPM 염산시프로플록사신 (CPFX)	약제감수성 검사를 시험하여, 감수성 (S) 또는 중간 (I)을 나타내는 경우에는 단제/병용투여 아미카신유산염 (AMK)/ABK/이세파마이 신유산염 (ISP), CZOP PAPM/BP, IPM/CS, 세페핌염산염수화물 (CFPM)	병용약제 TOB+CAZ FOM+CZOP MEPM+TOB 중증례 : MEPM+TOB+FOM

■ 표 7-4 다제내성균감염증의 주요 치료제

분류	일반명	주요 상품명	약효발현의 메커니즘	주요 부작용
페니실린계	암피실린수화물	Viccillin		페니실린알레르기
항MRSA제	리네졸리드	자이복스	세포벽합성저해	골수억제제
	테이코플라닌	Targocid		알레르기
	반코마이신염산염	염산반코마이신		간장애, red man syndrome
세펨계	세프타지딤수화물	Modacin	세포벽합성저해	알레르기
	세포탁심나트륨	크라포란, Cefotax		
	세포조프란염산염	Firstcin		
	세페핌염산염수화물	Maxipime		
	라타목세프나트륨	시오마린		
	플로목세프나트륨	Flumarin		
카르바페넴계	이미페넴·실라스타틴나트륨	티에남	세포벽합성저해	경련
	바니페넴·베타미프론	Carbenin		(경련)
	메로페넴수화물	메로펜		(경련)
신퀴놀론계	염산시프로플록사신	Ciproxan	핵산합성저해 (DNA복 제저해)	경련
	레보플록사신수화물	크라비트		
	로메플록사신염산염	Bareon		
아미노배당체계	토브라마이신	Tobracin	단백질합성저해	간장애, 청각장애
	겐타마이신유산염	겐타신		
	아르베카신유산염	하베카신		
	아미카신유산염	비크린, Amikacin sulfate		
	이세파마이신유산염	Isepacin, Exacin		
기타	미노사이클린염산염	미노마이신	단백합성저해	간장애
	리팜피신	Rifadin, Rimactane	RNA합성저해	간장애
	설파메톡사졸·트리메토프림	Baktar, Bactramin	엽산대사길항저해	무과립구증, 알레르기
	포스포마이신나트륨	Fosmicin S	세포벽합성저해	(적다)
	클로람페니콜	chloromycetin	단백질합성저해	조혈장애
	클린다마이신인산 에스테르	Dalacin S		(알레르기)

- 6가지 내성균 중, 페니실린저중등도내성폐렴구균 (PISP), 페니실린내성폐렴구균 (PRSP), β-락타마제비생산암 피실린내성 (BLNAR) 인플루엔자간균은 시중감염증이며, 또 PISP/PRSP, BLNAR 인플루엔자간균, 기질특이성 확장형 β-락타마제 (ESBL) 생산그람음성간균에는 유효한 항균제가 있다.
- 치료가 어렵다는 점, 특히 메티실린내성황색포도구균 (MRSA), 반코마이신내성장구균 (VRE), 다제내성녹농균 (MDRP)이 그러하기 때문에, 원내감염대책을 포함한 임상에서의 중요성이 매우 높다.
- 내성균에서도 보균상태에서는 항균제치료가 필요 없다(내성화를 유도하므로 오히려 금기사항이다).

Px 처방례) 페니실린계
- Viccillin 주(0.25 · 0.5 · 1 · 2g/V) 1회 2g 정주 4시간마다 ←항균제

Px 처방례) 항MRSA제
- 자이복스정 (600mg) · 백 (주사액 600mg) 1회 600mg 경구 · 정주 12시간마다 ←화학요법제
- Targocid 주 (주사용200mg/V) 1일1회 400g (첫 회만 1일2회) 정주 ←항균제
- 염산 반코마이신 주 (점적정주용 0.5g/V) 1회 1g 정주 12시간마다 ←항균제

Px 처방례) 세펨계
- Modacin 주 (정주용 0.5 · 1g/V) 1회 1~2g 정주 8~12시간마다 ←항균제
- 크라포란 주 (0.5 · 1g/V) 1회 1~2g 정주 8~12시간마다 ←항균제
- Firstcin 주 (정주용 0.5 · 1g/V) 1회 1~2g 정주 8~12시간마다 ←항균제
- Maxipime 주 (정주용 0.5 · 1g/V) 1회 1~2g 정주 12시간마다 ←항균제
- 시오마린 주 (정주용 1g/V) 1회 1~2g 정주 12시간마다 ←항균제
- Flumarin 주 (정주용 0.5~1g/V) 1회 1~2g 정주 12시간마다 ←항균제

Px 처방례) 카르페넴계
- 티에남 주 (점적용, 이미페넴으로 0.25 · 0.5g/V) 1회 1g 정주 6~8시간마다 ←항균제
- Carbenin 주 (점적용 0.25 · 0.5g/V) 1회 0.5~1g 정주 8시간마다 ←항균제
- 메로펜 주 (점적용 0.25 · 0.5g/V) 1회 0.5~1g 정주 8시간마다 ←항균제

Px 처방례) 신퀴놀론계
- Ciproxan정 (100 · 200mg) 1회 200~400mg 정주 12시간마다 ←화학요법제
- 크라비트정 (100mg) 1회 200mg 경구 8~12시간마다 ←화학요법제
- Bareon정 (200mg) 1회 200g 경구 8~12시간마다 ←화학요법제

Px 처방례) 아미노배당체계
- Tobracin 주 (60 · 90mg/1.5mL/a) 1회 90mg 점적정주 12시간마다 ←항균제
- 겐타신 주 (10 · 40 · 60mg/A) 1회 40~60mg 점적정주 12시간마다 ←항균제
- 하베카신 주 (25 · 75 · 100mg/0.5 · 1.5 · 2mL/A) 1회 75~100mg 정주 12시간마다 ←항균제
- 비크린 주 (100 · 200mg/1 · 2mL/A · V) 1회 100~200mg 정주12시간마다 ←항균제
- Isepacin 주 (200 · 400mg/2mL/) 1회 8~15mg/kg 정주 24시간마다 ←항균제

Px 처방례) 기타
- 미노마이신정(50 · 100mg) · 주(점적정주용 100mg/V) 1회 0.1g 경구 · 정주 12시간마다 ←항균제
- Rifadin캅셀(150mg) 1회300mg 경구 12시간마다 ←화학요법제
- Baktar과립(1g) 1회2g 경구 12시간마다 ←화학요법제
- Fosmicin S 주 (정주용 500mg · 1 · 2g/V) 1히1~2g 정주 8~12시간마다 ←항균제
- chloromycetin삭시네이트 주 클로람페니콜로 1회0.5~1g (소아15~25mg/kg) 1일2회 정주 ←항균제
- Dalacin S 주 (300 · 600mg/2 · 4mL/A) 1회450~900mg 정주 8시간마다 ←항균제

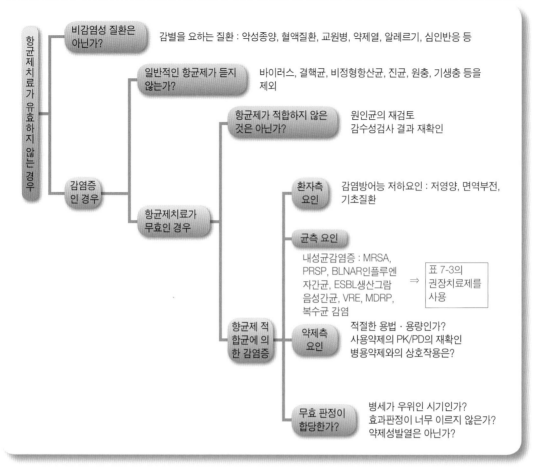

비감염성 질환은 아닌가?
감별을 요하는 질환 : 악성종양, 혈액질환, 교원병, 약제열, 알레르기, 심인반응 등

일반적인 항균제가 듣지 않는가?
바이러스, 결핵균, 비정형항산균, 진균, 원충, 기생충 등을 제외

항균제가 적합하지 않은 것은 아닌가?
원인균의 재검토
감수성검사 결과 재확인

환자측 요인
감염방어능 저하요인 : 저영양, 면역부전, 기초질환

균측 요인
내성균감염증 : MRSA, PRSP, BLNAR인플루엔자간균, ESBL생산그람음성간균, VRE, MDRP, 복수균 감염
⇒ 표 7-3의 권장치료제를 사용

약제측 요인
적절한 용법 · 용량인가?
사용약제의 PK/PD의 재확인
병용약제와의 상호작용은?

무효 판정이 합당한가?
병세가 우위인 시기인가?
효과판정이 너무 이르지 않은가?
약제성발열은 아닌가?

항균제치료가 유효하지 않는 경우

감염증인 경우

항균제치료가 무효인 경우

항균제 적합균에 의한 감염증

(長澤正之)

56

환자케어

보균자 · 감염자에게는 접촉감염예방책을 실시한다. 개인병실에 격리됨에 따른 불안이나 스트레스의 완화에 힘쓴다.

병기 · 병태 · 중증도에 따른 케어

【급성기 병원에서의 감염자에 대한 대응】보균자 (판명되어 있는 경우에 한함) · 감염자에게 접촉감염예방책을 실시한다. 기본적으로 개인병실에 격리하는 것이 바람직하지만, 불가능하면 감염의 확대 가능성이 높은 환자만이라도 격리한다. 예를 들어, 창부감염이 있는 환자에게 다량의 삼출액이 있거나 설사가 있는 경우 등이 해당된다.

【외래 · 재택에서의 감염자에 대한 대응】표준예방책을 실시 (환자케어 전후에 손가락위생에 유의하고 혈액 · 체액을 취급할 때에는 장갑을 장착한다 등)한다.

【장기요양소 (노인요양시설 등)에서의 감염자에 대한 대응】개인병실에 격리하는 것이 어렵다고 생각되지만, 가능한 한 개인병실에 격리, 코호팅 (집단격리)한다. 이것이 불가능한 경우는 환자의 증상에 따라서 격리를 고려한다.

케어의 포인트

진찰 · 치료의 간호
- 다제내성균에 의한 패혈증을 예방하기 위해서, 활력징후 등을 통해 환자의 상태를 파악한다. 또 적절한 진단을 위해서 지시받은 혈액검사 · 세균검사를 실시한다. 바르게 검체를 채취하는 것이 중요하다. 예를 들어 혈액을 배양할 때, 피부를 알콜로 소독한 후 2% 포비돈요오드로 소독하는데, 이 때, 포비돈요오드가 건조될 때까지 (약 2분간) 기다리는 것이 중요하다. 또 혈액배양의 검체는 2세트 채취하는 것이 권장되고 있다. 그 밖의 세균검사를 시행할 때도 바른 검체채취방법을 확인해야 한다.
- 항균제 · 화학요법제의 투여 : 지시받은 항균제 · 화학요법제를 투여한다. 투여 후, 감염증상이 개선되어 있는가 확인한다.
- 다제내성균이 발생했을 때 확대예방도 중요하지만, 그 이전에 다제내성균이 발생하지 않도록 하는 것도 중요하다. 따라서 평소에 쓸데없이 항균제를 사용하지 않은가 의식적으로 사용상황을 확인한다. 왜 이 항균제를 사용하는가, 언제까지 사용해야 하는가, 불필요한 항균제가 사용되고 있는 것은 아닌가를 확인한다.

감염확대를 예방하기 위해서 필요한 감염대책을 강구한다.
- 다제내성균에 의한 감염이 의심스러운 환자, 감염자에게 표준예방책, 접촉감염예방책을 실시한다.
- 환자의 상태, 시설의 상황에 따라서 개인병실에서의 격리를 고려한다.
- 감염확대를 예방하기 위해서 가장 중요한 것은 손가락위생이다. 환자케어의 전후에 반드시 손가락위생에 유의하도록 한다.

환자안전의 유지
- 대부분의 경우에 개인병실 관리를 시행하지만, 개인병실 관리에 관련하여 환자안전의 위험이 존재한다. 개인병실 관리를 하는 환자에게는 개인병실 격리를 하지 않는 환자보다 활력징후의 기록이 빠져 있는 경우가 흔히 나타나고, 또 낙상 등의 사고, 욕창의 발생도 흔히 나타나고 있었다[1].
- 개인병실에 격리할 때에는 환자의 상태를 적절히 확인하도록 한다.

환자 · 가족의 심리 · 사회적 문제에 대한 지지
- 개인병실 격리에 의한 환자의 불안, 스트레스의 경감을 도모한다.
- 질환에 관하여 환자 · 가족에게 알기 쉽게 설명하고, 불안을 해소할 수 있도록 지지한다.
- 환자 · 가족에게 다제내성균감염증과 그 치료에 관하여 알기 쉽게 정중하게 설명한다.
- 필요하면 사전지시서 (advanced directives)에 관하여, 환자 · 가족이 의사와 얘기할 수 있도록 기회를 마련한다. 또 의사결정 시에 지지를 제공한다.

퇴원지도 · 요양지도

- 저항력저하숙주 (면역능이 저하되어 감염에 취약한 숙주)에는 감염에 취약한 상태에 있는 것을 설명하고, 중증 기초질환이 있는 경우는 기초질환이 악화되지 않도록 설명한다.
- 면역기능이 저하되어 있으면 상재균이 병원성을 발휘하여 감염증을 일으키는 것을 환자 · 가족에게 알기 쉽게 설명하고, 손씻기, 생활환경의 정비, 청결유지에 항상 주의하도록 지도한다. 개인위생용구 (타월, 면도기 등)의 공동사용을 삼갈 것, 환자의 기저귀 교환이 필요한 경우의 주의점, 감염징후에 관하여 구체적으로 지도한다.
- 주의해야 할 감염징후 등을 메모하여 전달하고, 이상한 점이 발견되면 바로 진찰받도록 지도한다.
- 약물은 의사의 지시에 따라서 복용할 것을 설명하고, 치료상 필요한 최소한도로 복용하는 점을 이해하도록 설명한다.

인용문헌
1) Stelfox HT, Bates DW, Redelmeier DA : Saftey of patients isolated for infection control. JAMA 290 : 1899-1905, 2003

(塚本容子)

Memo

8 HIV감염증, AIDS
(HIV infection, AIDS)

梶原道子 / 山田由紀·島田 惠

전체 map

병인

● 사람면역부전바이러스 (HIV) 감염에 의한다.

[악화인자] 기타 기회감염증

역학

● HIV감염증의 경과는 수 년~20년에 걸친다.

[예후] AIDS 발생. 후에도 다제병용항HIV요법으로 장기 생존할 수 있게 되었다.

병태생리

● HIV에 감염되어 발생하는 만성진행성면역부전증이다.

● 사람의 세포 내에 침입한 HIV는 숙주세포의 DNA에 흡수되어, 바이러스RNA나 바이러스단백질을 합성하여 새로운 바이러스를 만든다. 그 과정에서 CD4양성 T세포나 대식세포가 파괴되어 면역부전상태가 된다.

● AIDS : HIV감염증의 정의를 충족하고, 23가지 지표질환 (후생노동성) 중 1가지 이상이 확인되는 병태를 의미한다.

병태생리 map p.60

증상

● 병기의 진행 (CDC분류의 제 I ~IV군)에 따라서 증상이 다르다.

● 제 I 군 : 두통, 발열, 관절통, 근육통, 림프절 종창, 인두통

● 제 II 군 : 증상이 불분명하다.

● 제 III 군 : 서경부 이외의 림프절 종창

● 제 IV 군 (AIDS) : 전신증상 (발열, 설사, 체중감소), 신경증상 (인지증, 척수증, 말초신경증)

[합병증]

● 기회감염증, 악성종양, 혈소판감소성자반병 등 23가지 합병증이 있다(후생노동성 지표질환).

증상 map p.62

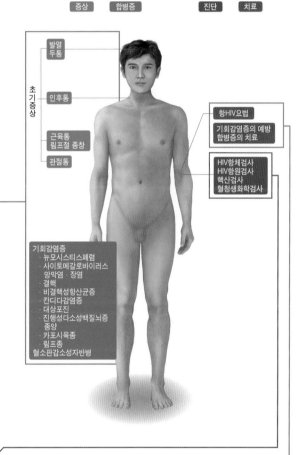

증상   합병증   진단   치료

초기증상
- 발열 두통
- 인후통
- 근육통 림프절 종창
- 관절통

항HIV요법
기회감염증의 예방
합병증의 치료

HIV항체검사
HIV항원검사
핵산검사
혈청생화학검사

기회감염증
· 뉴모시스티스폐렴
· 사이토메갈로바이러스 망막염 · 장염
· 결핵
· 비결핵성항산균증
· 칸디다감염증
· 대상포진
· 진행성다소성백질뇌증
· 종양
· 카포시육종
· 림프종
혈소판감소성자반병

진단

● HIV감염증은 항체검사, 항원 · 핵산검사가 양성이라고 진단할 수 있다.

● HIV항체검사 : 스크리닝법 (PA법, ELISA법)과 확인법 (웨스턴블롯법)이 있다.

● HIV항원검사 · 핵산검사 : 핵산검사에서는 HIV-RNA, 프로바이러스 DNA를 검출한다.

● 일반검사 : 지속적인 백혈구수의 낮은 수치 (림프구 감소), 원인불명의 혈소판감소, 높은 수치의 γ 글로불린이 나타난다.

● 바이러스양 : 감염 이후 피크에 도달한 후 감소되고, 6~9개월경에 안정된다 (바이러스학적 세트포인트(setpoint)).

● CD4 양성 T세포 수 : 항HIV요법 개시를 고려할 때 중요한 지표가 된다.

진단 map p.63

치료

● 환자의 상태에 따라서, ①항HIV제에 의한 HIV증식 억제, ②어느 합병증을 먼저 치료할 것인가를 선택한다.

● 항HIV요법 : 기본은 3제 이상의 항HIV제를 병용한 다제병용항HIV요법 (HAART)으로서, 핵산계역전사효소저해제 (NRTI)에서 2제, 프로테아제저해제 (PI) 또는 비NRTI (NNRTI)에서 1~2제를 사용한다.

● 합병증 치료 : 기회감염증에 대한 예방적 투약이나 치료, 악성종양의 치료 등이 해당된다.

치료 map p.65

병태생리 map

HIV감염증, AIDS는 사람면역부전바이러스 (human immunodeficiency virus ; HIV)에 감염됨으로써 발생하는 만성진행성면역부전증이다.

- HIV감염증의 정의 : HIV항체가 스크리닝검사에 양성으로 나타나며, HIV항체 확인검사결과가 양성이거나 HIV항원검사 또는 핵산진단법 소견이 양성인 경우.
- AIDS (acquired immunodeficiency syndrome, 후천성면역부전증후군)의 정의 : HIV감염증의 정의를 충족시키고, 23종의 지표질환 (표 8-1) 중 한 가지 이상이 확실히 확인되는 경우.

병인·악화인자

- HIV는 레트로바이러스과 렌티바이러스속의 RNA바이러스이다.
- HIV에는 1형 (HIV-1)과 2형 (HIV-2)이 있는데, 세계적으로 유행하는 바이러스는 HIV-1이며, HIV-2는 서아프리카에 국한하여 나타난다.
- HIV는 지경 110nm의 RNA형 외피보유바이러스로, 9,500염기로 이루어지는 2개의 카피인 RNA 게놈 주위에 핵이 있으며, 그 표면을 외피가 덮고 있는 형태이다.
- HIV는 사람의 CD4나 케모카인수용체 (CXCR4나 CCR5)를 통해서 숙주세포에 흡착 · 융합 · 침입한다. 세포 내에 침입한 HIV는 역전사효소의 작용으로 바이러스 RNA에서 바이러스 DNA를 만들고, 숙주세포의 DNA에 흡수된다. 숙주세포를 이용하여 바이러스 RNA나 바이러스 단백질이 합성되면서, 새로운 바이러스가 만들어진다. 이 과정에서 바이러스에 감염된 CD4 양성 T세포나 대식세포가 파괴되어, 면역부전상태에 빠진다.

역학·예후

- 1981년에 미국의 젊은 동성애자들에게 면역부전이 유행하면서, AIDS라고 명명되었다. 1983년에 HIV-1이 그 병원체라는 점이 판명되었다.
- 주요 유행지역은 사하라사막 이남의 아프리카, 인도, 동남아시아이며, 원숭이면역부전바이러스의 사람에게로의 전파가 발단이라고 여겨지고 있다.
- 감염경로는 다음과 같다.
- · 성감염증 : 당초에는 동성애자간 감염이 많았지만, 현재는 이성간 성적접촉에 의한 감염도 증가하고 있다.
- · 약물사용자 : 공동주사기를 이용하여 약물을 투여하면서 감염된다.
- · 혈액제 : 비가열혈액제나 수혈용혈액제에 의한 감염인데 최근에는 아주 드물다.
- · 모자감염 : HIV 양성 모체의 약 1/3에서 모자감염이 일어난다.
- HIV감염증의 경과는 수 년~20년으로 폭넓다. 또 이전에는 AIDS 발생 후의 평균예후가 2~3년이었지만, 다제병용항HIV요법의 도입으로 장기생존하게 되었다.

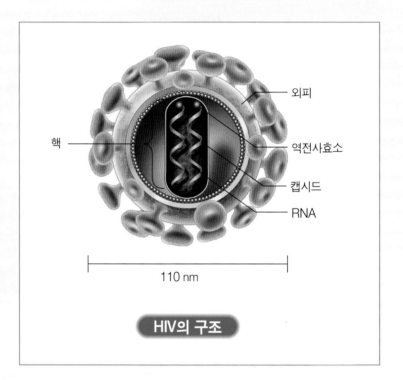

HIV의 구조

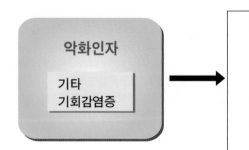

악화인자 / 기타 기회감염증

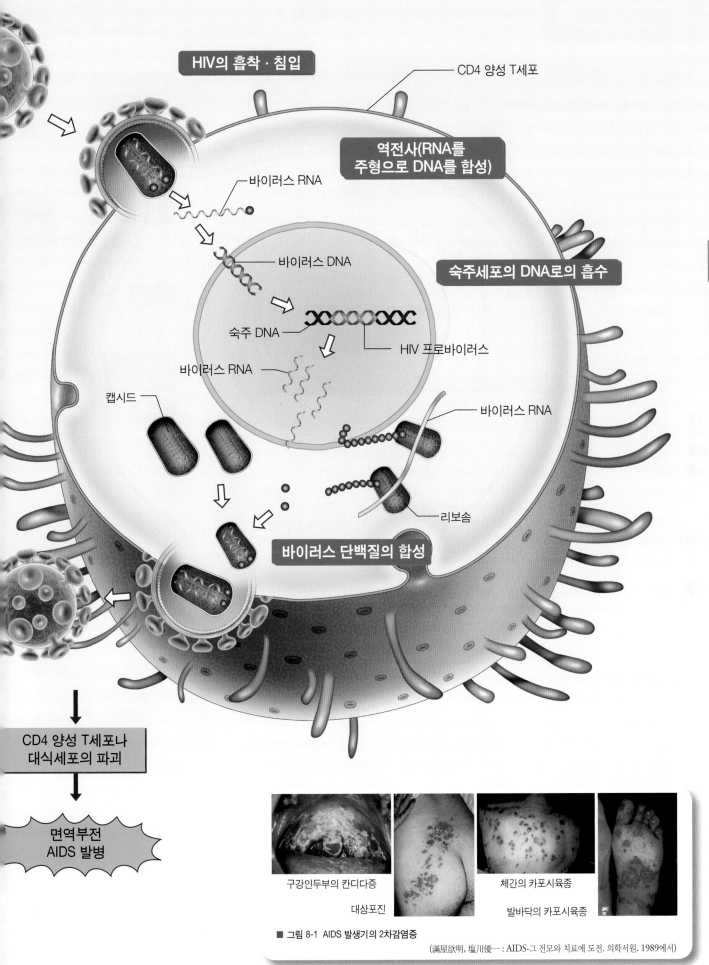

HIV의 흡착 · 침입

CD4 양성 T세포

역전사(RNA를 주형으로 DNA를 합성)

바이러스 RNA

바이러스 DNA

숙주세포의 DNA로의 흡수

숙주 DNA

HIV 프로바이러스

바이러스 RNA

캡시드

바이러스 RNA

리보솜

바이러스 단백질의 합성

CD4 양성 T세포나
대식세포의 파괴

면역부전
AIDS 발병

구강인두부의 칸디다증

대상포진

체간의 카포시육종

발바닥의 카포시육종

■ 그림 8-1 AIDS 발생기의 2차감염증

(満屋欲明, 塩川優一 : AIDS-그 전모와 치료에 도전. 의학서원. 1989에서)

증상 map

감염후 2~3주째에 감기 같은 증상이 나타나지만 곧 치유되고, 그 후에는 병기에 따라 다양한 증상을 나타낸다.

증상	합병증

증상

- CDC분류 (미국 질병관리센터에 의한 분류) 제 I 군 (급성감염) : 감염후 2~3주째에 두통 · 발열 · 관절통 · 근육통 · 림프절 종창 · 인두통이라는, 감기나 인플루엔자 또는 전염성단핵구증 같은 증상이 나타나다가, 2~4주에 걸쳐 치유된다.
- CDC분류 제 II 군 [무증후성감염, 무증상보균자 (AC : asymptomatic carrier)] : 몇년~십 몇년 계속되는 명료한 증상이 확인되지 않는 시기로서, 바이러스의 증식과 CD4 양성 T세포의 감소가 지속적으로 일어나고 있는 상태이다.
- CDC분류 제 III 군 (지속성 전신성 림프절 종창) : 서경부 이외의 2군데 이상에서 3개월 이상 지속되는 1cm이상의 림프절 종창이 확인되는 상태이다.
- CDC분류 제 IV 군 (그 밖의 질환의 합병) : 이른바 AIDS의 상태를 의미한다.
- Subgroup A (전신증상) : 1개월 이상 계속되는 발열, 설사, 10% 이상의 체중감소.
- Subgroup B (신경증상) : 인지증, 척수증, 말초신경증.
- Subgroup C (2차감염증) : 뉴모시스티스폐렴, 크립토스포리듐증, 톡소플라즈마증, 아이소스포라증, 장외분선충증, 칸디다증, 크립토콕쿠스혈증, 히스토플라스마증, 비결핵성항산균증, 사이토메갈로바이러스감염증, 진행성다발성백질뇌증, 단순헤르페스바이러스감염증, 구강모상백반증, 대상포진, 노카르디아증, 반복성살모넬라감염증, 결핵.
- Subgroup D (2차악성종양) : 카포시육종, 비호지킨림프종, 원발성뇌림프종.
- Subgroup E (그 밖의 증상).

합병증

주요 기회감염증이나 HIV감염증에 합병되는 종양에 관하여 간단히 기술하였다.

- 뉴모시스티스폐렴 : 병원체는 Pneumocystis jiroveci라는 진균이다. 이전에는 P.carini가 원인이라고 여겨졌으며, 또 진균이 아니라 원충이라고 파악했었다. 간질성폐렴이 나타나고, 건성기침, 다호흡, 산소포화도 저하도 확인된다. 흉부X선검사에서는 양 폐에 미만성 불투명유리상 음영이 나타난다. 진단은 객담의 균검출 (PCR)로 하지만, 진균감염에 의해 수치가 높아지는 혈중 β-D-글루칸도 참고가 된다.
- 사이토메갈로바이러스망막염 · 장염 : 사이토메갈로바이러스 (CMV)는 헤르페스바이러스의 일종으로, 소아기에 80~90%의 사람이 감염되는데, 면역부전상태에서 재활성화되면서 특수한 감염증을 일으킨다. HIV 감염자에게는 망막염과 장염이 종종 나타난다. 망막염에서는 안저에 출혈을 수반하는 특이한 염증세포침윤소견이 나타난다. 장염에서는 하혈을 수반하는 경우가 많다. 진단은 혈중 CMV-DNA나 CMV항원혈증의 양성여부에 따라서 판정한다.
- 결핵, 비결핵성항산균증 : 결핵은 CD4수〉350//µL에서는 비HIV환자와 거의 똑같은 임상증상을 나타내지만, CD4수〈200/µL에서는 종격 림프절 종창, 속립결핵, 폐외결핵 등의 비전형적인 증상을 나타낸다. 객담도말 · 배양 · PCR에 의한 결핵균의 검출로 진단한다. HIV 환자의 비결핵성항산균증에서는 Mycobacterium avium complex (MAC)인 파종성감염증이 많다. CD4수〈100/µL에서 일어나기 쉽다. 배양이나 PCR에서 MAC를 검출하면 진단을 확정한다.
- 칸디다감염증 : Candida albicans감염증이 주체이다. CD4수〈200/µL에서 특징적으로 나타난다. 구강인두칸디다증에서는 구강점막이나 인두부에서 백태가 확인되고, 식도칸디다증에서는 후흉골부의 균열감이나 연하통이 확인된다.
- 대상포진 : 신경절에 잠복해 있던 수두-대상포진바이러스가 면역능의 저하로 재활성화되어, 특정한 신경지배영역에 수포를 형성한다. CD4수〈200/µL에서 빈도가 증가한다.
- 진행성다소성백질뇌증 : 중추신경계가 JC 바이러스에 감염되어 발생하는 다발성탈수성변화이다. 아급성으로 진행되는 마비나 시각이상 등의 신경증상으로 발생하며, 의식장애나 경련에 이른다. CD4수〈100/µL에서 발생이 많다.
- 카포시육종 : 통상 피부 · 점막 · 내장에 다발성으로 확인되는 혈관성종양이다. 사람헤르페스바이러스 8형 (HHV-8)이 원인이다.
- 림프종
- AIDS 관련 악성림프종 : 비호지킨림프종에서 EB바이러스 (Epstein-Barr바이러스)가 관여하는 것은 약 40%이다. 대부분이 B세포성림프종이다.
- 뇌원발림프종 : EB바이러스가 관여하는 B세포성림프종. CD4수〈50/µL의 진행기 AIDS증례에서 나타난다.
- 혈소판감소성자반병 : HIV 감염자에게는 혈소판감소성자반병이 종종 합병된다. 통상적으로 면역성 혈소판감소성자반병과 마찬가지로 항혈소판항체가 생산되어 혈소판의 파괴가 항진되는 경우와, 감염증 · 악성종양 · 약제가 원인인 2차성이 있다.

초기증상

발열
두통

인후통

근육통
림프절 종창

관절통

기회감염증
· 뉴모시스티스폐렴
· 사이토메갈로바이러스
  망막염 · 장염
· 결핵
· 비결핵성항산균증
· 칸디다감염증
· 대상포진
· 진행성다소성백질뇌증
  종양
· 카포시육종
· 림프종
혈소판감소성자반병

HIV항체검사, HIV항원검사, 핵산검사를 통해 HIV감염증을 진단한다. 또 혈중 바이러스양, CD4 양성 T세포수로 병태나 진행상황을 파악한다.

진단   치료

항HIV요법

기회감염증의 예방
합병증의 치료

HIV항체검사
HIV항원검사
핵산검사
혈청생화학검사

진단·검사치

- AIDS 진단을 위한 지표질환은 표 8-1을 참조.
- HIV감염증 진단에 참고가 되는 소견에는 다음과 같은 것이 있다.
· 생활력 : 동성애자, 불특정다수의 상대와 성적접촉, 약물사용.
· 병력 : 기도감염이나 피부감염의 반복, 원인불명의 체중감소.
· 이학적 소견 : 지표질환의 존재를 시사하는 소견; 구강 내의 백태, 결핵, 수막뇌염, 대상포진, 림프절종창 등.
- HIV 자체가 일으키는 임상증상은 초감염 시의 발열이나 인두통 등의 인플루엔자양 증상과 AIDS발생 직전의 원인불명의 발열 · 설사 · 체중감소, 및 AIDS뇌증이다.
- AIDS 상태가 되면 다양한 기회감염증이 나타난다. 이 감염증의 진단에는 병원체의 항원이나 유전자의 검사가 필수적이다.
- HIV감염증의 진단은 항체검사 및 항원 · 핵산검사로 이루어진다.
· HIV항체검사 : 스크리닝법 (PA법 (젤라틴입자응집법), ELISA법)과 확인법 (웨스턴블롯 (WB)검사)이 있다. 감염 후 몇 주에 걸쳐 항체가 양성화되므로, 감염기회부터 2개월 이상 경과한 후 검사한다.
· HIV항원검사 · 핵산검사 : 양성으로 나타나면 진단에 의미있는 지표로 볼 수 있다. 핵산검사에는 혈청 중 HIV-RNA양 검사와 림프구에 감염되어 있는지 여부를 증명하는 프로바이러스의 DNA검사가 있다. HIV-RNA검사는 감염의 유무보다도 경과 중의 병태파악을 목적으로 행해진다.
· 참고가 되는 일반적 검사소견 : 지속적인 백혈구수의 낮은 수치 (림프구 감소), 원인불명의 혈소판감소, γ글로불린의 높은 수치 등.

■ 표 8-1 AIDS 진단에 적용되는 지표질환

A. 진균증
　1. 칸디다증 (식도, 기관, 기관지, 폐)
　2. 크립토콕쿠스혈증 (폐 이외)
　3. 콕시디오이데스증 (①전신으로 파종된 것, ②폐, 경부, 폐문림프절 이외의 부위에 발생한 것)
　4. 히스토플라스마증 (①전신으로 파종된 것, ②폐, 경부, 폐문림프절 이외의 부위에 발생한 것)
　5. 뉴모시스티스폐렴
B. 원충증
　6. 톡소플라스마뇌증 (생후 1개월 이후)
　7. 크립토스포리듐증 (1개월 이상 계속되는 설사를 수반하는 것)
　8. 아이소스포라증 (1개월 이상 계속되는 설사를 수반하는 것)
C. 세균감염증
　9. 화농성세균감염증 (13세 미만을 대상으로 헤모필스, 연쇄구균 등의 화농성세균으로 인하여 다음 중의 증상이 2년 이내에 2가지이상 다발 또는 반복하여 일어나는 경우. ①패혈증, ②폐렴, ③수막염, ④골관절염, ⑤중이 · 피부점막 이외의 부위나 심재장기의 농양)
　10. 살모넬라균혈증 (재발을 반복하는 것으로, 티푸스균에 의한 것은 제외한다)
　11. 활동성폐렴 (폐결핵 또는 폐외결핵)
　12. 비결핵성항산균증 (①전신으로 파종된 것, ②폐, 피부, 경부, 폐문림프절 이외의 부위에 일어난 것)
D. 바이러스감염증
　13. 사이토메갈로바이러스감염증 (생후 1개월 이후에 간, 비장, 림프절 이외에 나타나는 것)
　14. 단순헤르페스바이러스감염증 (①1개월 이상 지속되는 점막, 피부의 궤양을 나타내는 것, ②생후 1개월 이후에 기관지염, 폐렴, 식도염을 합병하는 것)
　15. 진행성다소성백질뇌증
E. 종양
　16. 카포시육종
　17. 원발성뇌림프종
　18. 비호지킨림프종 (LSG분류에 의해서, ①대세포형 · 면역아구형, ②버킷형)
　19. 침윤성자궁경암
F. 기타
　20. 반복성폐렴
　21. 림프성간질성폐렴/폐림프과형성 (13세 미만)
　22. HIV뇌증 (인지증 또는 아급성뇌염)
　23. HIV소모성증후군 (전신쇠약 또는 슬림병(slim disease))

(후생노동성 에이즈동향위원회, 2007년)

- 검사치
- HIV감염증에서는 혈중 바이러스양 (RNA양)과 CD4 양성 T림프구수가 병태의 정도나 경과를 파악하는 지표가 된다. 감염부터 AIDS까지 경과 중의 CD4 양성 T세포수와 바이러스양의 추이를 그림 8-2에 나타냈다.
- CD4 양성 T세포수 : CD4 양성 T세포수는 숙주의 면역력 잔존상태를 나타낸다. 건강한 성인의 CD4 양성 T세포는 500~1,000/μL이지만, HIV감염으로 200/μL 미만이 되면 면역부전상태가 되어 여러 가지 기회감염증이 합병된다. CD4 양성 T세포수는 항HIV요법 개시를 고려할 때 가장 중요하게 여겨지는 지표이다.
- 바이러스양 : 바이러스양은 HIV감염증의 진행을 예측하게 해주는 지표이다. 초감염 직후에는 HIV가 급속히 증식되지만, 1개월후 정도의 피크대를 지나면 바이러스양이 감소되기 시작하여, 6~9개월경에 혈청 바이러스양이 안정된다. 이 시기를 바이러스학적 세트포인트(setpoint)라고 하며, 이 때 바이러스양이 많은 사람은 질환의 진행이 빠르다.

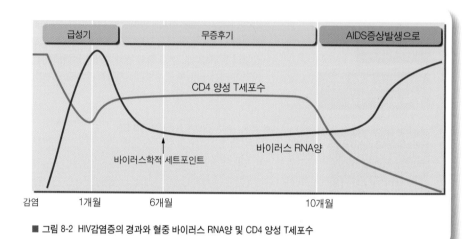

■ 그림 8-2 HIV감염증의 경과와 혈중 바이러스 RNA양 및 CD4 양성 T세포수

HIV감염증/AIDS의 병기 · 병태 · 중증도별로 본 치료흐름도

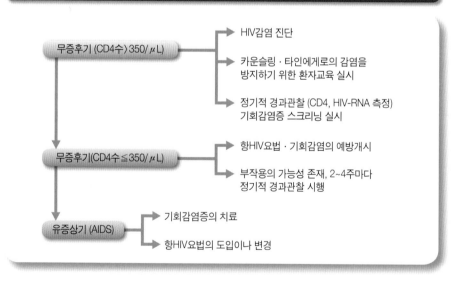

HIV감염증 치료에서는 ①항HIV제에 의한 HIV증식억제, ②기회감염증 그 밖의 합병증치료가 중심이다.

치료방침

- 항HIV요법과 합병증치료 중 어느 쪽을 먼저 하는가는 환자의 상태에 따라서 결정한다. 합병증 치료부터 개시했을 때에는 약제의 부작용이나 항HIV제와의 상호작용 등을 고려한 후에 항HIV요법의 도입시기를 결정한다.

- 면역재구축증후군 : 항HIV요법을 개시한 후 몇 주~몇 개월이 지나면 기회감염증의 재발·악화나 새로운 출현이 나타나기도 한다. 이것을 면역재구축증후군이라고 하며, 혈중 HIV양의 감소와 CD4 양성 T세포의 증가로 면역기능이 회복되었기 때문에 발생한다. 대부분의 경우, 항HIV요법을 계속함으로써 증상이 개선된다.

■ 표 8-2 HIV감염증/AIDS의 주요 치료제

분류	일반명	주요 상품명	약효발현의 메커니즘	주요 부작용
핵산계 역전사효소 저해제 (NRTI)	지도부딘 (아지드티미딘)	Retrovir	숙주세포 내에서 인산화되어 HIV의 역전사효소에 의해서 바이러스의 핵산에 흡수되는데, 정상 핵산이 아니므로 이후의 바이러스핵산의 복제가 정지된다. 기본적인 항HIV제이다	드물게 유산산증, 지방간을 일으킨다.
	지다노신	바이덱스		
	사닐부딘	제리트		
	라미부딘	Epivir		
	아바카비르유산염	Ziagen		
	테노포비어디소프록실푸마레이트	Viread		
	엠트리시타빈	Emtriva		
	지도부딘·라미부딘	Combivir		
	라미부딘·아바카빌유산염	Epzicom		
	엠트리시타빈·테노포비어디소프록실푸마레이트	트루바다		
비핵산계 역전사효소 저해제 (NNRTI)	에파비렌트	Stocrin	역전사효소에 결합함으로써 그 기능을 저해한다	발진
	네비라핀	Viramune		
	델라비르딘메실산염	Rescriptor		
	에트라빈	Intelence		
프로테아제 저해제 (PI)	사키나비르메실산염	Invirase	HIV전구체단백질은 HIV의 단백분해효소 (프로테아제)에 의해서 절단되어 바이러스의 구조단백질을 형성한다 프로테아제저해제는 HIV 특이적인 프로테아제를 불활성화하여, HIV바이러스의 형성을 저해한다. 연명효과를 포함하여 유효성 데이터가 가장 많이 수집된 약제이다	고혈압, 당뇨병의 악화. 지방분포이상이나 지질대사이상 등의 부작용이 비교적 많다.
	인디나비르유산염에탄올첨가물	크릭시반		
	리트나빌	Norvir		
	네르피나빌메실산염	Viracept		
	아타자나비르유산염	Reyataz		
	로피나비어·리토나비어	칼레트라		
	포삼프레나비어칼슘수화물	Lexiva		
	다루나비르	Prezista		
인테그라제 저해제 (NATI)	랄테그라비어	이센트레스	HIV 자신이 갖는 인테그라제의 촉매활성을 저해하고, 숙주 DNA에의 흡수를 저지한다	설사
진입저해제	마라비록	Celsentri	HIV가 세포에 진입할 때에 이용하는 수용체 (C-C 케모카인수용체 5)의 기능을 저해한다	피로, 발진, 부동성현기증, 불면증, 변비

항HIV요법

- 항HIV요법의 개시시기 : AIDS의 증상이 있는 경우와 무증상기라도 CD4수≤350/μL인 경우에는 치료를 시작한다. CD4수가 351~500/μL에서는 치료시작이 권장되지만 신중히 경과를 관찰해도 된다. CD4수>500μL에서는 경과관찰만으로도 충분하다.

- 다제병용항HIV요법 (8) : 항HIV요법은 3제 이상의 항HIV제를 병용한 다제병용화학요법 (HAART)이 기본이 된다. 핵산계 역전사효소저해제 (NRTI)에서 2제, 비핵산계 역전사효소저해제 (NNRTI)·프로테아제저해제 (PI)·인테그라제저해제 (INSTI)에서 1~2제를 병용한다(표 8-2). 본서에서는 항HIV치료 가이드라인 (HIV감염증 및 그 합병증의 과제를 극복하는 연구반, 2010년 3월)에 따른 병용요법 예시를 들었다. 미치료환자의 첫 회 치료인 경우에 바람직한 약제로는 NRTI에서 엠트리시타빈/테노포비어합제 또는 라미부딘·아바카빌합제, NNRTI·PI·INSTI에서 에파비렌트, 아타자나비르+소량 리토나비어, 다루나비르+소량 리토나비어, 랄테그라비어 중에서 선택한다.

- 항HIV요법 실시상의 주의점 : 항HIV제는 투약 시에만 정균적으로 작용하므로, 단속적 치료는 효과가 없을 뿐 아니라, 바이러스의 내성유도로 연결된다. 이 때문에 복용 준수 (adherence)의 유지가 매우 중요하다. 치료시작 시에는 환자에게 항HIV요법에 관하여 충분히 설명하고, 치료를 계속하는 중에도 복용지도를 해야한다. 이전에는 항HIV제가 복용횟수가 많고 복용정수도 많아서 복용을 준수하기가 어려웠지만, 현재는 합제이거나 1일 1~2회 투여하는 약제가 많이 개발되어 있다. 항HIV제는 고가인 것이 많으므로, 의료비 조성제도에 관한 정보를 전달하는 것도 중요하다.

Px 처방례 첫 회 치료로서 1) 2) 중 하나 또는 3) 4) 5) 6) 중에서 병용한다.

1) 투루바다정 (엠트리시타빈 200mg/테노포비어 300mg) 1정 分1 ←NRTI
2) Epzicom정 (아바카빌 600mg/라미부딘 300mg) 1정 分1 ←NRTI
3) Stocrin정 (600mg) 1정 分1 ←NNRTI
4) Reyataz캡셀 (200mg) 2캡셀 分1 ←PI
   Norvir캡셀 (100mg) 1캡셀 分1 ←PI

5) Prezista나이프정 (400mg) 2정 分1 ←P
   Norvir캅셀(100mg) 1캅셀 分1 ←PI
6) 이센트레스정(400mg) 2정 分2 ←INSTI

합병증의 치료

- 뉴모시스티스폐렴 : ST합제 또는 벤타미딘을 투여한다. CD4수⟨200/μL에서는 ST합제의 예방적 투여를 시작한다.
- 사이토메갈로바이러스망막염·장염 : 간시클로비르 또는 포스카르네트를 투여한다. CD4수⟨100/μL에서는 정기적인 안과진료가 필요하다.
- 결핵, 비결핵성항산균증 : 결핵에는 이소니아지드＋리팜피신＋에탐부톨의 3제병용으로 치료를 시작하는데, 항HIV제와 항결핵제의 상호작용에 주의해야 한다. 비결핵성항산균증에는 클래리트로마이신＋에탐부톨＋리팜피신의 3제를 병용 투여한다.
- 칸디다감염증 : 항진균제를 투여한다.
- 대상포진 : 아시클로빌 또는 바시클로버를 투여한다.
- 진행성다소성백질뇌증 : JC 바이러스에 대한 특이적인 치료법은 없고, 항HIV제에 의한 면역증회복을 도모한다.
- 카포시육종 : 소수의 병변이면 경과관찰로 충분하지만, 광범위한 병변이나 내장병변에는 화학요법을 시행한다.

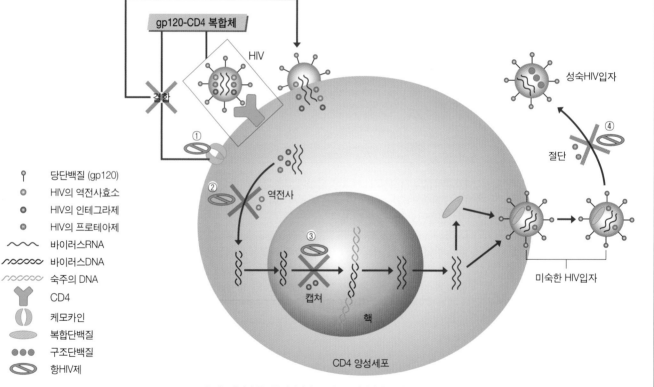

① 케모카인의 구조를 변화시킴으로써, HIV입자와 CD4의 복합체 (gp120-CD4복합체)가 케모카인과 결합·막융합하는 것을 저지한다. ⇒진입저지제
② HIV 자신의 역전사효소에 의한 바이러스DNA에 대한 역전사를 저지한다. ⇒역전사효소저해제
③ 핵내로 이동한 바이러스DNA가 HIV 자신의 인테그라제 (효소)에 의해서 숙주DNA에 흡수되는 것을 저지한다.
   ⇒인테그라제저해제
④ 전사·번역으로 만들어진 복합단백질이 HIV 자신의 프로테아제 (단백질 분해효소)에 의해서 절단되고, 이는 HIV의 구조단백질이 완성되는 것을 저지한다. ⇒프로테아제저해제

■ 그림 8-3 항HIV제의 작용메커니즘

(梶原道子)

환자케어

질환에 대해 올바르게 이해하고, 병기에 따른 셀프케어와 복용준수, 정기진찰의 필요성 등을 확실히 인지할 수 있도록 지도한다.

병기·병태·중증도에 따른 케어

【HIV항체 양성 판명시】 HIV/AIDS 환자로서의 긴 요양생활이 시작되는 시기이며, 환자가 적극적으로 치료나 생활에 임하도록 지지한다. 무증상으로 HIV양성이 판명된 환자는 통원치료로, AIDS를 계기로 HIV양성이 판명된 환자는 유증상으로 입원하게 되는 경우가 많다. 어떤 경우에도, 의사 초기치료계획의 입안과 간호사의 환자교육으로 확실히 연결되도록, 카운슬링마인드 (적극적으로 경청하는 자세)를 기본으로 정보를 제공하고 상담하면서, 환자의 인지, 행동, 정의영역을 격려하며 지지한다.

【치료시작 전】

① 미치료기 : 면역수준이 유지되고 있으며 (CD4수≥350/μL), 무증상 또는 경증으로 치료를 요하지 않는 시기이며, 환자는 정기진찰로 치료시작이 필요한 시기를 확인해 간다. 또 복용스케줄에 맞추어 생활의 리듬을 조절한다. 진찰 시에 정기진찰의 의의나 건강관리를 위한 대처행동에 관하여 정보를 제공하고, 정기진찰을 지지적으로 평가 (칭찬·격려한다 등)하며, 행동화에 관하여 상담한다. 이와 같은 관계를 통해서 내복시작에 적절한 접근이나 여러 준비, 환자-의료자의 신뢰관계를 조성하여, 진찰 중단의 위험성을 줄인다.

② 치료시작 전기 : 면역기능이 저하 (200 < CD4수 < 350/μL)되거나 유증상이 되어 치료개시에 근접해진 시기이다. 「계속적인 내복이 가능한가」 라는 시점에서 인지·행동·정의영역을 사정하면서, 복용 오리엔테이션이나 내복 시뮬레이션을 시행한다. 또 경제적·인적 지지상황을 확인하고, 필요한 지지를 얻을 수 있도록 환자를 지지한다.

③ 치료시작기 : 의료자와 환자가 합의한 상태에서 항HIV제가 처방되어 HAART가 시작되는 시기이다. 최종적인 복용지도 (내복방법, 부작용과 대처법, 관리상의 주의, 연락·상담방법 등의 확인)를 하고, 안전하게 시작할 수 있도록 지지한다. 일반적으로 외래에서 개시하지만, adherence (자기 자신의 의지에 따라서 치료를 실행하는 것을 목표로 하는 자세)에 불안이 있거나, 또는 면역재구축증후군 (IRIS)이 염려되는 경우에는 입원하여 HAART를 개시하는 경우가 있다. 치료시작 시에 특정한 문제가 있는 경우에는 그 시점에서 치료하는 게 적절한지에 대하여 검토한다. 면역재구축증후군이란 항HIV요법을 개시하여 면역회복과정에서 체내에 잠복해 있던 병원체에 대한 응답반응이 급격히 회복되면서, 치유된 기회감염증이 악화되거나 새로운 기회감염증이 출현하는 것을 말한다.

【치료시작 후】

① 단기 (6개월 미만) : 안전하게 내복을 하고 있는지 확인하고, 초기 부작용이나 치료효과를 판정하는 시기이다. 안전하고 확실한 복용을 계속할 수 있도록 지지한다.

② 장기 (6개월 이상) : 내복상황의 확인과 더불어 장기내복으로 인한 부작용을 관찰하여 스트레스 (내복피로) 관리에 대한 케어를 항상 유의하는 시기이다.

【AIDS 발생기】 AIDS가 발생하여 입원치료를 요하는 시기이다. 면역부전이 진행되고 있어서 치료가 어려운 경우도 있다. AIDS 치료 후에 HAART를 개시하는 경우와, AIDS 치료로서 HAART를 시작하는 경우가 있으며, 시작준비와 그 후의 경과관찰을 신중히 한다.

【종말기】 면역부전의 진행에 의한 AIDS (합병질환)가 원인인 경우와 병존질환 (C형간염이나 악성종양 등)이 원인인 경우가 있다. 어느 경우나 완화케어과 등 각종 전문과 및 지역 측의 지원 (방문간호나 왕진 등)과 협력하여 포괄적인 케어를 한다.

케어의 포인트

커뮤니케이션의 주의점
● 우선 환자의 이야기를 듣고 이해에 힘쓰며, 의료자 간에 통일된 정보의 공유를 도모한다.
● HIV감염증을 이유로 환자를 특별하게 여기지 말고, sexuality나 가치관을 이해하면서, 너무 지나치게 배려하지 않도록 유의한다.

프라이버시에 대한 배려
● 환자의 양해 없이 감염사실을 타인에게 전달하지 않는다.
● 병명이나 검사데이터, 약제명 등을 설명하는 경우, 프라이버시를 확보할 수 있는 환경을 조성한다.
● 지역사회에서의 스태프가 서포트하는 경우, 그 스태프에게도 프라이버시를 철저히 유지하도록 지도한다.

셀프케어지지
● 고지 후 조기에 환자를 교육하여, 바른 지식을 제공함으로써 불안을 해소한다.
  · 내용 : HIV감염증의 개요, 치료법
          일상생활의 주의점 (식사 · 청결 등)
          2차감염예방 (성교 · 체액의 취급 등)
          정기진찰의 필요성
          복용지원
● 직장이나 학교를 계속 다니면서 사회적 입장을 가능한 유지하도록 격려한다.
● 질환에 관하여 얘기할 수 있는 사람이 있다면 지속적인 치료에 효과적이므로, 인적 서포트를 얻을 수 있도록 지지한다.
● 항HIV요법은 금전적 부담이 크므로, 앞으로의 치료비에 대해 불안해 하는 경우가 많다. 신체장애자 수첩의 취득이나 자립지원의료의 수속 등, 경제적인 지지를 얻을 수 있도록 지지한다.

감염방지
● HIV감염증의 기본적인 감염방지대책은 표준예방책의 실시이다. HIV항체 양성을 이유로 과도한 감염방어 자세를 취하지 않는다.
● 표준예방책을 실시할 수 있는 환경을 조성한다(장갑이나 비닐앞치마, 가운 등의 물품).
● 타인에게로의 HIV감염을 예방하기 위하여 개인병실을 사용할 필요는 없다.
● 주사바늘로 인한 사고를 방지하기 위해서 처치에 집중한다. 만일 사고가 일어나거나, 점막 · 손상된 피부에 노출사고가 일어난 경우, 예방내복이 필요한가를 의료종사자용 차트에 따라서 책임자와 상담하고, 30분 이내에 조기 대응한다.

퇴원지도 · 요양지도

퇴원지도
● 호흡기증상의 완화 및 회복에 적합한 라이프스타일의 조정 (업무내용이나 역할, 스포츠 등)이 필요하다는 점을 지도한다.
● 규칙적인 생활을 하고, 건강관리를 할 것을 지도한다.
● 항HIV제의 투여가 시작될 예정이며, 평생 복용치료가 필요하므로 정기진찰의 필요성을 지도한다.
● HIV감염증을 지속적으로 치료할 수 있는 의사를 확인하고, 외래진찰로 연결한다.
● 일상생활의 주의점, 2차감염 예방에 관하여 환자나 지지자 · 파트너에게 지도한다.
요양지도
● 정기진찰을 할 수 있는 방법에 관하여 환자와 함께 상담한다.
● 몸상태의 변화에 관심을 가지고 관찰 및 예방하는 방법을 환자와 함께 서로 얘기한다.
● 몸상태나 진찰에 관한 상담을 의료자에게 언제, 어떻게 하면 되는가를 구체적으로 지도한다.
● 정기진찰이나 상담 등의 셀프케어를 잘 해낸 경우는 긍정적으로 평가하고, 잘 하지 못한 경우는 그 이유를 환자와 함께 서로 얘기하고, 그를 극복할 가능한 방법을 검토한다.
● 부작용이 출현했을 때나 몸상태가 나쁠 때에 의료자에게 연락 · 상담해야 하며 진찰이 필요하다는 점을 지도한다.

(山田由紀·島田 惠)

전염성단핵구증 (선열; granular fever)

梶原道子 / 塚本容子

전체 map

병인

● EB바이러스 (Epstein-Barr 바이러스)의 초감염에 의한다.
[악화인자] 면역부전상태, 합병증

역학

● 일본에서는 초감염 연령이 낮고, 불현성감염으로 끝나는 경우가 많다.
● 잠복기는 4~6주이다.
[예후] 면역부전이나 합병증이 없으면 양호하다.

병태생리

● EB바이러스의 초감염으로 발생하는 급성감염증이다.
● EB바이러스가 인두상피세포에 감염되면, 그 곳에서 증식한 EB바이러스가 B세포에 감염된다. 그 결과, T세포가 과잉 반응하여 다양한 면역반응이 일어나게 된다.
● 타액 (키스)을 통해서 감염, 또는 비말감염되는 점에서 키스병 (kissing disease)이라고도 한다.

병태생리
map
p.70

증상　합병증　　　진단　치료

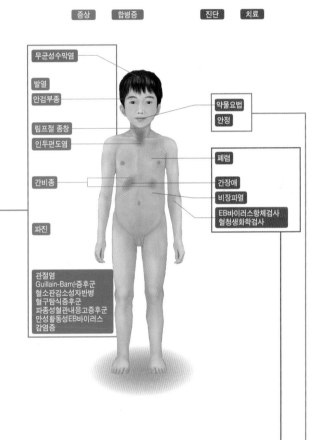

무균성수막염
발열
안검부종
림프절 종창
인두편도염
간비종
파진

관절염
Guillain-Barré증후군
혈소판감소성자반병
혈구탐식증후군
파종성혈관내응고증후군
만성활동성EB바이러스
감염증

약물요법
안정

폐렴
간장애
비장파열
EB바이러스항체검사
혈청생화학검사

증상

● 3대 주증상은 발열, 림프절 종창, 인두편도염이다.
● 간비종
● 피진 (체간을 중심으로 한 홍반, 소구진)
● 안검부종
[합병증]
● 무균성수막염, 비장파열, 폐렴, Guillain-Barré증후군, 관절염, 혈소판감소성자반병
● 혈구탐식증후군
● 만성활동성EB바이러스감염증

증상
map
p.72

진단

● 3대 주증상이 확인되며, 백혈구증가, 이형림프구의 출현, 간기능장애를 확인하는 경우는 본증을 의심한다.
● 확정 진단 : EB바이러스 항체가 (VCA-IgM, VCA-IgG, EBNA-IgG)를 측정한다.
● 감별진단 : 항체가로 감별한다.
● 백혈구 증가 : 10,000~20,000/μL 수준으로 증가한다.
● 이형림프구 : 중~대형으로 호염기성 세포질이 있으며, 표면형질은 $CD8^{+}HLA\text{-}DR^{+}$이다.
● 간기능장애 : 약 90%의 증례에서 확인되며, AST · ALT상승, 경도~중등도의 간장애에 더불어 간염바이러스가 음성으로 나타난다.

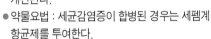

진단
map
p.73

치료

● 특이한 치료법은 없고, 자기한정성 질환이므로, 안정과 대증요법을 중심으로 치료하면 4~5주 내에 개선된다.
● 약물요법 : 세균감염증이 합병된 경우는 세펨계 항균제를 투여한다.

치료
map
p.74

병태생리 map

전염성단핵구증은 EB바이러스 (Epstein-Barr 바이러스)의 초감염으로 인해서 발생하는 급성감염증이다.

- EB바이러스가 인두상피세포에 감염되어, 그 곳에서 증식한 EB바이러스가 B세포에 감염되면서 T세포가 과잉 반응함으로써 다양한 면역반응이 일어나게 된다.

병인·악화인자

- EB바이러스는 사람헤르페스바이러스과 γ 헤르페스바이러스아과에 속한다.
- 이 바이러스는 사람 B세포에 지속적으로 잠재 감염되었다가 때에 따라서 재활성화되며, 이로 인해 인두상피세포에서 바이러스의 증식이나 배출이 일어난다.
- EB바이러스 수용체는 B세포상의 CD21이다.

역학·예후

- 일본에서는 종래 초감염 연령이 낮고, 불현성 감염으로 끝나는 경우가 많았다.
- 사춘기부터 청년기의 초감염에서는 전염성단핵구증의 전형적인 경과를 밟게 된다.
- EB바이러스는 타액 (키스)을 통해서 감염, 또는 비말감염된다. 이 때문에 전염성단핵구증을 키스병 (kissing disease)이라고 하기도 한다.
- 잠복기는 4~6주이다.
- 면역부전상태인 환자에게서 감염이나 합병증을 일으킨 경우를 제외하면 예후가 좋다.

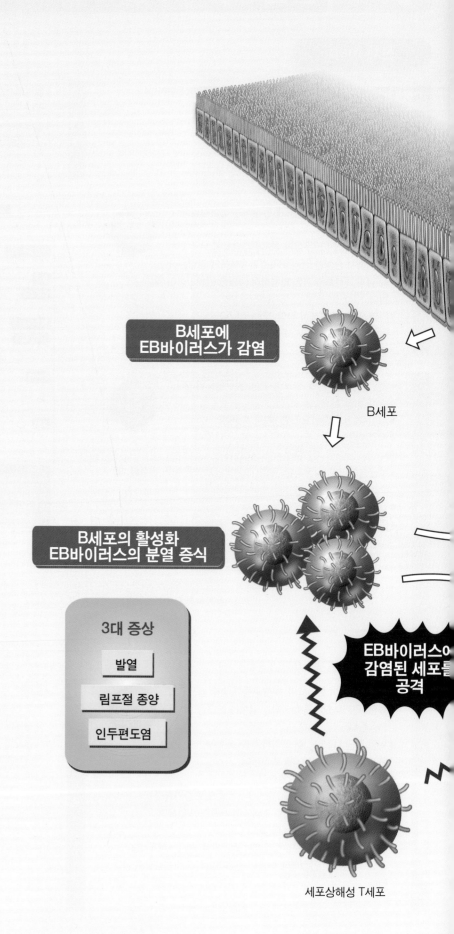

B세포에 EB바이러스가 감염

B세포

B세포의 활성화 EB바이러스의 분열 증식

EB바이러스에 감염된 세포를 공격

3대 증상

발열

림프절 종양

인두편도염

세포상해성 T세포

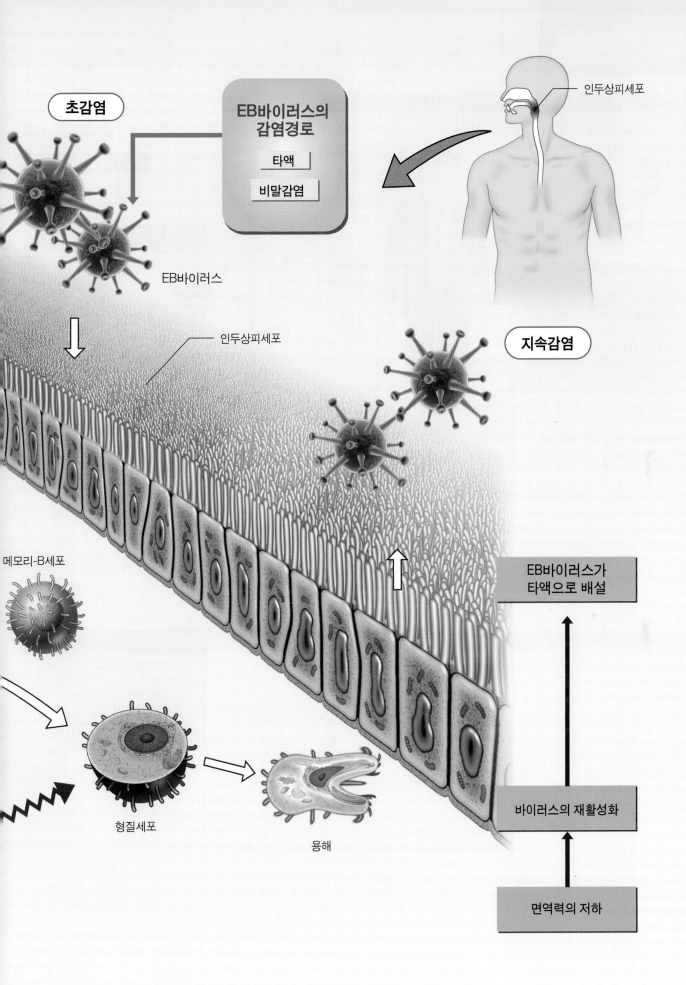

증상 map   3대 주증상은 발열, 림프절 종창, 인두편도염이다.

증상

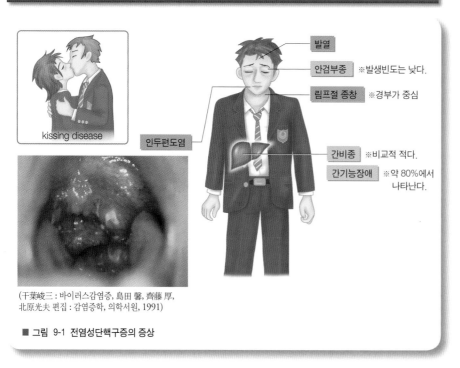

kissing disease

발열

안검부종 ※발생빈도는 낮다.

림프절 종창 ※경부가 중심

인두편도염

간비종 ※비교적 적다.

간기능장애 ※약 80%에서 나타난다.

(千葉峻三 : 바이러스감염증, 島田 馨, 齊藤 厚, 北原光夫 편집 : 감염증학, 의학서원, 1991)

■ 그림 9-1 전염성단핵구증의 증상

● 발열 : 38℃ 이상의 발열이 1~2주간 계속된다.
● 림프절 종창 : 경부를 중심으로 림프절이 종창된다. 액와나 서경의 림프절에도 종종 종창이 나타난다.
● 인두편도염 : 편도염은 삼출성이며, 백태를 수반한다. 이 때문에 화농성편도염이라고 진단하는 경우도 많다.
● 그 밖에 간비종, 피진, 안검부종도 나타난다. 피진은 체간을 중심으로 한 홍반이나 소구진으로서, 암피실린 (ABPC)을 투여하면 피진이 출현하기 쉽다. 안검부종은 빈도는 낮지만 진단적 가치가 높은 소견이다.

합병증

● 무균성수막염, 비장파열, 폐렴, Guillain-Barré증후군, 관절염, 혈소판감소성자반병 등, 여러 가지 합병증이 보고되어 있다.
● 혈구탐식증후군 (virus associated hemophagocytic syndrome ; VAHS) : EB바이러스감염에 수반하여 T세포나 대식세포의 이상 활성화가 일어나며, 고사이토카인혈증 하에 대식세포가 골수나 망내계에서 혈구를 탐식한다. 범혈구감소, 간장애, 파종성혈관내응고증후군 등을 나타낸다.
● 만성활동성EB바이러스감염증 : 간비종, 림프절 종창, 발열 등의 전염성단핵구증의 증상이 장기간 지속되는 질환이다. 혈청 VCA-IgG의 높은 수치, EBNA-IgG의 낮은 수치가 확인된다. T세포나 NK세포에 EB바이러스가 감염되어 종양성으로 증식한 것이다.

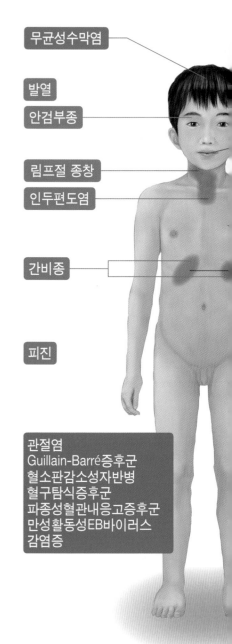

증상   합병증

무균성수막염

발열

안검부종

림프절 종창

인두편도염

간비종

피진

관절염
Guillain-Barré증후군
혈소판감소성자반병
혈구탐식증후군
파종성혈관내응고증후군
만성활동성EB바이러스
감염증

진단 map

3대 주증상을 포함한 임상소견과 EB바이러스 항체가의 확인을 토대로 진단한다.

진단 · **치료**

진단·검사치

- 발열 · 림프절 종창 · 인두편도염을 확인하고, 백혈구증가 · 이형림프구의 출현 · 간기능장애를 확인하는 경우에 본증을 의심한다.
- 진단확정은 EB바이러스 항체가를 확인함으로써 이루어진다.
- 감별진단 : 동일한 헤르페스바이러스인 사람사이토메갈로바이러스나 HHV-6의 감염으로 인하여 전염성단핵구증과 유사한 증상이 확인되는 수가 있어서, 항체가로 감별한다. 또 HIV의 급성감염증도 전염성단핵구증과 유사한 증상을 나타내므로, 감별이 필요하다.
- 검사치
- 백혈구 증가 : 백혈구수가 10,000~20,000/μL로 증가한다. 현저한 빈혈이나 혈소판감소는 나타나지 않는다.
- 이형림프구의 출현 : 이형림프구는 도말표본상에서는 중~대형이고 호염기성 세포질이 있다. 또 CD8+HLA-DR+의 표면형질이 있다.
- 간기능장애 : 약 80%의 증례에서 확인된다. AST 및 ALT가 수백 U/L정도까지 증가한다. 경~중등도의 간장애가 확인되고, 간염바이러스는 음성으로 나타난다.
- EB바이러스 항체가 : 급성기 VCA-IgM의 높은 수치는 진단적 가치가 높다. VCA-IgG는 당초 음성으로, 경과 중에 상승한다. EBNA는 전염성단핵구증의 유증상기에는 음성으로 나타나고, 회복 후에는 상승하게 된다(그림 9-2).

약물요법
안정

폐렴

간장애
비장파열
EB바이러스항체검사
혈청생화학검사

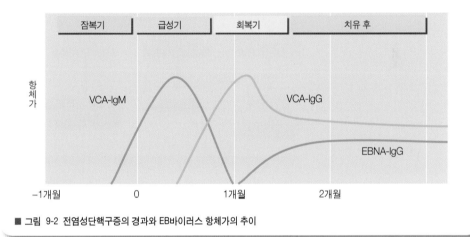

■ 그림 9-2 전염성단핵구증의 경과와 EB바이러스 항체가의 추이

VCA : viral capsid antigen의 약어. 바이러스캡시드항원, EB바이러스의 항원의 하나.

9 전염성단핵구증 (선열)

치료 map

EB바이러스에 대한 특이한 치료법은 없고, 안정과 대증요법으로 개선한다.

치료방침

● EB바이러스에 특이한 치료법이 없는 점, 기본적으로 자기한정성 치료 (치료를 하지 않아도 장기적으로 증상이 안정되거나, 안정된 성질이 있는 질환)라는 점에서, 안정과 대증요법이 중심이 된다. 4~5주 경과하면 개선된다.

■ 표 9-1 전염성단핵구증의 주요 치료제

분류	일반명	주요 상품명	약효발현의 메커니즘	주요 부작용
제1세대 세펨계	세파렉신	L-keflex, keflex, Sencephalin, Larixin	세균의 세포벽의 합성을 저해	쇼크, 아나필락시스양 증상
	세파트리진프로필렌글리콜	Cefrachol		

약물요법

● 용혈성연쇄구균 등의 세균감염증을 합병하는 경우가 있으며, 이 경우에는 항균제를 투여한다. 단, 암피실린 (ABPC)을 전염성단핵구증 환자에게 투여하면 발진이 일어나므로, 세펨계 약제를 사용한다.

Px 처방례 용혈성연쇄구균감염증이 합병되는 경우, 다음 중에서 사용한다.

1) keflex캅셀(250mg) 1회 250mg 6시간마다 ←세펨계 항균제
2) Cefrachol드라이시롭(10%・25%) 1회 250mg 6시간마다 ←세펨계 항균제

전염성단핵구증의 병기・병태・중증도별로 본 치료흐름도

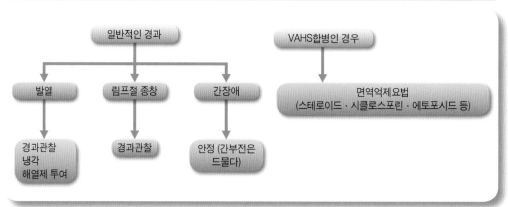

(梶原道子)

환자케어

감염의 확대방지를 목표로 하는 일상생활상의 지도를 실시한다. 환자와 접할 때는 표준예방책으로 충분히 감염을 예방할 수 있다.

병기 · 병태 · 중증도에 따른 케어

EB바이러스의 특징을 파악하고, 환자케어에 활용한다.
● EB바이러스는 헤르페스바이러스과에 속하는 미생물이다. 90% 이상의 성인은 EB바이러스에 감염되어 있다[1,2]. 선진국에서는 50~70%의 사람에게 사춘기 · 청년기에 초발 감염된다[3]는 데이터도 있다. 주로 타액을 통해서 감염되며, 예를 들어 감염자가 마신 캔쥬스를 함께 마시거나, 감염자와 키스를 하는 등으로 감염된다.
● EB바이러스는 악성종양을 일으키는 바이러스 (oncogenic virus)로도 알려져 있다. 환경요인, 유전적 요인과 감염이 중복됨으로써, 호지킨림프종, 버킷림프종 등을 일으키기도 한다. 저항력저하숙주 (Compromised host ; 면역능이 저하되어 감염에 취약한 숙주)에서는 그 위험도가 높아진다.

케어의 포인트

감염확대의 예방
● EB바이러스는 타액을 비롯한 체액에 존재하므로, 그 체액이 분무할 기회 (식기의 공동사용, 타인과 농밀한 접촉 등)가 있으면 타인에게 감염되므로, 그와 같은 기회를 삼갈 것을 환자에게 전달한다.
● 의료종사자가 환자와 접할 때는 표준예방책으로 충분하다.
통증의 완화
● 감염증 질환에 수반하여, 인두통, 두통, 근육통 등의 증상이 나타나는 수가 있다. 통상적으로는 대증요법으로 증상이 소실되므로, 환자에게 그와 같은 내용을 전달하는 것이 중요하다.
● 필요시에는 비스테로이드성 항염증제 (NSAIDs ; 이부프로펜 등)나 아세트아미노펜을 내복한다. 이 약들은 약국에서도 구입이 가능하지만, 의사에게 미리 상담하도록 지도한다.
● 인두통에는 자주 양치질 (생리식염수)하거나 얼음조각 등을 입에 머금는 등으로 증상을 완화시킨다.
합병증의 예방
● 비장파열을 예방하기 위해서 비장종창이 있는가 확인한다.
● 환자에게 예방을 위해서 주의해야 할 점을 전달한다(퇴원지도 · 요양지도의 항 참조).
환자 · 가족의 심리 · 사회적 문제에 대한 지지
● 질환에 관한 올바른 지식을 제공한다.
● 불안을 경감하기 위한 지지를 한다.
● 의료종사자와 신뢰관계를 구축한다.

퇴원지도 · 요양지도

● 일반적으로 합병증을 일으키지 않고 증상이 소실되지만, 드물게 합병증을 일으키는 수가 있다. 특히 비장파열은 심각한 합병증이라는 점을 전달하고, 주의해야 할 증상, 예방행동을 설명한다.
● 비장파열의 예방을 위해서 무거운 물건을 들지 않는다, 사람과 접촉할 가능성이 있는 스포츠는 삼간다, 변비를 조심한다 등, 복부에 압력을 가하는 행동을 최소 1개월간은 삼갈 것을 전달한다.
● 약물치료는 필요없다는 점을 전달한다. 중요한 점은 안정을 취하고, 수분을 충분히 섭취하는 것이다. 1개월 정도로 증상이 소실된다는 사실을 환자에게 알려주는 것이 중요하다.

인용문헌
1) Henle G, Heniile W, Cliffor P, et al : Antkbodies to Epstein-Barr virus in Burkitt's lymphoma and control groups. J Natl Cancer Inst 43 : 1147-1154, 1969
2) Pereira MS, Blake JM, Macrae AD : EB virus antibody t different ages. Br Med J 4 : 526-527, 1969
3)Nye FJ : Social class and infectious mononucleosis. J Hyg 71 : 145-149, 1973

(境　裕子)

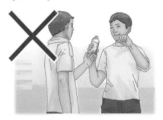

[금지사항]

감염자와 컵 등 식기류를 공동으로 사용하거나 키스 등의 농밀한 접촉은 금기이다.

[대책]
표준예방책법을 취함으로써 감염을 예방할 수 있다. 과도한 감염대책은 필요 없다.

· 손가락위생

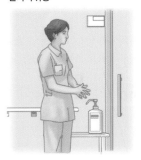

■ 그림 9-3 EB바이러스의 감염예방

Memo

성감염증
(성병; sexually transmitted infection)

大塚伊佐夫 / 塚本容子

전체 map

병인
- 다양한 병원체 (단순헤르페스바이러스, 사람유두종바이러스, 클라미디아·트라코마티스, 임균, 매독트레포네마 등)에 감염되어 발생한다.
- [예후] 면역기능저하

역학
- 10대 후반~20대에 많다.
- 10대에서는 성기클라미디아감염증이 증가하고 있다.
- [예후] 무치료시 여러 가지 합병증이 합병한다.

병태생리
- 성행위로 파트너 간에 감염되는 질환이다.
- 주요 성감염증은 성기헤르페스, 첨형콘딜로마, 성기클라미디아감염증, 임균감염증, 매독의 5종류이다.
- 예전에는 성기에서 성기로의 감염이 주체였지만, 최근에는 성기 이외의 장기 (인두, 후두, 직장내 등)로의 감염이 증가하고 있다.

병태생리 map p.78

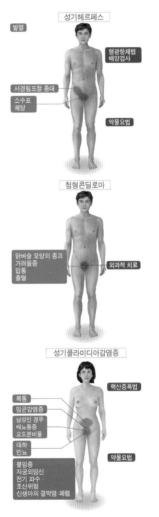

증상 합병증 진단 치료

성기헤르페스
- 발열
- 형광항체법 배양검사
- 서경림프절 종대
- 소수포 궤양
- 약물요법

첨형콘딜로마
- 닭벼슬 모양의 종괴 가려움증 압통 출혈
- 외과적 치료

성기클라미디아감염증
- 복통
- 임균감염증
- 남성인 경우 배뇨통증 요도분비물
- 핵산증폭법
- 대하 빈뇨
- 불임증 자궁외임신 전기 파수·조산위험 신생아의 결막염·폐렴
- 약물요법

임균감염증
- 핵산증폭법
- 복통
- 남성인 경우 배뇨통증 요도에서의 배농
- 성기 클라미디아 감염증
- 대하 빈뇨
- 불임증 자궁외임신 신생아의 결막염
- 약물요법

매독
- (제3기 매독) 고무종 신경증상 심혈관증상
- (제1기 매독) 하감 (미란, 궤양)
- (제2기 매독) 장미진
- 여성인 경우 유·조산 태아에게 감염
- 유리판법 TPHA법
- 약물요법

증상
- 성기헤르페스 : 외음부의 소수포, 궤양성병변, 유통성림프절종대, 발열이 나타난다.
- 첨형콘딜로마 : 외성기 주변에 종괴가 생긴다.
- 성기클라미디아감염증 : 남성에게는 배뇨통증, 요도분비물이 나타나고, 여성은 무증상인 경우가 많다.
- 임균감염증 : 남성은 배뇨통증, 요도에서의 배농이, 여성은 자궁경관염으로 인한 대하·빈뇨가 나타난다.
- 매독 : 단단한 종괴→하감(미란·궤양)→서경림프절 종대→장미진→고무종→심혈관·신경증상이 나타난다.

[합병증]
- 동시감염을 일으키기도 한다.
- 불임증, 자궁외임신, 산도감염

증상 map p.81

진단
- 성기헤르페스 : 헤르페스바이러스를 분리배양하거나, 형광항체법을 이용하여 단순헤르페스항원을 증명함으로써 진단한다.
- 첨형콘딜로마 : 육안적 진단이 가능하다.
- 성기클라미디아감염증, 임균감염증 : 핵산증폭법 (감도·특이성이 높은 핵산증폭진단법이 개발되어, 하나의 검체에서 클라미디아감염과 임균감염을 동시에 진단할 수 있다)
- 매독 : 검경, 혈액검사 (유리판법, TPHA법)

진단 map p.81

치료
- 성기헤르페스 : 항바이러스제로 증상완화가 가능하다.
- 첨형콘딜로마 : 외과적 치료를 필요로 한다.
- 성기클라미디아감염증, 임균감염증 : 클라미디아와 임균감염은 동시에 일어나는 경우가 많으므로, 양쪽 모두에 유효한 항균제를 사용한다.
- 매독 : 내성이 없는 페니실린이 제1선택제이다.

치료 map p.82

성감염증

병태생리 map

성행위로 파트너 간에 파트너로 감염되는 질환을 성감염증 (sexually transmitted disease ; STD)이라고 한다.

- 성감염증은 다양한 병원체에 감염되어 생기지만, 주요 성감염증은 성기헤르페스, 첨형콘딜로마, 성기클라미디아감염증, 임균감염증, 매독의 5종류이다. 그 밖에 질트리코모나스증이나 HIV감염증 (AIDS) 등이 있다.
- 성감염증은 예전에는 성기에서 성기로의 감염이 주체였지만, 최근에는 성풍속의 다양화가 반영되어, 성기 이외의 장기 (인두, 후두, 직장 내 등)로의 감염이 증가하고 있다.

병인·악화인자

- 성감염증은 여러 크기의 병원체의 감염으로 발생한다. (   )안은 병원체.
- · 바이러스감염 : 성기헤르페스 (단순헤르페스바이러스 1형, 2형), 첨형콘딜로마 [사람유두종바이러스 (HPV) 6형, 11형]
- · 클라미디아감염 : 성기클라미디아감염증 (클라미디아 · 트라코마티스)
- · 세균감염 : 임균감염증(임균), 매독 (매독트레포네마)
- 바이러스감염은 면역기능이 저하된 상태에서 악화되기 쉽다.
- 성기에 궤양이나 염증성 변화가 발생하는 성감염증에서는 성교에 의한 HIV감염률이 높아진다.

역학·예후

- 성감염증은 성생활이 활발한 연대, 즉 10대 후반에서 20대에서 흔히 나타난다. 최근 젊은층에서의 급속한 성생활 확대로, 성감염증이 증가경향에 있다. 특히 10대에서의 성기클라미디아감염증이 1990년대 이후 증가하고 있다.
- 감염의 위험인자에는 다수의 섹스파트너가 있는 점, 파트너는 1명이라도 그 사람이 다수의 파트너를 가지고 있는 점 등이 있다.
- 성기헤르페스는 2~4주 만에 자연치유되지만, 증상이 치료되어도 바이러스가 천수신경절에 잠복하고 있다가, 발열, 월경, 정신적 스트레스 등이 원인이 되어, 잠복해 있던 바이러스가 신경에서 재활성화되어 재발한다. 만성감염인 경우, 눈에 보이는 수포가 없어도 접촉감염을 일으키는 수가 있다.
- 첨형콘딜로마는 저위험형 HPV의 감염으로 발생한다. 이 형의 HPV는 자궁경암의 원인인 고위험형 HPV와 달리 통상 2년 이내에 소실되지만, 고위험형 HPV와 혼합감염을 일으킨 경우 자궁경암이나 그 전암병변이 발생하는 수가 있다. 서구에서는 자궁경암과 첨형콘딜로마의 원인바이러스에 백신접종을 시작하였다(일본에서도 자궁경암 예방백신 접종이 가능해졌다).
- 세균감염은 적절한 시기에 항균제를 사용하면 치유를 기대할 수 있지만, 치료하지 않으면 여러 가지 합병증이 수반될 수 있다.
- 성기클라미디아감염증은 가장 흔히 볼 수 있는 성감염증으로, 여성에서는 자각증상이 부족하므로 장기간 방치하는 경우가 많은데, 감염이 만성화된 경우 난관폐쇄나 유착이 생겨서 난관기능에 장애가 발생하면 불임증이나 자궁외임신의 원인이 된다. 또 클라미디아에서는 면역상태가 장기간 지속되지 않으므로, 재감염이나 지속감염이 흔히 나타난다.
- 임균감염증에서는 항생물질에 대한 내성, 무치료상태인 섹스파트너로부터의 재감염이 문제가 된다.
- 매독은 장기간 방치하여 신경이나 심장, 혈관이 침습된 예에서는 예후가 불량하다.

성기헤르페스

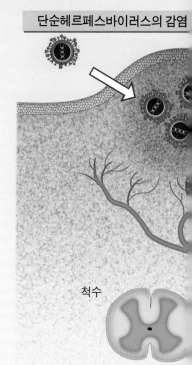

단순헤르페스바이러스의 감염

척수

성기클라미디아 감염증

임균감염증

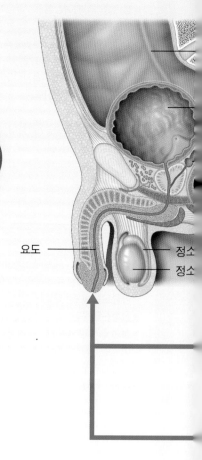

요도

정소

정소

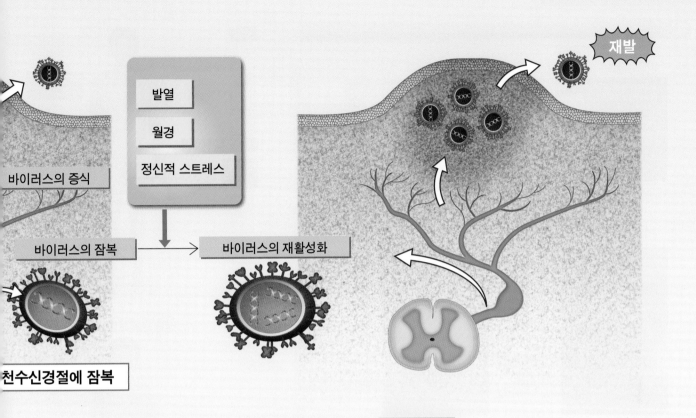

발열

월경

정신적 스트레스

바이러스의 증식

바이러스의 잠복 → 바이러스의 재활성화

천수신경절에 잠복

재발

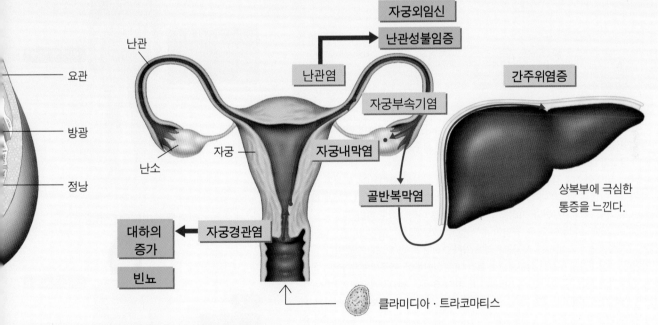

난관

요관

방광

난소

정낭

자궁

자궁외임신

난관성불임증

난관염

자궁부속기염

자궁내막염

골반복막염

간주위염증

상복부에 극심한 통증을 느낀다.

대하의 증가

빈뇨

자궁경관염

클라미디아 · 트라코마티스

성기클라미디아감염증

4~28일 후 | 배뇨통 | 요도분비물

임균감염증

2~7일 후 | 배뇨통 | 요도에서의 배농

증상 map

병원체나 감염부위에 따라서 증상이 다르다.

증상   합병증   진단   치료

증상

1) 성기헤르페스

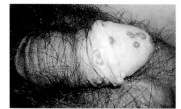

초감염시, 가려움증이나 위화감을 수반하는
수두가 형성되다가, 점차 원형의 미란을 만든다.

2) 첨규콘딜로마

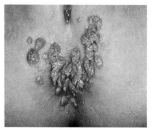

외성기 주변에 특이한 닭벼슬 모양의
종괴가 발생한다.

4) 제1기 매독

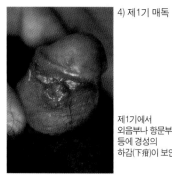

제1기에서
외음부나 항문부
등에 경성의
하감(下疳)이 보인다.

5) 제2기 매독

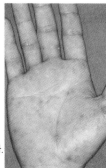

제2기에서
손바닥이나
발바닥 등에
장미진이 보인다.

■ 그림 10-1 주요 성감염증의 증상
1) 松本哲朗 : 요로·성기의 염증성질환, 折笠精一 감수 : 표준비뇨기과학. 제7판, 의학서원. 2005
2) 小澤 明 : 첨형콘딜로마. 西川武二 감수 : 표준피부과학, 제8판, 의학서원, 2007
4) 石川英一 : 일반의를 위한 피부병변의 이해. 의학서원, 1990
5) 渡辺晋一 : 성감염증 (매독), 岡山裕子, 외 : 계통간호학강좌 전문16 피부, 제12판, 의학서원 2008

● 성기헤르페스 : 초감염 후 3~7일 지나서 외음부에 소수포 또는 궤양성병변이 여러 개 출현
하며, 유통성 서경림프절 종대, 발열이 나타난다. 무증상인 경우도 있으며, 재발 시에는 증
상이 경도인 경우가 많다.

● 첨형콘딜로마 : 바이러스에 감염되고 나서 1~6개월 후에 증상이 출현한다. 외성기 주변
(남성은 음경 위, 여성은 외음부나 질벽 등)에 뾰족한 닭 벼슬모양의 종괴가 1개에서 여러
개 발생하며, 크기도 여러 가지이다. 가려움증, 압통, 출혈을 나타내기도 한다.

● 성기클라미디아감염증 : 남성인 경우, 감염의 4~28일 후 배뇨통증과 요도분비물이 나타난
다. 여성은 무증상인 경우가 많지만, 자궁경관염에 의한 대하나 복통, 요도감염에 의한 빈뇨
를 일으키거나, 자궁내강을 통해서 상행성으로 복강 내로 진입하여, 자궁부속기염이나 골반
복막염, 또 간주위염 등의 전격성 복통을 나타내기도 한다. 인두나 부비강에도 감염된다.

● 임균감염증 : 남성은 감염의 2~7일 후에 배뇨통증과 요도에서 배농이 보인다. 여성은 성
기클라미디아감염증과 마찬가지로 초발증상은 자궁경관염으로 인한 대하·빈뇨이며, 증
상의 정도는 약간 강한 경우가 많은데, 자각증상이 없는 경우도 적지 않다. 부속기염, 골반
복막염이나 간주위염을 일으키기도 하며, 인두에도 감염된다. 혈행성으로 확대되면 관절
염이나 피부염을 일으키기도 한다.

● 매독 : 성기나 인두, 후두에 감염되고, 시간이 경과하면서 혈중으로 들어가서 전신으로 감
염이 퍼져나간다. 감염 3~4주 후인 제1기 매독에서는 감염부위의 피부나 점막에 단단한 종
괴가 생긴 후, 하감이라 불리는 미란이나 궤양이 생기고, 같은 무렵에 무통성 서경림프절종
대가 일어난다. 감염후 3개월 이상 되면 제2기 매독이라고 하며, 손바닥이나 발바닥의 피
부에 매독성 장미진이 출현한다. 3년 이상 지나면 (제3기 매독) 고무종이나 심혈관증상·신
경증상이 출현한다. 감염 후에 시간경과와 더불어 발진 등의 증상에 변화가 있지만, 증상이
없어도 매독혈청반응이 양성으로 나타나 무증후성매독이라 불리는 병태도 존재한다.

성기헤르페스

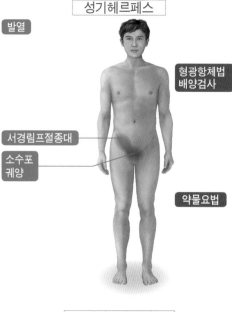

발열

형광항체법
배양검사

서경림프절종대

소수포
궤양

약물요법

첨형콘딜로마

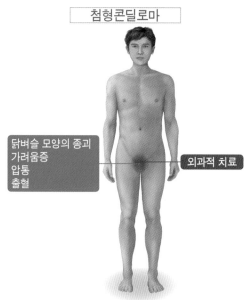

닭벼슬 모양의 종괴
가려움증
압통
출혈

외과적 치료

성기클라미디아감염증

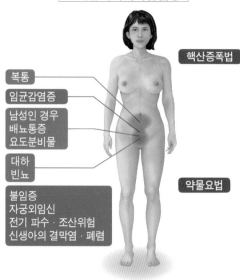

핵산증폭법

복통

임균감염증

남성인 경우
배뇨통증
요도분비물

대하
빈뇨

약물요법

불임증
자궁외임신
전기 파수·조산위험
신생아의 결막염·폐렴

- 동시감염 : 성감염증은 동시에 복수의 감염을 일으키는 수가 있으며, 클라미디아 · 트라코마티스와 임균감염이 합병되는 경우가 많다.
- 불임증, 자궁외임신 : 클라미디아 · 트라코마티스감염, 임균감염증에 의한 난관기능장애가 원인이 된다.
- 임신 중의 감염 : 클라미디아 · 트라코마티스감염은 전기(前期) 파수나 조산의 위험성을 높인다. 매독은 태반을 통해 감염되어, 유 · 조산의 원인이 되거나 태아에게 감염되는 경우가 있다.
- 산도감염 : 분만할 때에 태아가 헤르페스바이러스에 감염된 경우, 전신의 장기나 중추신경으로 확대되어 중증 상태가 되는 수가 있다. 클라미디아 · 트라코마티스감염은 신생아에게 결막염이나 폐렴을 일으키는 수가 있으며, 임균도 결막염을 일으키는 수가 있다.

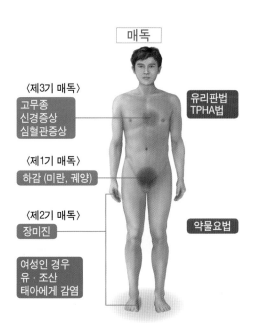

임균감염증

- 복통
- 남성인 경우 배뇨통증 요도에서의 배농
- 성기클라미디아 감염증
- 대하 빈뇨
- 불임증 자궁외임신 신생아의 결막염
- 핵산증폭법
- 약물요법

매독

〈제3기 매독〉
- 고무종 신경증상 심혈관증상

〈제1기 매독〉
- 하감 (미란, 궤양)

〈제2기 매독〉
- 장미진

- 여성인 경우 유 · 조산 태아에게 감염

- 유리판법 TPHA법
- 약물요법

성감염증

진단 map

임상소견, 배양검사, 항산균검사 등으로 진단한다.

- 성기헤르페스 : 외음부의 얕은 궤양이나 수포가 있으면 헤르페스바이러스를 분리배양할 수 있다. 또 형광항체법으로 단순헤르페스항원을 증명할 수 있다. 혈청항체는 발생후 7~10일에 양성으로 나타나기에, 그 시기 전의 진단은 그다지 유용하지 않다.
- 첨형콘딜로마 : 전형적인 외음부병변을 나타내므로, 육안적 진단이 가능하다. 병리조직학적 진단도 이용한다.
- 성기클라미디아감염증 : 요나 자궁경관의 분비물을 이용하여 핵산증폭법으로 진단을 내린다. 혈청항체검사도 이용되지만, 치유판단의 유용성이 낮다.
- 임균감염증 : 최근 고감도이며 특이성이 높은 핵산증폭법이 개발되어, 하나의 검체 (요나 자궁경관분비불 등)에서 클라미디아 · 트라코마티스감염과 임균감염을 동시에 진단할 수 있게 되었다. 임균배양은 가능하지만 용이하지 않다.
- 매독 : 하감의 표면에서 채취한 체액에서 매독트레포네마를 검경할 수 있다. 대부분의 경우, 카르디올리핀을 항원으로 하는 유리판법이나 매독트레포네마 (트레포네마파리담)를 항원으로 하는 혈청반응 TPHA법을 시행하여 감염을 확인한다. 단, 이 반응들은 감염후 4주 이상 경과해야 양성으로 나타난다.

치료 map

첨형콘딜로마만 외과적 절제를 시행하고, 다른 성감염증은 항균제나 항바이러스제 등을 이용하여 약물요법을 실시한다.

치료방침

- 성기헤르페스는 항바이러스제로 바이러스를 근절할 수는 없지만, 증상은 완화된다.
- 첨형콘딜로마는 외과적 치료가 필요한 경우가 많다. 해외에서 사용하는 포도필린은 일본에서는 인가되어 있지 않다.
- 세균감염증인 매독, 임균감염증이나 성기클라미디아감염증에는 항균제치료를 시행하는데, 파트너도 동시에 치료해야 한다. 클라미디아 · 트라코마티스와 임균감염이 동시에 일어나는 경우도 많아서, 양쪽에 유효한 항균제를 사용한다.
- 매독에는 살균작용이 있으며 내성이 없는 페니실린을 제1선택제로 한다.

외과적 치료

- 첨형콘딜로마 : 외과적 절제, 액체질소에 의한 동결요법, 전기소작, CO₂레이저를 적용한다.

■ 표 10-1 성감염증의 주요 치료제

분류		일반명	주요 상품명	약효발현의 메커니즘	주요 부작용
성기헤르페스	항바이러스제	아시클로버	조비락스	바이러스DNA의 합성 저해	신장애, 오심
		발라시클로버염산염	발트렉스		
성기클라미디아감염증	마크롤라이드계 항균제	아지트로마이신수화물	지스로맥스	세균의 리보솜에 작용 단백합성을 저해	오심, 복통, 간기능장애
		클래리트로마이신	클래리스, 클래리시드		
	테트라사이클린계 항균제	미노사이클린염산염	미노마이신		오심, 광선과민증
	신퀴놀론계 항균제	레보플록사신수화물	크라비트	세균DNA복제를 저해	오심, 두통, 현기증
임균감염증	마크롤라이드계 항균제	아지트로마이신수화물	지스로맥스	세균의 리보솜에 작용 단백합성을 저해	오심, 복통, 간기능장애
	세펨계 항균제	세프트리악손나트륨수화물	로세핀	세균의 세포벽합성효소를 저해	아나필락시스, 간질성신염
	모노박탐계 항균제	아즈트레오남	azactam		아나필락시스
매독	페니실린계 항균제	벤질페니실린벤자틴수화물	Bicillin		아나필락시스, 간질성신염

약물요법

(Px 처방례) 성기헤르페스. 1)~3)에서 선택하여 사용한다.

1) 조비락스정(200mg) 5정 分5 (기상시 · 아침 · 점심 · 저녁식사후 · 취침시) 5~10일간 ←항바이러스제
2) 조비락스연고 5% 1일 여러 차례 도포 5~10일간 ←항바이러스제
3) 조비락스 점적정주용(250mg/V) 5mg/kg 1일 3회 점적정주 5~10일간 ←항바이러스제

(Px 처방례) 성기클라미디아감염증. 자궁경관염 · 자궁부속기염 · 골반복막염인 경우에는 다음의 1)~3)중에서, 전격성골반복막염 · 간주위염인 경우는 4)를 사용한다.

1) 지스로맥스정(250mg) 4정 1회 1회투여 ←마크롤라이드계 항균제
2) 미노마이신정(50mg) 4정 分2 (아침 · 저녁식사후) 14일간 ←테트라사이클린계 항균제
3) 크라비트정(100mg) 3정 分3 (아침 · 점심 · 저녁식사후) 14일간 ←신퀴놀론제
4) 점적정주용 미노마이신(100mg) 1회 200mg 1일 2회 점적정주 5일간 ←테트라사이클린계 항생제

(Px 처방례) 임균감염증 · 임균성요도염. 자궁경관염인 경우는 다음 1)~2)중에서, 임균성자궁부속기염, 골반복막염인 경우는 3)을 사용한다.

1) 지스로맥스정(250mg) 4정 1회 단독투여 ←마크롤라이드계 항균제
2) azactam 주사용(1g/V) 1회 2g 근주 또는 정주 1회투여 ←모노박탐계 항균제
3) 로세핀 정주용(1g/V) 1회 1g 정주 1회투여 ←세펨계 항균제

(Px 처방례) 매독. 제1선택은 1), 페니실린알레르기인 경우는 2)를 사용한다. 신경매독인 경우는 3)을 사용한다.

1) Bicillin G 과립(40만단위/g) 120만단위 分3 (아침 · 점심 · 저녁식사후) ←페니실린계 항균제
2) 미노마이신정(50mg) 16정 分4 (아침 · 점심 · 저녁식사후 · 취침전) ←테트라사이클린계 항균제
3) 주사용 페니실린G 칼륨 1회 200~400만단위 1일6회 점적정주 2주간 ←페니실린계 항균제

성감염증의 병기 · 병태 · 중증도별로 본 치료흐름도

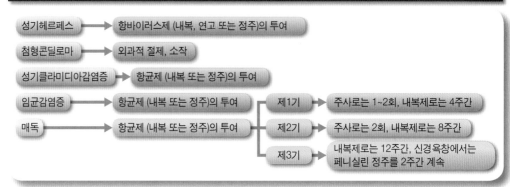

(大塚{尹佐夫})

질환, 감염경로와 감염예방책에 대해 바르게 이해하도록 설명·지도한다.

병기·병태·중증도에 따른 케어

【파트너의 케어】 진단확정 후에는 파트너에게도 진찰·검사를 받도록 권하고, 감염된 경우에는 치료를 동시에 시작하도록 설명한다. 그러나 파트너가 복수이거나, 과거에 관계가 있었던 파트너와 연락이 두절되어 진찰·검사를 할 수 없는 경우도 있다. 또 파트너의 이해를 얻지 못하여 환자가 곤란해하는 경우도 있으므로, 정신적인 서포트를 잊어서는 안된다.

【임부에 대한 케어】 임부가 감염된 경우는 불임증이나 유·조산의 원인이 되는 수가 있다. 감염증이 미치는 주는 모체에 대한 영향, 임부경과에 대한 영향, 태아나 신생아에 대한 영향을 고려하여 약물을 선택해야 한다. 감염증에 걸렸다고 판명한 단계에서, 가능한 조기에 적절한 치료를 받을 수 있도록 지도한다. 환자는 태아에 미치는 영향에 대해 불안해 하므로 정신적인 지지도 병행하여 제공한다.

1. 올바른 정보·지식의 제공

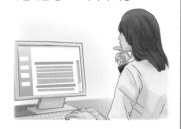

케어의 포인트

진찰·치료의 간호
- 환자는 수치심 때문에 증상을 호소하지 못하는 경우가 있으므로, 개인정보가 보호되는 점을 전달하고, 프라이버시가 지켜지는 환경에서 얘기를 듣도록 한다.
- 과거에 성감염증에 걸린 적이 있는가를 확인하며, 기왕력, 현병력을 파악한다.
- 여성인 경우는 임신했는지, 가능성이 있는지를 확인한다.
- 활력징후나 혈액검사데이터로 감염징후를 파악한다.

질환에 대한 바른 이해의 지지
- 감염경로, 감염예방책을 설명한다.
- 구강성교에 의한 성감염증에 관하여 설명하고, 인두감염, 무증후감염의 존재를 설명한다.
- 콘돔은 파트너가 성감염증에 감염되어 있는지 알 수 없는 경우의 성행위에서는 양자에게 매우 효과적인 감염예방법이라는 점을 설명하고, 콘돔의 적절한 사용방법을 지도한다.
- 치료가 끝날 때까지 성행위를 삼가도록 설명한다.
- 환자와 성적 접촉이 있었던 사람에게 검사·치료가 필요하다는 점을 전달하도록 지도한다.

환자·가족의 심리·사회적 문제에 대한 지지
- 수치심 때문에 환자·파트너가 고립되지 않도록 정신적 서포트를 제공한다.
- 임신한 경우는 태아에 미치는 영향도 고려해야 하므로, 치료 설명 시에 특히 주의가 필요하다. 파트너가 감염되지 않은 경우에는 가정 내에서 불화가 일어나는 수도 있으므로, 질환 설명 시에 매우 주의하도록 한다.

2. 조기발견·조기치료의 권장

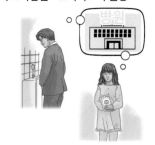

3. 올바른 감염예방법의 추진

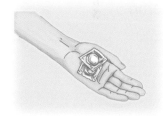

외래지도

일반적인 성감염증
- 콘돔을 사용한 safe sex는 피임뿐 아니라 성감염증의 예방에도 효과적이라는 점을 설명한다.

성기헤르페스
- 임부에게 헤르페스의 기왕력이 있는 경우, 간호사에게 그 취지를 전달하도록 설명한다.
- 헤르페스가 악화되어 있을 때에 경질분만을 하면, 태아에게 감염될 우려가 있는 점을 전달한다.
- 헤르페스는 피로 등으로 인해 면역기능이 저하되면 악화되므로, 피로나 스트레스를 경감하도록 설명한다.

임균감염증·성기클라미디아감염증
- 치료 종료부터 4~7일 후에 외래에 팔로업 진찰을 받아야 하는 점을 설명한다.

매독
- 치료를 제대로 하면 완치되는 질환이라는 점을 전달한다.
- 제1기, 제2기에서 타인에게 감염될 가능성이 있다. 일본은 제3기 환자의 감염이 드물다.
- 제1기, 제2기 환자의 50% 이상은 페니실린 등으로 치료를 받으면, 치료후 2~12시간 후에 다음과 같은 반응이 일어난다. 이것을 야리쉬-헤르크스하이머반응 (Jarisch Herxheimer reaction)이라고 하며, 병원균이 한 번에 대량으로 사멸된다. 전신증상이 발현하는 수가 있으며, 발열, 두통, 매독성궤양의 악화 등이 나타난다. 단 이 증상들은 일과성이며, 환자에게 치료 전에 그에 관해 설명을 해 두지 않으면 치료효과가 없다고 환자가 생각해 버리는 수가 있다.

4. 검사·치료를 받기 쉬운 환경조성

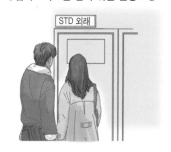

STD 외래

■ 그림 10-2 감염예방

(境　裕子)

Memo

전체 map

병인
- 홍역바이러스에 감염되어 발병한다.
- [악화인자] 비타민A 결핍상태, 면역부전상태, 저연령 · 고연령

역학
- 일본에서는 연간 약 13만명에게 발생한다.
- 10대의 발생이 약 반수를 차지한다. 성인홍역도 많다.
- [예후] 선진국에서는 사망률 0.1% 정도이다.

병태생리
- 홍역바이러스에 의한 급성열성발진성감염증이다.
- 홍역바이러스는 공기감염으로 기도점막이나 결막에 침입 · 증식되며, 림프구나 대식세포에 감염 되어 혈류를 타고 망내계에 파종 (잠복기간)된다. 최종적으로 바이러스혈증이 되며, 피하의 말초혈관염으로 인해 피진을 나타낸다.
- 발진이 출현하기 5일 전 (전구기)부터 출현 후 4일까지는 감염력이 있다.
- 잠복기간은 10일 정도이다.

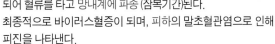

병태생리 map p.86

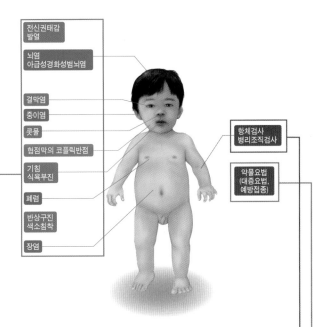

- 전신권태감 발열
- 뇌염 아급성경화성범뇌염
- 결막염
- 중이염
- 콧물
- 협점막의 코플릭반점
- 기침 식욕부진
- 폐렴
- 반상구진 색소침착
- 장염
- 항체검사 병리조직검사
- 약물요법 (대증요법, 예방접종)

증상
- 카타르기 (2~4일) : 급작스런 발열, 전신권태감, 식욕부진에 이어서, 결막염, 콧물, 기침이 나타난다. 발진이 나타나기 2일전 무렵에 협점막에 코플릭반 점(Koplik spots)이 생긴다.
- 발진기 (3~5일) : 이봉성발열, 발진 (선홍색→ 암적색)이 발생한다. 기침, 콧물, 결막염이 심해진다.
- 회복기 : 발진은 색소침착 후 퇴색한다. 발열, 상기도염증도 치유 된다.
- [합병증]
- 폐렴, 중이염, 장염
- 뇌염, 아급성경화성범뇌염

증상 map p.88

진단
- 임상증상이나 경과를 보고 진단을 내리지 못하면 항체가를 측정해야 한다.
- 항체가 : IgM항체 (발진 출현 시는 음성, 발진 출현 후 3~30일), IgG항체 (발진 출현 후 7일째까지는 음성, 14일째가 피크)
- 병리조직검사 : 결막, 상기도의 상피에서 거대세포를 검출한다.

진단 map p.88

치료
- 예방접종 (홍역 · 풍진혼합백신) 이 제1의 예방적 치료이다.
- 특별한 치료법이 없으므로, 대증요법이 중심이 된다.
- 아급성경화성범뇌염에는 항바이러스제, 인터페론베타를 투여한다.
- 접촉 후의 예방 : 접촉후 6일 이내에 근주용 사람면역글로불린제 를 투여한다.

치료 map p.89

병태생리 map

홍역이란 파라믹소바이러스과에 속하는 홍역바이러스에 의한 급성열성 발진성 감염증이다.

- 홍역바이러스의 수용체는 CD46과 SLAM (signaling lymphocyte activating molecule ; CD150)이다.
- 바이러스는 기도점막 (결막)에 침입하여 증식을 시작하고, 국소의 림프절에 머문 뒤 림프구나 대식세포에 감염되어 혈류를 타고 망내계로 파종된다. 이 사이가 잠복기간이 된다.
- 최종적으로는 바이러스혈증이 되어, 피하의 말초혈관염에 의해서 피진을 나타낸다.

병인·악화인자

- 홍역바이러스가 원인이다.
- 바이러스는 공기감염되므로, 사람과 접촉하지 않아도 감염된다.
- 기도분비물에서의 홍역바이러스는 공기 중에 몇 시간 머문다.
- 1960년대 백신이 개발되어 개량을 거듭한 결과, 홍역백신을 2회 접종한 사람의 항체양성률 및 발생예방률은 99% 정도이다.
- 저영양상태, 특히 비타민A 결핍상태, 면역부전상태 및 저연령층, 고연령층이 고위험군이다.

역학·예후

- 세계적으로 근절을 위한 의논이 계속되고 있지만, 아시아, 아프리카 등을 중심으로 연간 약 3,000만명에게 이환되어 수 십만명이 사망하고 있는 형국이다.
- 예방접종정책이 구석구석까지 미쳐 있는 미국에서는 연간 발생자가 100명 이하이다.
- 일본에서는 연간 10만~20만명에게 발생하고 개중 10~20명이 사망하는데, 최근 감소경향을 띠어 2008년에는 11,012명이 발생하였다.
- 2008년 집계에서는 15~19세군이 26%를 차지하고, 이어서 10대 전반, 1~4세, 5~9세의 순으로 되어 있다. 앞으로는 철저한 MR백신의 접종으로 연령분포가 변화될 것이 예상된다.
- 합병증률 30%, 평균입원률 40%, 사망률 0.1% 정도 (선진국)로, 중증감염증의 하나라고 할 수 있다.

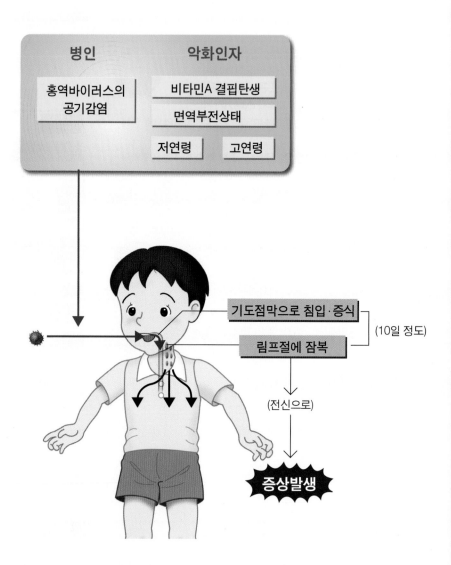

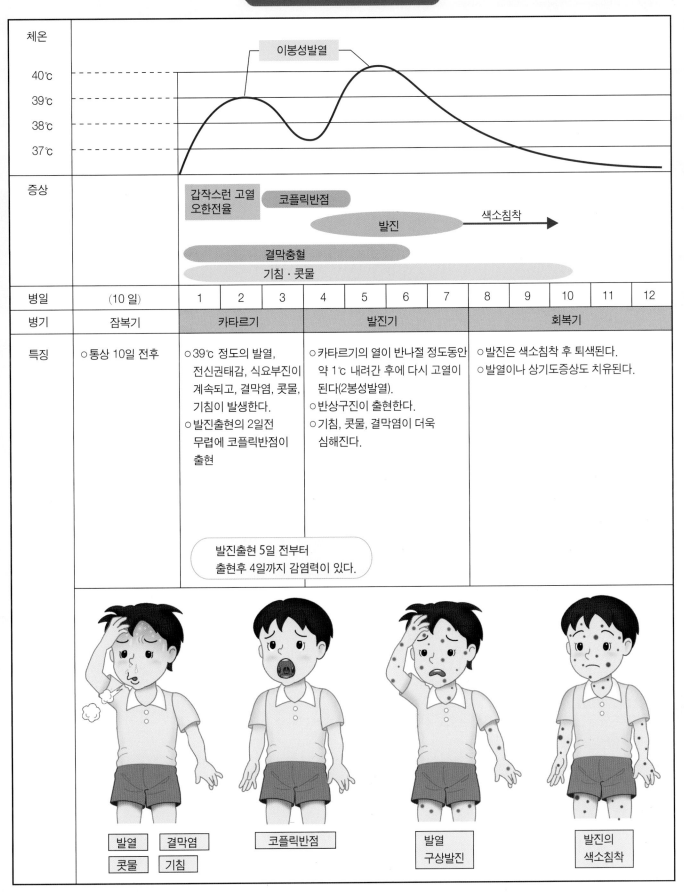

홍역의 병기와 증상의 경과

체온		이봉성발열
40℃		
39℃		
38℃		
37℃		

증상: 갑작스런 고열 오한전율 / 코플릭반점 / 발진 / 색소침착 / 결막충혈 / 기침·콧물

병일	(10일)	1	2	3	4	5	6	7	8	9	10	11	12
병기	잠복기	카타르기			발진기				회복기				

특징	○통상 10일 전후	○39℃ 정도의 발열, 전신권태감, 식욕부진이 계속되고, 결막염, 콧물, 기침이 발생한다. ○발진출현의 2일전 무렵에 코플릭반점이 출현	○카타르기의 열이 반나절 정도동안 약 1℃ 내려간 후에 다시 고열이 된다(2봉성발열). ○반상구진이 출현한다. ○기침, 콧물, 결막염이 더욱 심해진다.	○발진은 색소침착 후 퇴색된다. ○발열이나 상기도증상도 치유된다.

발진출현 5일 전부터 출현후 4일까지 감염력이 있다.

발열 결막염	코플릭반점	발열	발진의
콧물 기침		구상발진	색소침착

증상 map

잠복기간은 통상 10일 전후이다. 발생 후, 회복까지 약 7~10일이 소요된다.

증상

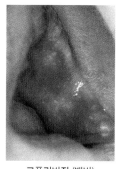 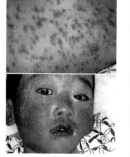

| 코플릭반점 (백반) | 발진(위)과 결막충혈(아래) |

■ 그림 11-1 코플릭반점과 발진

(森田英雄 : 홍역, 脇口 宏 편집 : 어린이의 감염증 핸드북, 제2판, p.73, 의학서원, 2004에서)

증상　　합병증

전신권태감
발열

뇌염
아급성경화성범뇌염

결막염

중이염

콧물

협점막의 코플릭반점

기침
식욕부진

폐렴

반상구진
색소침착

장염

카타르기 (전구기, 약 2~4일)
● 39℃ 정도의 발열, 전신권태감, 식욕부진에 이어서, 결막염, 콧물, 기침이 나타난다.
● 발진이 출현하기 2일전 무렵에 협점막에 붉은 색으로 둘러싸인 다소 융기된 1~3mm 지름의 백색소반점 (코플릭반점)이 나타난다.

발진기 (약 3~5일)
● 전구기의 열이 반나절 정도 약 1℃ 내려간 후에, 다시 고열이 되고 (이봉성발열), 안면에서 목, 상반신, 하반신, 상하지로 확대되는 부정형의 선적색 반상구진이 출현한다. 발진은 점차 융합되다가 암적색이 된다. 그 동안에 기침, 콧물, 결막염이 더욱 심해진다.

회복기
● 발진은 색소침착되다가 퇴색되고, 발열이나 상기도염증상도 치유된다.
● 발진출현 5일 전 (전구기)부터 출현후 4일까지 감염력이 있다.

합병증

● 약 30%에 합병증이 수반된다.
● 폐렴 : 15%에서 발생한다. 폐렴구균, 인플루엔자간균, 파라인플루엔자바이러스 등으로 인한 2차성 세균성 또는 바이러스성폐렴이 발생한다.
● 중이염 : 약 2~7%로 발생하는데 2차성세균감염증이 발생한다.
● 장염 : 3~8%는 설사를 수반한다(유아에게 많다).
● 뇌염 : 1,000례에서 0.5~1%에게 발생한다. 홍역의 중증도에 상관없이 발진출현 후 2~6일경에 발생하고, 반수 이상은 완전히 회복하며, 10~15%는 사망한다.
● 아급성경화성범뇌염 : 홍역 이환 후 7~10년 후에 발생한다. 100만명에 15명 정도로 발생한다. 발생에서 6~9개월에 죽음을 맞는 진행성 변성질환이다. 2세 미만의 홍역 이환이 위험인자로, 환자의 대부분은 20세 미만이다. 예방접종 후의 발생률은 자연감염보다 낮다(100만명에 1명 정도).

진단 map

임상증상으로도 진단할 수 있지만, 항체검사로 확정한다.

진단·검사치

● 임상증상이나 경과를 보고 진단을 내리는 경우가 많다. 판단이 어려우면 항체가를 측정한다.
● 항체가
　IgM항체 : 발진출현 시에는 음성이다. 발진출현 후 3일째에는 검출되다가, 30일경에 소실된다.
　IgG항체 : 발진출현 후 7일째까지는 음성이다. 14일째에 최고치에 이른다.
● 병리조직검사 : 결막, 상기도 등의 상피에서 거대세포 (giant cells)가 검출된다(특이성이 없어서 검사에도 시간이 걸린다).

치료 map

특별한 치료법이 없다. 예방접종을 하는 것이 최우선의 예방적 치료이다.

진단   치료

■ 표 11-1 홍역의 주요 치료제

목적	분류	일반명	주요 상품명	약효발현의 메커니즘	주요 부작용
예방	백신	건조약독생 홍역백신	건조약독생 홍역백신, 홍역생백신, 건조약독생 홍역백신 「BIKEN CAM」	약독화바이러스에 노출됨으로써 홍역바이러스에 대한 면역력을 획득	생백신바이러스에 의한 발열, 발진
		건조약독생 홍역풍진혼합백신	건조약독생 홍역풍진혼합백신, Mearubik	약독화바이러스에 노출됨으로써 홍역바이러스, 풍진바이러스에 대한 면역력을 획득	생백신바이러스에 의한 발열, 발진
예방 (접촉 후)	사람면역 글로불린제	사람면역글로불린	"화혈연" 감마글로불린, 감마글로불린-NICHIYAKU, 글로불린-Wf	홍역바이러스 중화	발열, 발진, 두드러기
대증요법	비피린계 해열진통제	아세트아미노펜	Pyrinazin, Calonal	시클로옥시게나제 (COX-3과 PCOX-1a)장애에 의한 작용	간장애, 혈소판감소, 백혈구판감소
아급성 경화성 범뇌염	인터페론제	인터페론베타	IFNβ, Feron	바이러스증식장애작용, 면역부활 작용(NK세포의 활성증강 등)	발열, 혈소판감소, 백혈구감소, 단백뇨
	항바이러스제	이노신프라노벡스	Isoprinosine	항바이러스작용 및 면역부활작용	요산치의 상승, 간기능이상
		리바비린	Rebetol, Copegus	RNA바이러스에 대한 항바이러스 작용(푸린누클레오시드아날로그)	용혈성빈혈, 혈소판감소, 백혈구감소

항체검사
병리조직검사

약물요법
(대증요법,
예방접종)

약물요법

Px 처방례 대증요법. 성인은 1), 소아는 2)를 사용한다.
1) Calonal정(200 · 300mg) 500mg 둔복 ←비피린계 해열진통제
2) Calonal과립 10mg/kg 둔복 ←비피린계 해열진통제
Px 처방례 예방접종. 1), 2) 중에서 사용한다.
1) Mearubik 0.5mL 피하주 ←홍역 · 풍진혼합백신
2) 건조약독생 홍역백신 0.5mL 피하주 ←홍역백신

예방 (접촉후)

● 홍역 환자에게 접촉후 6일 이내에 근주용 사람면역글로불린제를 사용하면 예방효과가 있다.

홍역의 병기 · 병태 · 중증도별로 본 치료흐름도

치료방침

● 백신은 홍역 · 풍진혼합 (MR) 백신으로 제공된다.
● 비타민A 결핍이 의심스러운 지역에서는 비타민A의 효과를 확인한다. 리바비린 (레베톨)은 C형 간염치료제이지만 RNA바이러스에 효과가 있어서, 홍역에도 효과가 기대되고 있다. 상기의 2가지 (비타민A와 리바비린)도 일반적으로는 사용되지 않는다.
● 아급성경화성범뇌염에는 항바이러스와 리바비린), 인터페론베타 (수강내 · 뇌실내투여)가 사용되는데, 그 효과가 불충분하다.

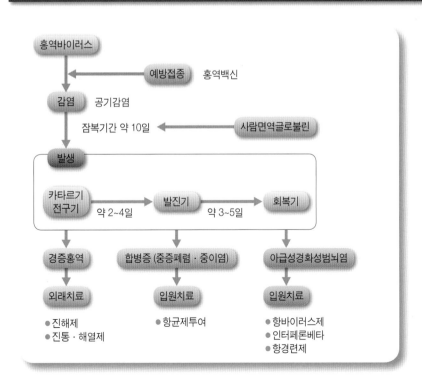

(森尾友宏)

홍역

환자케어

증상의 완화와 피부의 2차감염 예방, 감염의 확대예방이 포인트이다.

병기·병태·중증도에 따른 케어

【카타르기】 발생한 지 얼마 안 되는 카타르기에는 발열과 콧물, 눈꼽 등의 카타르증상이 나타나므로, 안정을 취하고 누운 상태로 피부·점막의 청결을 유지하도록 한다. 유아인 경우에는 비(鼻)호흡에 문제가 없는지 주의한다. 가장 감염력이 강한 시기이므로, 감수성자와 접촉을 삼가도록, 질환에 대한 올바른 이해를 촉구한다.

【발진기】 한 때 해열된 후, 재발열과 동시에 발진이 출현한다. 이때는 고열이 되어 카타르증상도 심해지므로, 체력소모를 최소한도로 하도록 개개 환자에게 알맞은 케어를 한다.

【회복기】 해열 직후에는 안정을 취하며 누워 있고, 2~3일후부터 단계적으로 활동범위를 넓히도록 한다. 완전히 회복될 때까지는 등원·등교를 삼간다.

케어의 포인트

증상완화의 지지
- 환경을 정비하고, 안전·안락한 생활을 할 수 있도록 한다.
- 피부의 청결을 유지하고, 피부의 손상, 2차감염의 예방에 힘쓴다.
- 발열시 수액요법을 안전하게 실시할 수 있도록 한다.
- 합병증의 조기발견·조기대응에 힘쓴다.
- 발진은 서서히 낙설하여 색소침착을 남기게 된다. 환자는 색소침착으로인한 외견의 변화를 걱정하는 경우가 있는데, 시간의 경과와 더불어 서서히 소실되어 가는 점을 전달한다.

감염확대의 예방
- 감수성자와 접촉을 삼간다.
- 손씻기나 양치질을 권장하여, 감염확대를 예방한다.
- 확실한 예방방법은 홍역의 백신접종으로 면역을 미리 획득하는 것이다. 그러나 최근 한번 백신접종을 받은 사람에게서의 홍역발생이 증가하고 있다. 이것은 접종 후에 홍역바이러스에 노출되는 기회가 적어서 항체가가 저하되었기 때문이다.
- 학교보건안전법에서는 「해열된 후 3일간」 출석정지가 정해져 있다. 감염예방을 위한 필요조치라는 점을 이해한다.

환자·가족의 심리·사회적 문제에 대한 지지
- 질환에 관하여 자세히 설명하여, 불안을 해소한다.
- 감염확대예방을 위한 관리방법을 지도한다.
- 격리나 QOL저하로 인한 스트레스를 최소한도로 한다.

퇴원지도·요양지도

- 퇴원 후에도 상태를 계속 관찰하도록 지도한다.
- 가려움증의 유발을 삼가는 생활을 하도록 지도한다.
- 회복 직후에는 면역기능이 저하되어 있으므로, 감염예방에 유의하도록 지도한다.

(篠木繪理)

등원(교)의 금지

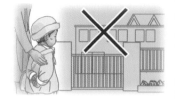

해열후 3일 경과할 때까지

안정

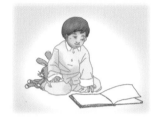

수분·영양보급

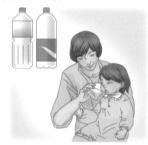

진해제, 진통·해열제 등의 투여

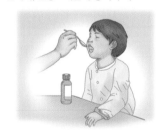

■ 그림 11-2 홍역 환자의 케어

전체 map

<table>
<tr>
<td>병인</td>
<td>
• 풍진바이러스의 감염
[악화인자] 임신 초기의 감염 (신생아에게 선천성풍진증후군이 발생하는 수가 있다)
</td>
<td>역학</td>
<td>
• 2008년의 이환자는 300명 정도이다.
• 성인의 항체보유율은 여성 90% 이상, 남성 70~80% 정도이다.
[예후] 대부분이 불현성감염으로 증상도 가볍다.
</td>
</tr>
</table>

병태생리
• 풍진바이러스가 비인두에 비말감염되어, 소속림프절에 이동하여 림프절 종대가 출현하는 급성발진성감염증이다.   • 감염 7~10일 후부터 바이러스가 검출된다.   • 잠복기간은 14~21일이다.   • 감염성은 발진출현 후까지 유지된다.   • 바이러스에 대한 면역반응의 결과로 피부에 발진이 출현하고, 중화항체도 생긴다.

병태생리 map p.92

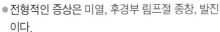 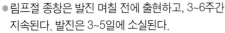

증상 | 합병증 | 진단 | 치료

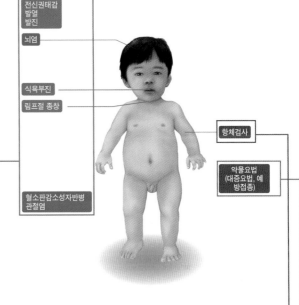

전신권태감 발열 발진

뇌염

식욕부진

림프절 종창

혈소판감소성자반병 관절염

항체검사

약물요법 (대증요법, 예방접종)

증상
• 전형적인 증상은 미열, 후경부 림프절 종창, 발진이다.   • 림프절 종창은 발진 며칠 전에 출현하고, 3~6주간 지속된다. 발진은 3~5일에 소실된다.   • 성인은 전구증상 (전신권태감, 발열, 식욕부진)이 심하고, 성인례의 1/3에 관절염이 나타난다.   [합병증]   • 임신 초기의 감염으로 인한 선천성풍진증후군 (신생아)   • 혈소판감소성자반병   • 뇌염

증상 map p.91

진단
• 임상증상이나 경과만으로 진단이 어려운 경우에는 항체가를 측정한다.   • 항체가 : 효소항체법 (ELISA)에서 IgM항체의 상승을 확인한다. 그 밖에는 급성기와 회복기의 항체가에서 4배 이상의 상승이 있으면 풍진이라고 진단한다.

진단 map p.91

치료
• 특별한 치료법은 없고, 예방접종 (홍역·풍진혼합백신)이 가장 중요한 치료법 (예방적 치료)이다.   • 대증요법이 중심이며, 발열이나 관절염에는 해열진통제를 사용한다.

치료 map p.95

풍진

병태생리 map

풍진이란 토가바이러스(togavirus)과에 속하는 풍진바이러스에 의한 급성발진성감염증이다.

- 다른 토가바이러스과의 바이러스와 달리, 사람만을 자연숙주로 하고 있다. 수용체는 불분명하다.
- 풍진바이러스가 비말로 비인두에 감염되어, 국소의 림프절로 이동함에 따라, 림프절 종대가 출현한다.
- 바이러스는 7~10일 경과하면 관절액 (관절통), 기도분비물, 요, 뇌척수액 등 여러 부위에서 검출되기도 한다.
- 감염자는 발진출현 시까지 감염성을 유지한다.
- 피부에서 바이러스에 대한 면역반응의 결과로 발진이 출현하고, 같은 시기에 중화항체가 생겨난다.

병인·악화인자

- 풍진바이러스가 원인이다.
- 바이러스는 비말감염으로 전파되고, 그 감염력은 홍역, 수두보다 약하다.
- 소아 (12~90개월)의 풍진 백신접종률이 높아지고 있으며, 다음과 같은 예방접종의 변천에 따라서, 성인여성의 항체보유율은 90% 이상, 성인남성은 80% 정도로 추측되며, 성인 중에서도 감수성이 있는 인구가 많다.
- 임부가 임신 초기에 풍진에 걸리면 풍진바이러스가 태반을 통하여 태아에게 감염되어, 신생아에게 선천성풍진증후군 (congenital rubella syndrome : CRS)이 발생하는 경우가 있다는 점에 가장 주의가 필요하다.

역학·예후

- 예방접종이 철저한 나라에서는 이환율이 낮아서, 전미에서는 연간 10례 이하이다. 일본에서는 종래 연간 2만~4만명 정도였는데, 2005년에는 추계 7,900명, 2008년에는 293명으로 이환율이 감소하는 추세이다.
- 본래 아동기에 많은 감염증이지만, 예방접종으로 1~3세의 비율이 높아지고 있다. 10~14세의 비율은 감소하고 있다.
- 예방접종의 경위
1) 1976년부터 임의접종 개시
2) 1977년부터 여중생에게 정기접종
3) 1989년부터 생후 12~72개월 소아에게 홍역·유행성이하선염·풍진혼합 (MMR) 백신의 선택적 투여 시작 (그러나 1993년에 무균성 수막염의 발생으로 MMR백신은 투여를 중지하였다)
4) 1995년부터 생후 12~90개월까지 소아에게도 풍진백신을 접종 (정기접종)
5) 2006년부터는 홍역·풍진백신으로 2회 접종
- 대부분이 불현성감염으로 증상이 가볍지만, 뇌염이나 CRS에는 주의를 요한다.
- CRS 환자수는 2000~2003년까지 해마다 1례였지만, 2004년에는 10례로 증가하였다. 2005년은 2례, 2006년 이후는 0례이다.

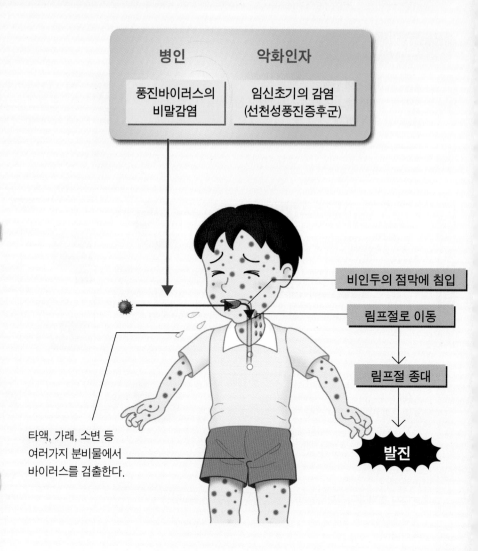

병인	악화인자
풍진바이러스의 비말감염	임신초기의 감염 (선천성풍진증후군)

비인두의 점막에 침입

림프절로 이동

림프절 종대

발진

타액, 가래, 소변 등 여러가지 분비물에서 바이러스를 검출한다.

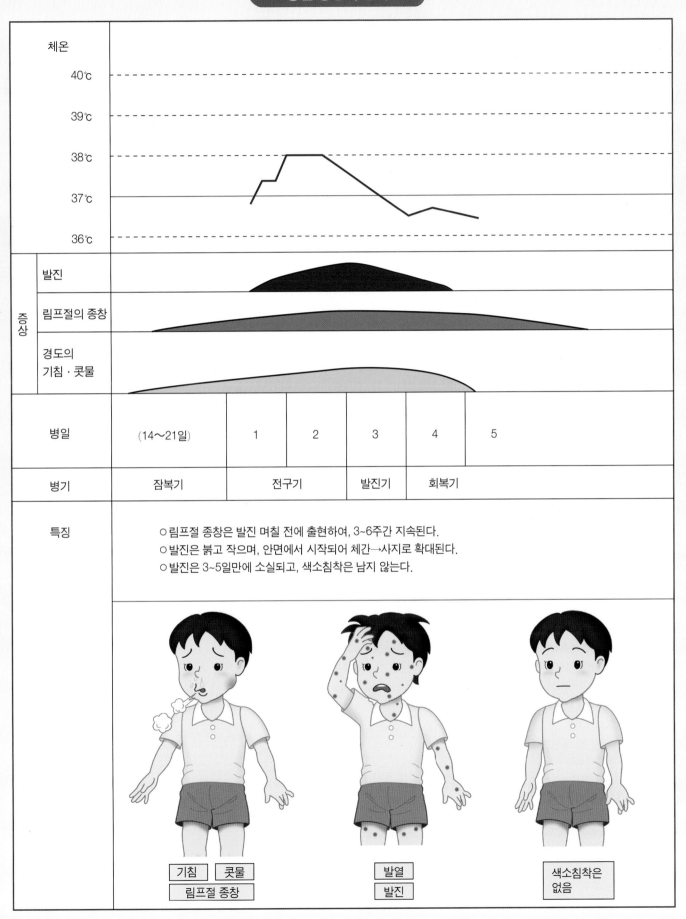

풍진 증상의 경과

체온									

증상	발진									
	림프절의 종창									
	경도의 기침·콧물									

병일	(14〜21일)	1	2	3	4	5
병기	잠복기	전구기		발진기	회복기	

특징	○ 림프절 종창은 발진 며칠 전에 출현하여, 3~6주간 지속된다. ○ 발진은 붉고 작으며, 안면에서 시작되어 체간→사지로 확대된다. ○ 발진은 3~5일만에 소실되고, 색소침착은 남지 않는다.

기침	콧물
림프절 종창	

발열
발진

색소침착은
없음

12
예진

증상 map

전형적인 증상은 미열, 후경부림프절 종창, 발진이다.

증상

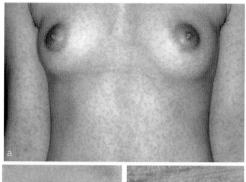

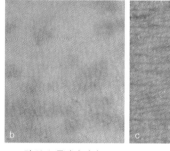

a는 풍진의 전형적인 피진. 2~3mm 크기이다. b, c처럼 피진이 융합되어 조홍(潮紅)을 나타내기도 한다.

■ 그림 12-1 풍진의 피진

(小澤 明 : 풍진, 瀧川雅浩 감수 : 표준피부과학, 제9판, p.535, 의학서원, 2010에서)

증상　　합병증

전신권태감
발열
발진

뇌염

식욕부진

림프절 종창

혈소판감소성자반병
관절염

- 잠복기간은 14~21일이다.
- 대부분이 불현성감염이지만, 성인은 소아에 비해서 전신권태감, 발열, 식욕부진 등의 전구증상이 심하다.
- 림프절 종창은 발진 며칠 전에 출현하여, 3~6주간 지속된다.
- 발진은 붉고 작으며, 얼굴에서 시작되어 하행성으로 확대된다. 3일 (~5일) 만에 소실되고 색소침착을 남기지 않는다.
- CRS에 관하여
1) 임신 제1기 (3개월까지)에 모체가 감염되면 80~85%의 확률로 이상아가 생기고, 20%는 자연유산된다.
2) 대표적인 증상으로는 다음을 들 수 있다.
   · 난청　　　　　　· 발육지체　　　　　· 백내장, 망막증
   · 정신운동발달지체　· 선천성심질환　　　· 당뇨병 (유아 이후에 발생)

합병증

- 혈소판감소성자반병 : 3,000~5,000명에 1명 발생하며, 통상은 경과가 양호하다.
- 뇌증 : 통상은 경과가 양호하지만, 중증화되기도 한다.
- 관절염은 성인에게 많다(성인례의 1/3).

진단 map

임상증상과 항체검사로 진단한다.

진단·검사치

- 임상증상이나 경과에서 진단이 어려운 경우도 많다. 진단이 어려우면 항체가를 측정한다.
- 항체가 : 여러 가지 측정법이 있지만, 효소항체법 (ELISA)을 이용하는 경우가 많다. IgM항체의 상승으로 판단한다. 그 밖에는 급성기와 회복기의 항체가에서 4배 이상 상승하면 풍진이라고 진단한다.

치료 map

특별한 치료법이 없기에 예방접종을 통한 예방적 치료가 중요하다.

■ 표 12-1 풍진의 주요 치료제

목적	분류	일반명	주요 상품명	약효발현의 메커니즘	주요 부작용
예방	백신	건조약독생 풍진백신	건조약독생 풍진백신	약독화 바이러스에 노출됨으로써 풍진바이러스에 대한 면역력을 획득	생백신바이러스에 의한 발열, 발진
		건조약독생 홍역풍진 혼합백신	건조약독생 홍역풍진 혼합백신, Mearubik	약독화 바이러스에 노출됨으로써 풍진 바이러스, 풍진바이러스에 대한 면역력을 획득	생백신바이러스에 의한 발열, 발진
대증 요법	비피린계 해열진통제	아세트아미노펜	Pyrinazin, Calonal	시클로옥시게나제 (COX-3과 PCOX-1a) 저해에 의한 작용	간장애, 혈소판감소, 백혈구감소

약물요법 (대증요법, 예방접종)

항체검사

치료방침

● 특별한 치료법이 없다. 예방접종이 가장 중요한 치료법 (예방적 치료)이라고 할 수 있다. 발열이나 관절염에는 해열진통제를 사용한다.

약물요법

(Px 처방례) 대증요법. 성인은 1), 소아는 2)를 사용한다.
1) Calonal정(200 · 300mg) 500mg 둔복 ←비피린계 해열진통제
2) Calonal과립 10mg/kg 둔복 ←비피린계 해열진통제
(Px 처방례) 예방접종. 다음의 1), 2) 중에서 사용한다.
1) Mearubik 0.5mL 피하주 ←홍역 · 풍진혼합백신
2) 건조약독생 풍진백신 0.5mL 피하주 ←풍진백신

제1기
1세아 : 생후 12~24개월에 이르는 동안

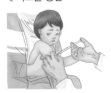

제2기
5~7세미만의 유아 : 초등학교 입학 전의 1년간

제3기
중학 1년에 해당하는 연령

생활지도

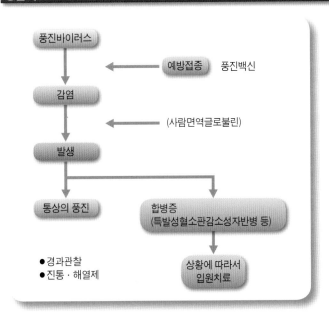

제4기
고교 3년에 해당하는 연령

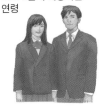

(森尾友宏)

*2012년까지 기간한정. 홍역 및 풍진에 이미 걸린 것이 확실한 사람, 각각 예방접종을 2회 접종한 사람은 제외한다.

■ 그림 12-2 홍역 · 풍진혼합 백신의 접종시기

12 풍진

환자케어

2차감염, 감염확대의 예방을 목표로 지지를 제공한다.

병기·병태·중증도에 따른 케어

【급성기】 발열이나 림프절 종창에 의한 통증 등의 고통완화를 도모한다. 콧물, 기침, 인두통 등의 상기도증상이 나타나는 경우는 양치질을 권장하여, 2차감염을 예방한다.

【회복기】 발진은 3일 정도로 소실되고, 며칠 후에는 전신상태도 치유된다. 발진출현 후 7일 후까지는 감염력이 있으므로, 감수성이 있는 사람, 특히 임신 초기의 임부, 환아 등의 접촉은 삼가고, 실내에서의 놀이나 학습을 권한다.

케어의 포인트

감염확대의 방지
- 감수성이 있는 사람과의 접촉을 삼간다.
- 개인병실에 격리하고, 손씻기를 충분히 한다.
- 학교보건안전법에서는 「발진이 소실될 때까지」 출석정지가 명시되어 있다. 감염확대를 방지하기 위하여 필요한 처치라는 점을 이해하도록 한다.

증상완화의 지지
- 실내의 환경을 조정하여, 편안히 지낼 수 있도록 배려한다.
- 양치질, 수분보급, 가습 등으로 상기도증상을 완화시킨다.
- 피부의 청결을 유지하면서, 손톱을 짧게 자르는 등의 행위를 통해 피부의 손상을 예방한다.

환자·가족의 심리·사회적 문제에 대한 지지
- 질환에 관하여 환자·가족이 알기 쉽게 설명하여, 불안을 해소하도록 지지한다.
- 감염확대를 방지하기 위한 관리방법을 충분히 설명한다.
- 격리나 활동의 제한에 수반하는 스트레스나 불안을 경청하고, 회복될 때까지 심신 모두 안정된 상태로 지낼 수 있도록 지지한다.

퇴원지도·요양지도

- 합병증 출현에 주의하고, 경과를 관찰할 수 있도록 지도한다.
- 감염력이 소실될 때까지, 가정에서 심신 모두 안정된 생활을 할 수 있도록 환경을 정비한다.

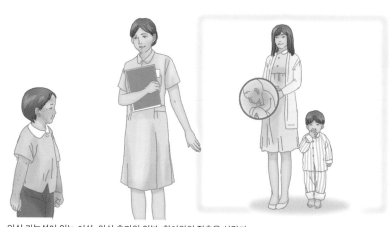

임신 가능성이 있는 여성, 임신 초기의 임부, 환아와의 접촉을 삼간다.

■ 그림 12-3 풍진 환자의 케어

(富岡晶子)

전체 map

병인
- 뇌출혈 : 고혈압 (고혈압성뇌출혈), 뇌동정맥 기형·뇌종양 등 (2차성뇌출혈)
- 지주막하출혈 : 뇌동맥류파열, 뇌종양 등
[악화인자] 고혈압, 과음, 흡연

역학
- 뇌출혈 : 50~70대에 호발하여, 남성에게 많다.
- 지주막하출혈 : 40~60대에 호발하며, 여성이 더 많다.
[예후] 지주막하출혈에서는 20~30%가 사망에 이른다.

병태생리
- 뇌출혈 : 뇌내의 소혈관에서 출혈이 발생하여 뇌내에 혈종이 생긴다. 출혈부위에 따라서 피각출혈 (putaminal hemorrhage), 시상출혈, 피질하출혈, 소뇌출혈, 뇌간출혈, 뇌실출혈 등으로 분류된다. 대부분은 고혈압성뇌출혈이지만, 2차성뇌출혈도 있다.
- 지주막하출혈 : 주로 뇌동맥류의 파열로 인해 지주막하강에 출혈이 일어나고, 두개내압이 항진되어 20~30%의 확률로 사망하는 중증 병태로서, 뇌동맥류는 높은 비율로 재파열된다.

병태생리 map p.98

증상
- 뇌출혈 : 출혈부위에 따라서 증상이 다르다. 뇌간출혈에서는 혼수, 호흡장애, 안구운동장애가, 소뇌출혈에서는 돌발성두통, 오심·구토, 현기증, 실조증상, 피각출혈, 시상출혈에서는 출혈부위와 반대측 편마비·감각장애가 나타난다.
- 지주막하출혈 : 돌발적인 극심한 두통, 오심·구토, 의식소실, 심폐정지가 나타난다.

[합병증]
- 뇌실내출혈에서는 수두증이 합병된다.
- 지주막하출혈에서는 뇌내혈종, 동안신경마비, 부정맥, 폐수종이 합병된다.

증상 map p.100

증상　합병증　　　진단　치료

뇌출혈
뇌실내출혈 : 수두증
〈뇌간출혈〉
혼수
안구운동마비
양안축동
호흡장애
사지마비
〈소뇌출혈〉
두통
현기증
오심·구토
실조증상
〈피각출혈〉
편마비
감각장애
실어 또는
실행, 실인,
반측공간무시
〈시상출혈〉
편마비
안구운동장애
감각장애
〈피질하출혈〉
전두엽 : 마비, 실어
두정엽 : 감각장애
후두엽 : 동명반맹
측두엽 : 실어, 시야장애

CT
조영MRI
뇌혈관조영

강압치료
외과적 치료 (혈종제거술)
재활요법

지주막하출혈
뇌내혈종
수두증
갑작스런 극심한 두통
동안신경마비
(안검하수, 안구운동장애, 산동)
오심·구토
실어
마비
의식장애
폐수종
부정맥

CT·MRI
뇌혈관조영
3D-CT
MRA
수액검사

진정·진통·강압요법
각종 배액
외과적 치료
(개두클리핑술, 혈관내수술, 혈종제거술 등)
재활요법

진단
- 뇌출혈 : CT·MRI로 쉽게 진단 가능하다. 혈종은 고흡수역으로 하얗게 묘출된다. 젊은층에게서는 뇌동정맥기형 때문에 출혈이 발생하는 경우가 많으므로, 조영 MRI나 뇌혈관조영이 유용하다.
- 지주막하출혈 : 문진에서 갑작스런 극심한 두통이 확인된다. 영상진단에서는 CT·MRI가 유용하다. CT에서 확실하지 않은 경우는 수액검사나 MRI를 이용하여 진단한다. 출혈원의 검색에는 뇌혈관촬영, 3D-CT, MRA가 이용된다.
- 지주막하출혈은 의식장애의 정도, 마비의 유무에 따라서 5단계의 중증도로 분류된다.

진단 map p.101

치료
- 뇌출혈 : 급성기에는 전신관리와 강압치료가 시행된다. 강압제를 이용하는 혈압관리는 예후의 개선에도 유용하여 뇌출혈에 적용하는 혈종제거술은 구명의 의미가 강하고, 수술적용 여부는 출혈부위마다 다르다.
- 지주막하출혈 : ①재파열의 예방 (개두클리핑술, 혈관내수술), ②두개내압·수두증 관리 (뇌조(cisterna)·뇌실·요추배액, 뇌실복강션트, 요추복강션트), ③혈관연축의 예방 (뇌조·요추배액을 통한 뇌조 내의 혈액 제거, 투약), ④전신상태의 관리

치료 map p.102

뇌출혈 (뇌내출혈), 지주막하출혈

병태생리 map

뇌출혈 (뇌내출혈)은 뇌내에서의 출혈이고, 지주막하출혈은 지주막하강 (뇌와 지주막 사이의 수액강)을 중심으로 하는 출혈로서, 같은 두개내출혈이지만 그 원인·병태·치료방침·예후 등이 크게 다르다. 양자를 합하면 뇌졸중의 약 40%를 차지하며, 중증 장애를 남기는 증례가 많아서 그 예방과 적절한 치료가 중요하다.

● 뇌출혈
● 뇌출혈의 경우 주로 뇌내의 소혈관에서 출혈이 발생하여 뇌내에 혈종이 생성된다. 혈종의 장소·크기에 따라서 증상·경과·수술적용을 포함한 치료방침이 크게 달라진다.
● 뇌출혈은 그 출혈부위에 따라서, 피각출혈·시상출혈·피질하출혈·소뇌출혈·뇌간출혈·뇌실내출혈 등으로 분류된다.
● 대부분은 고혈압성뇌출혈이지만, 뇌동정맥기형, 해면상혈관종, 아밀로이드혈관장애, 뇌종양 등에 따라서 2차적으로 뇌출혈을 일으키는 경우도 있다. 이 2차성 (증후성) 뇌출혈에서는 각각의 혈관장애나 뇌종양에 대한 치료가 필요하다.
● 외과적 치료는 구명의 의미가 강하기 때문에, 강압이나 전신관리를 중심으로 하는 내과적 치료, 재활요법의 적극적인 도입이 중요하다.
● 지주막하출혈
● 지주막하출혈은 주로 뇌동맥류의 파열이 원인으로 일어난다. 출혈로 두개내압이 항진되어, 20~30%의 확률로 사망하는 중증 병태이다. 뇌동맥류는 높은 비율로 재파열이 발생하므로, 재파열 예방을 위한 치료가 필요하다.
● 발생후 3~14일째를 중심으로, 혈관연축이라는 동맥이 가늘어지는 병태가 높은 비율로 합병된다. 이 병태로 인해서 뇌경색이 합병되면 생명예후, 기능예후에 심각한 악영향을 미친다.

병인·악화인자

● 뇌출혈
● 고혈압성뇌출혈은 뇌내의 소혈관이 장기간의 고혈압에 노출됨으로써, 미소동맥류를 형성하여 출혈을 초래하는 병태이다.
● 이 밖에 뇌동정맥기형, 해면상혈관종, 모야모야병, 아밀로이드혈관장애라는 혈관장애, 뇌종양 등이 뇌출혈의 원인이 된다.
● 지주막하출혈
● 지주막하출혈의 원인은 주로 뇌동맥류파열이다. 그 밖에는 뇌종양이나 뇌동정맥기형·경막동정맥루·모야모야병 등의 혈관장애가 원인이 될 수 있다. 또 출혈원이 불분명한 것이 10%정도 존재한다.
● 주로 뇌동맥 분기부에 강한 혈행역학적인 스트레스가 가해짐으로써 혈관이 팽창하여 동맥류를 형성하는 경우가 바로 뇌동맥류이다.

역학·예후

● 뇌출혈
● 일본의 뇌출혈 환자는 전체 뇌졸중 환자의 30% 정도를 차지하며, 구미에 비해 2~3배 높다고 알려져 있다. 남성, 중년·고령층 (50~70대)에 많다.
● 뇌출혈의 위험인자로는 고혈압, 과음, 혈청 총

콜레스테롤의 낮은 수치 등이 있다. 따라서 뇌출혈의 발생 및 재발예방에 고혈압증에 대한 강압제치료가 특히 권장되고 있다. 또 항혈소판제, 항응고제에 의한 출혈이 알려져 있다.
● 지주막하출혈
● 지주막하출혈의 연간 발생빈도는 10만명 중 10~30명이다. 호발연령은 40~60대이고, 여성에게 다소 많다. 미파열 뇌동맥류의 연간파열율은 1% 이하이며, 사이즈가 큰 것, 형상이 불규칙한 것은 파열되기 쉽다. 고혈압, 흡연, 과음이 뇌동맥류파열의 위험인자이다.

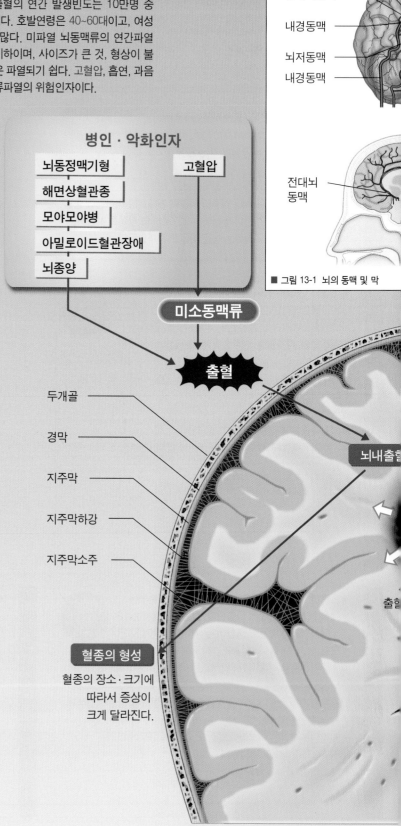

전교통동맥
전대뇌동맥
내경동맥
뇌저동맥
내경동맥
전대뇌동맥

■ 그림 13-1 뇌의 동맥 및 막

병인·악화인자

| 뇌동정맥기형 | 고혈압 |
| 해면상혈관종 |
| 모야모야병 |
| 아밀로이드혈관장애 |
| 뇌종양 |

미소동맥류

출혈

두개골
경막
지주막
지주막하강
지주막소주

뇌내출혈

출혈

혈종의 형성
혈종의 장소·크기에 따라서 증상이 크게 달라진다.

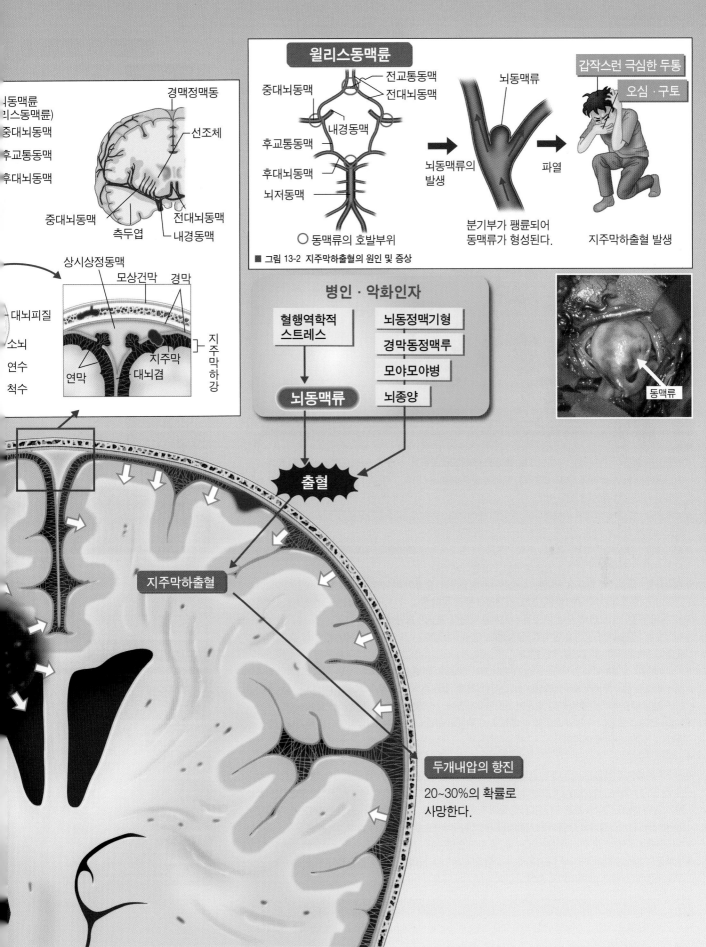

윌리스동맥류

중대뇌동맥
전교통동맥
전대뇌동맥
내경동맥
후교통동맥
후대뇌동맥
뇌저동맥

○ 동맥류의 호발부위

뇌동맥류

뇌동맥류의
발생

분기부가 팽륜되어
동맥류가 형성된다.

파열

갑작스런 극심한 두통
오심 · 구토

지주막하출혈 발생

■ 그림 13-2 지주막하출혈의 원인 및 증상

경막정맥동
선조체
중대뇌동맥
측두엽
전대뇌동맥
내경동맥

ㅣ동맥류
ㅣ리스동맥류)
중대뇌동맥
후교통동맥
후대뇌동맥

상시상정동맥
모상건막
경막
대뇌피질
소뇌
연수
척수
연막
지주막
대뇌겸
지주막하강

병인 · 악화인자

혈행역학적
스트레스

뇌동정맥기형
경막동정맥루
모야모야병
뇌종양

뇌동맥류

동맥류

출혈

지주막하출혈

두개내압의 항진
20~30%의 확률로
사망한다.

13 뇌출혈 (뇌내출혈), 지주막하출혈

뇌출혈 (뇌내출혈), 지주막하출혈

증상 map

뇌출혈은 출혈부위에 따라서 증상이 달라진다. 지주막하출혈에서는 갑작스런 극심한 두통이 특징적이다.

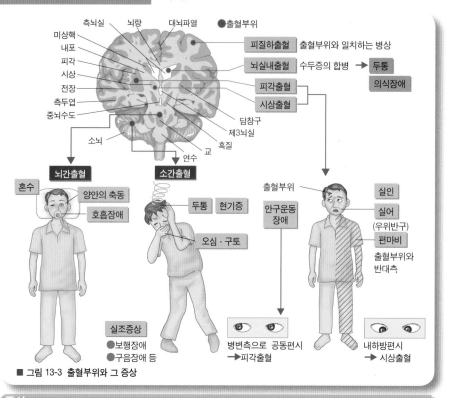

■ 그림 13-3 출혈부위와 그 증상

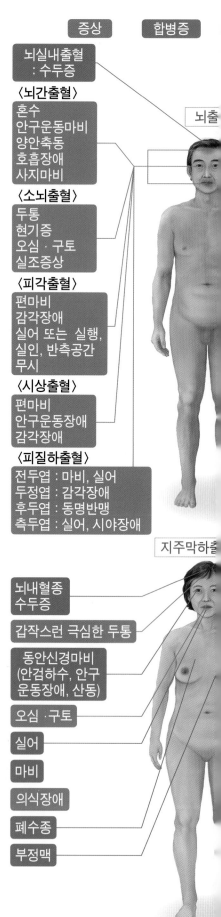

증상

- 뇌출혈
- 뇌출혈은 혈종이 존재하는 부위의 기능장애로 인한 국소증상과, 뇌를 압박함으로써 생기는 두개내압항진에 의한 증상이 동시에 나타난다. 따라서 혈종 부위에 따라 그 증상이 달라진다. 두통·구토는 그다지 나타나지 않는다(그림 13-3).
- 뇌간출혈 : 혈종의 크기에 비해서 가장 중증인 병태이다. 혼수·호흡장애·안구운동장애·양안의 축동·사지마비가 확인되지만, 경도인 경우 안구운동장애만 나타나는 경우도 있다.
- 소뇌출혈 : 돌발적인 두통·오심·구토·현기증·실조증상을 확인한다. 일반적으로 마비는 나타나지 않는다. 의식장애의 진행이 있는 경우는 수술을 고려한다.
- 피각출혈 : 출혈측과 반대측 편마비, 감각장애를 확인한다. 출혈이 우위반구 (주로 왼쪽)이면 실어, 비우위반구 (주로 오른쪽)이면 실행, 실인, 반측공간 무시 등의 증상이 추가된다. 심한 의식장애, 공동편시, 동공부동이 있으면 혈종이 큰 것을 사사하기 때문에 예후가 불량하다.
- 시상출혈 : 출혈측과 반대측 편마비, 감각장애, 안구운동장애 (수직방향의 주시마비) 등을 확인한다. 출혈이 우위반구이면 실어를 수반한다.
- 피질하출혈 : 출혈부위와 일치하는 증상을 나타낸다. 전두엽이면 출혈의 반대측 마비나 실어가, 두정엽에서는 반대측 감각장애가, 후두엽에서는 동명반맹 (양안의 같은 측 시야가 부족하다)이, 측두엽에서는 실어나 시야장애가 나타나는 상태이다. 혈종이 커지면 의식장애가 심해진다. 때로 경련발작으로 발생한다.
- 뇌실내출혈 : 혈종이 수액의 흐름을 방해하고, 수두증이 합병되면 두통, 의식장애라는 두개내압항진 증상이 진행성으로 확인된다.
- 지주막하출혈
- 지주막하출혈의 특징은 지금까지 경험한 적이 없는 돌발적인 극심한 두통으로, 「머리를 배트로 맞은 것 같다」 거나 「번개가 친 것 같다」 등으로 호소하는 경우가 많으며, 오심·구토를 수반하는 경우가 많다. 때로 의식소실을 수반한다. 정도가 다양한 의식장애를 수반하고, 중증례에서는 심폐정지가 발생한다. 시간경과와 더불어 의식장애의 개선이 나타나는 경우도 적지 않다.
- 뇌내혈종이 합병되면, 마비나 실어라는 국소증상이 합병된다.
- 동맥류의 발생부위에 따라서 (내경동맥-후교통동맥 분기부 동맥류 등), 동안신경마비 (안검하수, 안구운동장애, 산동)가 합병되기도 한다.

합병증

- 지주막하출혈은 교감신경계의 긴장으로 인해 부정맥이나 폐수종이 합병되므로, 전신관리가 중요하다. 수두증에도 주의한다.

진단 map

| 진단 | 치료 |

뇌출혈, 지주막하출혈 모두 CT를 이용한 영상진단이 가능하다. 뇌혈관조영이나 조영 MRI 등으로 출혈원을 확인한다.

CT
조영 MRI
뇌혈관조영

강압치료
외과적 치료 (혈종제거술)
재활요법

진단·검사치

- ●뇌출혈
- ●뇌출혈은 CT로 쉽게 진단이 가능하다. 혈종은 CT에서 고흡수역으로 하얗게 묘출된다(그림 13-4). MRI에서는 혈종의 시기에 따라서 묘출되는 형태가 바뀐다.
- ▪특히 젊은층인 경우, 뇌동정맥기형 때문에 출혈이 발생하는 경우가 많다. 이를 확인하기 위해서는 조영 MRI나 뇌혈관조영이 유용하다.
- ●지주막하출혈
- ●지주막하출혈의 진단에서 가장 중요한 것은 갑작스런 극심한 두통을 문진으로 확인하는 데에 있다. 영상진단에는 CT가 유용하며, 뇌저부 수액조의 고흡수역을 보고 진단한다. 수두증의 합병, 뇌내혈종의 합병 유무를 확인하는 것도 중요하다(그림 13-5).
- ●출혈량이 적고, CT에서 확실하지 않은 경우는 수액검사를 통해 수액 속 혈액을 확인하여 진단한다. 또 MRI로 보다 확실한 영상진단이 가능해졌다.
- ●지주막하출혈은 의식장애의 정도와 마비의 유무에 따라서 5단계의 중증도로 나뉜다. 중증도 분류로는 Hunt-Kosnik분류 (표 13-1), WFNS (세계뇌신경외과연맹) 분류 (표 13-2) 등이 일반적으로 널리 사용되고 있다. 이 중증도를 기준으로, 수술적응 · 치료방침이 결정된다.
- ●지주막하출혈이 확인된 경우, 출혈원의 파악이 필요하다. 뇌혈관조영, 3D-CT, 자기공명혈관조영 (MRA)으로 동맥류의 부위나 크기, 형상을 확인할 수 있다.

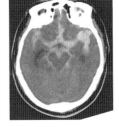

■ 그림 13-5 지주막하출혈의 CT상

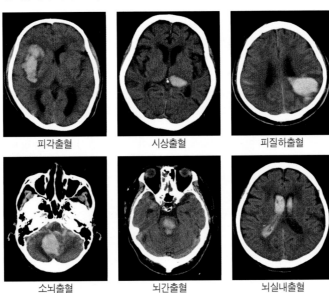

■ 그림 13-4 각 뇌출혈의 CT상

CT · MRI
뇌혈관조영
3D-CT
MRA
수액검사

■ 표 13-1 Hunt-Kosnik 분류 (1974)

Grade 0	미파열 뇌동맥류
Grade 1	무증상 또는 경도의 두통 및 항부경직을 나타내는 증례
Grade 1a	의식이 분명하고 급성기증상은 없으며, 신경증상이 고정된 증례
Grade 2	중등도에서 고도의 두통, 항부경직을 나타내지만, 뇌신경마비 이외의 신경학적 실조는 확인되지 않는 증례
Grade 3	경면경향, 착란상태 또는 경도의 국소신경장애를 나타내는 증례
Grade 4	의식장애는 혼미하며, 중등도에서 중증의 편마비를 나타내고, 때로 제뇌경직 및 자율신경장애의 초기증상을 수반하는 경우가 있는 증례
Grade 5	깊은 혼수, 제뇌경직, 빈사상태

진정 · 진통 · 강압요법
각종 배액
외과적 치료
(개두클리핑술, 혈관내
수술, 혈종제거술 등)
재활요법

■ 표 13-2 WFNS (세계뇌신경외과 연맹) 분류

Grade	GCS	운동실조
I	15	–
II	14~13	–
III	14~13	+
IV	12~7	±
V	6~3	±

■ 표 13-3 Glasgou Coma Scale (GCS , 1976)

E : 개안	V : 발어	M : 운동기능
자발적으로 개안…4	소재식이 있다…5	명령에 따른다…6
명령에 따라서 개안…3	의미 없는 대화를 한다…4	통증자극 부위를 알 수 있다…5
통증에 따라서 개안…2	의미 없는 단어를 말한다…3	도피굴곡운동…4
개안하지 않는다…1	단어가 되지 않는 발성만…2	이상굴곡…3
	발어 없음…1	신전반응…2
		반응 없음…1

E, V, M 각 항목의 합계로 3-15점으로 판정한다.

13 뇌출혈 (뇌내출혈), 지주막하출혈

치료 map

뇌출혈에서는 전신관리와 혈압관리가 중요하다. 지주막하출혈에서는 뇌동맥류의 재파열예방, 두개내압과 수두증의 관리, 혈관연축의 예방, 전신관리가 포인트이다.

뇌출혈

치료방침

● 급성기에는 호흡관리를 포함한 전신관리와 적극적인 강압치료가 중요하다. 특히 강압제를 투여하는 혈압관리는 급성기에 출혈의 증대를 줄여서, 결과적으로 예후를 좋게 한다.
● 두개내압항진에는 부위와 크기에 따라서 수술을 검토한다. 고장액 글리세올 정맥내 투여는 뇌부종과 뇌대사의 개선에는 유효하지만, 초급성기에는 출혈을 조장할 수 있으므로 주의를 요한다.
● 중증 뇌출혈례에서는 소화관출혈의 합병에 주의하며, 항궤양제 (H_2블로커) 등을 예방적으로 투여한다.
● 전신상태를 안정시킨 후, 적극적인 재활요법의 도입이 필요하다.

외과적 치료

● 뇌출혈로 파괴된 뇌조직의 기능은 수술로 회복되지 않는다. 따라서 뇌출혈에 대한 혈종제거술은 구명의 의미가 강하다. 이 때문에 소뇌출혈이나 피질하출혈, 합병된 수두증에 대한 수술을 제외하면, 수술을 무조건적으로 적용할 게 아니라, 종합적인 판단이 선행되어야 한다. 일반적으로 출혈량이 10mL 이하인 소출혈, 신경학적 소견이 경도인 증례에는 혈종 부위에 관계없이 수술을 시행하지 않는다. 또 뇌간이나 시상 등 뇌심부의 혈종은 수술의 적응대상이 되지 않는다.
● 혈종제거술의 방법으로는 개두수술이 가장 일반적이지만, 보다 저침습인 수술로 정위수술, 내시경수술이 있으며, 앞으로는 내시경수술의 적용이 서서히 증가하리라 생각된다.
● 수두증에는 뇌실배액술을 시행한다. 만성기에도 수두증이 소실되지 않는 경우는 뇌실복강션트, 요추복강션트가 고려된다.
● 출혈부위의 수술적응은 일반적으로 다음과 같다.
· 뇌간출혈 : 수술을 적용하지 않는다.
· 소뇌출혈 : 최대경이 3cm 이상이며 신경학적으로 증상이 진행되어 있는 경우, 뇌간이 압박되므로 혈종제거술을 시행한다.
· 수두증이 있는 경우는 수술이 권장된다. 혈종제거술에 추가하여 뇌실외유도술이 시행된다.
· 피각출혈 : 신경학적 소견이 중등도로, 혈종량이 30mL 이상인 경우는 수술을 고려해도 된다.
· 시상출혈 : 혈종제거술은 적용하지 않는다. 혈종이 뇌실 내로 천파하여 수두증이 합병되는 증례에서는 뇌실배액술을 고려해도 된다.
· 피질하출혈 : 60세 이하, 혈종량 50mL 이상이며, 경면 때문에 의식수준이 혼미한 증례에서는 수술이 권장된다.
· 뇌실내출혈 : 급성수두증에 뇌실배액술을 한다.

지주막하출혈

치료방침

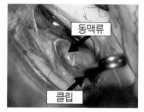

동맥류
클립

클리핑술

● 지주막하출혈의 치료 포인트로, 1)재파열의 예방, 2)두개내압 · 수두증 관리, 3)혈관연축의 예방, 4)전신상태의 관리를 들 수 있다.
1) 재파열의 예방
· 지주막하출혈 환자의 예후를 불량하게 하는 최대인자는 뇌동맥류의 재파열이다.
· 재파열은 발생 당일이 특히 많으므로, 신속하고 충분한 진정 · 진통 · 강압에 의한 혈압관리가 중요하다.
· 뇌혈관조영, 3D-CT 등을 이용하여 뇌동맥류를 확인하고, 조기 (72시간 이내)에 수술한다.
· 그러나 중증례에서는 급성기 수술을 적용하지 않는다. 중증례에서는 만성기에 의식이 개선되면 치료의 적용을 검토한다.
· 수술에는 개두수술에 의한 동맥류 경부클리핑술과 혈관내수술인 코일색전술이 있다. 어느 쪽을 선택하는가는 동맥류의 부위 · 사이즈 · 형상이나 환자의 상태 등을 종합적으로 판단하여 결정한다.

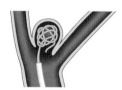

카테터을 통해 코일을 밀어 넣어서, 동맥류내를 채운다. 동맥류내에 혈전이 형성되어, 파열될 위험성이 낮아진다.

혈관내수술 (코일색전술)

■ 그림 13-6 동맥류수술

2) 두개내압 · 수두증의 관리
· 수두증에는 급성기부터 뇌조, 뇌실, 요추배액을 요하는 수가 많다. 중증례에서 급성수두증을 수반하는 경우에는 재파열 예방을 위한 치료에 선행하여 뇌실배액을 시행하는 수가 있다.
· 만성기에도 뇌실확대가 나타나며, 인지장애 · 보행장애 · 실금 등의 증상이 나타나는 경우, 정상압수두증이라고 진단하고 뇌실복강션트, 요추복강션트 등의 수술을 시행한다.
3) 혈관연축의 예방
· 혈관연축을 예방하기 위해서 조기수술시에 뇌조배액이나 요추배액를 삽입하고, 뇌조 내의 혈액을 제거한다. 발생

후 7일째를 최고치로 4~15일에 나타나며, 이 시기의 탈수상태는 아주 위험할 수 있다. 혈관연축 치료에는 풍선 카테터를 이용한 협착혈관의 확장이나 혈관확장제의 동맥내 투여가 행해진다.

4) 전신상태의 관리

· 급성기에는 교감신경계의 긴장으로 인해 때로 치명적인 부정맥이나 폐수종이 합병되는 경우가 있다. 또 의식장애가 심한 증례에서는 흡인성폐렴이 합병되는 경우도 많아서, 신중한 관찰과 관리가 필요하다. 만성기에도 장기 와상에 수반되는 폐렴 등 합병증이 호발하므로, 장기적인 전신관리가 필요하다.

외과적 치료

● 뇌동맥류의 재파열 예방수술은 개두수술에 의한 클리핑술과 혈관내수술인 코일색전술이 있다(그림 13-6). 일반적으로 어느 쪽이나 가능한 경우에는 개두클리핑술을 선택하고, 뇌저동맥류 · 추골동맥류는 혈관내수술을, 그밖에는 개두클리핑수술을 선택한다. 또 고령자나 중증례에서는 혈관내수술을 선택하는 경향이 있다.

● 동맥류경부클리핑술이 어려운 경우, 동맥류트래핑(trapping)술이나 친동맥근위부폐색술을 고려한다. 경우에 따라서 두개내외바이패스술을 병용한다. 이것도 어려운 경우는 동맥류피포술 (코팅 · 래핑(wrapping)술)을 시행한다.

뇌출혈 (뇌내출혈), 지주막하출혈의 병기 · 병태 · 중증도별로 본 치료흐름도

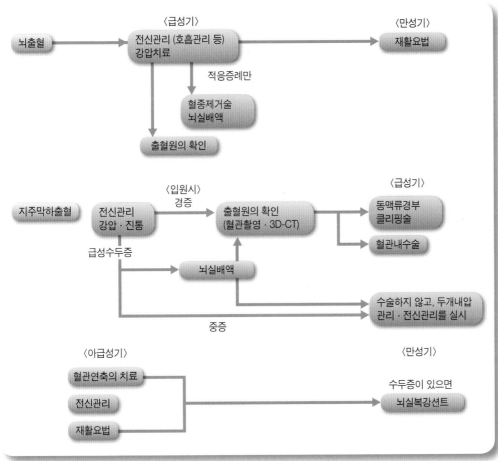

(稻次基希·大野喜久郎)

지주막하출혈에서는 재출혈의 위험성이 높아서 치명적인 상태가 될 수 있으므로 혈압관리와 이상의 조기발견이 중요하다.

병기·병태·중증도에 따른 케어

【급성기】 특히 지주막하출혈인 경우, 수술 전의 혈관조영이나 CT검사 등의 이동 시도 포함하여, 재출혈의 위험성이 높다. 재출혈로 인하여 의식상태의 저하나 운동마비 등 전신증상의 악화나 사망 위험성 증가가 초래되므로, 재출혈을 예방해야 한다. 또 수술이 무사히 끝나도 술후출혈·뇌부종으로 인한 증상의 악화나 혈관연축으로 인한 지배영역의 허혈상태에 의해 경색소가 출현할 가능성도 높아서, 주의깊게 관찰하여 조기발견에 힘써야 한다.

【만성기】 운동마비나 실어증으로 일어나는 장애를 최소한도로 하기 위하여, 조기에 재활요법를 계획하고 침상에서도 실행함과 동시에 가족의 협력도 얻는다. 또 운동마비나 장애 등으로 자기개념이 저하되면서, 재활치료의 의욕이나 사회복귀에 대한 자신감을 잃기 쉬우므로, 배려가 필요하다.

【회복기】 여러 장애를 가진 채 사회생활에 잘 복귀할 수 있을지에 따른 불안을 고려하여, 사회자원을 효과적으로 활용하고, 무리없이 적용할 수 있도록 지지한다.

케어의 포인트

진찰·치료시의 지지

● 이상의 조기발견에 힘쓰고, 환자에게 신체적인 부담이 가지 않도록 지지한다.

● 두개내압항진이나 뇌부종에 대한 치료를 안전하고 효과적으로 할 수 있도록 지지한다.

● 혈관연축의 조기발견에 힘쓰고, 증상이 발생하지 않도록 순환관리한다.

● 운동마비나 언어장애 등의 재활치료를 안전하게 할 수 있도록 하는 환경 조정이 중요하다.

● 특히 항경련제를 사용하는 경우에는 약의 내복을 중단하지 않았는가를 반드시 확인한다. 약이 너무 많거나 맞지 않는 경우는 졸음, 발진, 휘청임, 현기증이 일어나므로, 신속히 의사에게 보고하여 약의 양이나 시간을 조절한다.

신체외상·낙상의 회피

● 소재식장애나 마비로 인한 감각의 실조로, 침상에서 팔이 꼬이거나 침대난간에 부딪히는 등, 스스로 위험으로부터 몸을 지킬 수가 없다. 삼각포나 암슬링으로 상지를 고정시켜서, 견관절의 아탈구나 상지의 부상을 예방한다. 또 환자·가족에게 마비측의 보호, 위험의 회피가 필요하다는 점을 설명한다.

● 편마비인 경우는 반측공간무시 증상이 나타나므로, 식기나 항상 사용하는 물건 등을 공간을 인식할 수 있는 쪽에 두면 된다.

● 안전한 병실환경 (침대난간, 난간, 복도, 화장실, 세면대)을 조성한다.

● 환자·가족에게 운동장애의 특징을 설명하고, 생활상의 낙상예방책을 지도한다.

● 감각 (지각) 장애인 경우, 감각이 없는 것에 대한 고통이나 불안이 크다. 공감적 태도로 대한다.

의사소통 장애에 대한 대응

● 환자에게는 침착하게 천천히 얘기해도 된다는 점을 전달하고, 재촉하지 않는다. 가족의 이해와 협력도 요청한다.

● 환자는 지금까지처럼 자유롭게 의사소통을 할 수 없는 점에 고통을 느끼고 있다. 이로 인한 감정실금이나 초조함, 우울상태 등이 나타나기도 한다. 가족이나 의료종사자가 현상태를 파악하고 언어훈련 등을 받아들일 수 있도록 지지한다.

● 언어 이외의 의사소통 방법도 검토하여 원활한 의사소통을 꾀한다.

셀프케어에 대한 지지

● 균형감각이나 순서 등은 바로 익히지 못하므로, 천천히 몇 번이고 시간을 들여서 하는 마음가짐이 필요하다.

● 시간이 걸려도 가능한 스스로 하도록 지도하고, 필요 시에만 지지한다.

● 의복은 약간 큰 듯한 헐렁한 사이즈면서, 앞이 트인 디자인을 선택한다.

● 장애물에 조심하고, 낙상에는 세심한 주의를 기울이도록 지도한다.

● 욕창이나 감염증을 예방하기 위하여, 피부나 점막을 청결히 하도록 지도·지지한다.

환자·가족의 심리·사회적 문제에 대한 지지

● 질환이나 운동마비, 언어장애에 관하여 환자·가족에게 알기 쉽게 설명하고, 조금이라도 적극적으로 재활요법을 할 수 있도록 지지한다.

● 급격한 발생에 따라 가족은 심한 불안감을 갖는다. 가족의 불안을 이해하고, 충분한 의사소통을 한다.

● 간호의 부담을 경감하도록 가족내 환경의 정비나 사회자원의 활용 등에 필요한 지지를 제공한다.

퇴원지도·요양지도

● 환자·가족 모두 안정된 가정생활을 영위할 수 있도록 가족의 간호부담을 고려한 지지를 제공한다.

● 운동마비나 언어장애를 받아들이고, 셀프케어를 실시할 수 있는 방법을 환자·가족에게 지도한다.

● 연하장애일 때 식사내용과 형태의 연구 및 식사 시의 자세를 지도한다.

● 규칙적인 복용을 하도록 지도한다.

● 부작용이 발현했을 때에는 바로 진찰받도록 지도한다.

● 낙상으로 인한 외상이나 골절에 주의하도록 설명한다.

● 오랜 경과를 요하는 질환이라는 점을 이해하게 하고, 계속적으로 재활치료를 할 수 있도록 방문간호스테이션 등의 연락을 조정한다.

● 운동마비나 언어장애로 인해서, 외출 등을 싫어하는 경우가 있다. 사회와의 접점을 여러 형태로 계속 유지하도록 촉구하고, 가능한 신체도 움직이도록 지도한다.

(栗原弥生)

14 뇌경색
(허혈성 뇌졸중; ischemic stroke)

玉置正史·大野喜久郎 / 栗原弥生

병인
- 증상발생 메커니즘으로는 혈전성, 색전증, 혈행역학성의 3가지가 있다.
  [악화인자] 연령, 남성, 고혈압, 내당능이상, 지질대사이상, 비만, 심질환, 흡연, 금주

역학
- 선진국에서 뇌졸중은 주요사인 중 하나이며, 일본에서는 사인 중 제3위를 차지하고 있다.
  [예후] 열공성경색은 예후가 양호하지만, 심원성뇌색전증, 죽상경화성뇌경색은 예후가 불량하다.

병태생리
- 뇌의 일부에 혈액공급이 일시적 또는 영구적으로 감소·소실됨으로써 신경세포의 불가역적 변화(세포사)를 일으킨 상태를 의미한다.
- 임상병형 : 심원성뇌색전증 (심강 내에 생긴 혈전이 박리되어 뇌의 동맥을 폐색하는 경우), 죽상경화성뇌경색 (두개내동맥의 죽상경화증에 기인하는 뇌경색), 열공성경색 (lacunar infarction; 천통지영역에 생긴 지름 1.5cm 이하의 소경색)의 3가지로 크게 나뉜다.

병태생리 map p.106

증상
- 심원성뇌색전증 : 의식장애, 중도의 편마비, 실어, 시야결손이 나타나는데, 광범위한 경색에서는 고도의 뇌부종 때문에 치명적인 결과가 초래된다.
- 죽상경화성뇌경색 : 일과성뇌허혈발작 (TIA)이 전구증상이다. 편마비, 실어, 시야이상 등이 나타난다.
- 열공성경색 : 증후성인 경우에는 부위에 따라 증상이 다르다.
  [합병증]
- 경색부의 확대, 출혈성경색
- 신기능장애, 심질환, 내분비질환의 악화
- 우울상태, 의욕의 감퇴, 만성 호흡기계·비뇨기계 감염증

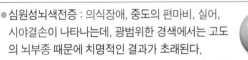

증상 map p.106

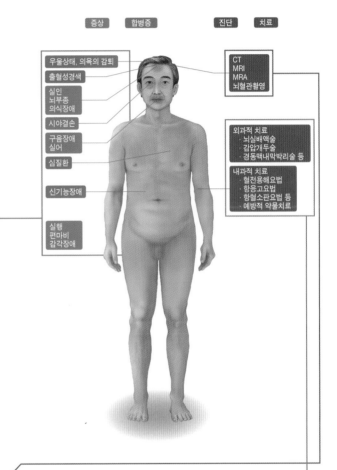

진단
- 이상소견으로 뇌혈관장애가 의심스러우면, 즉시 CT, MRI검사를 시행한다.
- CT : 뇌출혈 진단에 용이하다. 뇌경색에서는 발생 후 12시간 이상 지나야 이상이 확인되므로 MRI가 필요하다.
- MRI : 증상발생후 6시간 이내의 급성기뇌경색의 진단에 유용하다. 소경색의 묘출에도 뛰어나다.
- MRA : 두개내 주요혈관의 협착·폐색, 경부경동맥병변의 검색에 유용하다.
- 뇌혈관조영 : 뇌순환동태, 측부혈행동태 등 동적인 정보를 얻을 수 있다.

진단 map p.108

치료
[급성기 치료]
- 내과적 치료 : 허혈뇌의 혈행개선 (혈전용해요법, 항응고요법, 항혈소판요법)과 신경세포의 보호 (경도저체온법, 뇌보호제)
- 외과적 치료 : 뇌실배액술, 감압개두술
[만성기 치료]
- 내과적 치료 : 재발예방 (항혈소판제, 항응고제, 뇌순환대사개선제)과 뇌경색의 위험인자에 대한 대응 (강압치료, 금연 등)
- 외과적 치료 : 경동맥내막박리술, 경피적혈관성형술, 스텐트유치술, 두개외-두개내바이패스술

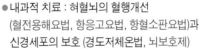
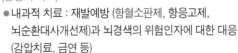

치료 map p.109

병태생리 map

뇌경색이란 뇌의 일부에 혈액공급이 일시적으로 또는 영구적으로 감소 · 소실됨으로써, 신경세포의 불가역적 변화 (세포사)를 일으킨 상태를 의미한다.

- 증상발생 메커니즘이나 책임병변에 의해서, 심원성뇌색전증, 죽상경화성뇌경색, 열공성경색의 3타입으로 크게 나뉜다.
- 심원성뇌색전증은 심강 내에 생긴 혈전 등이 박리되어 혈류로 운반되면서, 뇌의 동맥을 폐색하여 경색을 일으키는 병태이다. 여러 심질환으로 초래되지만, 가장 많은 증례에서 심방세동이 그 원인이다.
- 죽상경화성뇌경색은 주요한 두개내동맥의 죽상경화증에 기인하는 뇌경색으로, 고혈압, 당뇨병, 지질이상증 (고지혈증)이나 흡연 등의 위험인자를 보유한 경우가 많다. 증상발생 메커니즘으로는 다음의 3가지 전부가 관여할 수 있다.
  (1) 죽종경화부와 그에 수반하는 혈전형성이 뇌동맥을 폐색하는 혈전성 메커니즘
  (2) 뇌주간동맥 등의 플라크 (죽종)에서 박리된 색전이 말초의 뇌동맥을 폐색하는 색전성 메커니즘
  (3) 뇌주간동맥 등 비교적 굵은 동맥에서 고도 협착 또는 폐색이 있는 증례에서, 혈압저하 등 때문에 협착부에서 말초의 혈류가 감소되는 혈행역학성 메커니즘
- 열공성경색은 뇌주간동맥에서 분기하는 천통지 1줄이 지배하는 영역 (기저핵, 내포, 시상 내지 심부 백질 등)에 생기는 지름 1.5cm 이하의 소경색이다. 이것은 천통지의 초자변성 내지 혈관괴사 또는 천통지 분기부의 미소죽종에 의한 혈전성 메커니즘으로 생긴다.

병인·악화인자

위험인자로 다음과 같은 요인이 고려되고 있다.
- 연령 · 성별 : 연령에 비례하여 발생률의 증가가 현저하며, 남성이 여성보다 위험이 높다.
- 고혈압 : 뇌졸중의 최대 위험인자이며, 혈압이 높아질수록 뇌경색 발생률도 증가한다.
- 내당능이상 : 여성에게 통계학적으로 유의한 리스크지만, 남성에게도 리스크로 작용하는 경향이 있다. 또 내당능이상과 고혈압의 합병으로 뇌경색의 위험이 상승적으로 상승한다.
- 지질대사이상 : LDL콜레스테롤치의 상승은 죽상경화성뇌경색의 위험인자이다.
- 비만 : 비만은 뇌경색에 의한 사망의 위험인자.
- 심질환 : 뇌경색 중 뇌색전증의 위험인자로서 중요하다.
- 흡연 : 흡연은 동맥경화보다 뇌혈류감소, 혈액응고항진, 혈전형성촉진 등의 요인을 통해서 뇌경색발생에 관여하는데, 유의한 관련은 보고되어 있지 않다.
- 음주 : 알코올은 뇌출혈의 위험인자가 되는 한편, 뇌경색에는 예방적으로 작용한다. 그러나 알코올

섭취량이 다량이 되면 색전원의 유발, 고혈압이나 내당능의 악화, 뇌혈류감소를 초래하여, 뇌경색의 예방효과를 상쇄한다.

역학·예후

- 일본을 포함하여 선진국에서 뇌졸중 (뇌출혈, 뇌경색)의 사망률은 악성종양, 심질환과 더불어 주요사인의 하나이다. 예전에는 사인 중 제1위였지만, 1981년 이후 저하경향에 있어서, 1997년 이후에는 제3위에 머물고 있다. 실제, 뇌경색의 사망률은 1970년대 중엽까지 증가한 후, 저하경향으로 전환되고 있다.

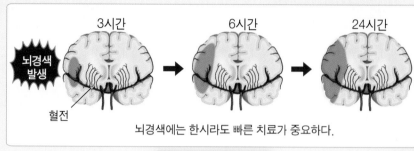

3시간 → 6시간 → 24시간

뇌경색 발생

혈전

뇌경색에는 한시라도 빠른 치료가 중요하다.

뇌경색의 진행

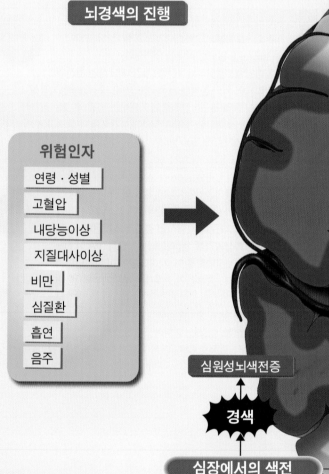

위험인자
- 연령 · 성별
- 고혈압
- 내당능이상
- 지질대사이상
- 비만
- 심질환
- 흡연
- 음주

심원성뇌색전증

경색

심장에서의 색전

병인 · 악화인자
- 심방세동
- 류마티스성 심질환
- 심근경색

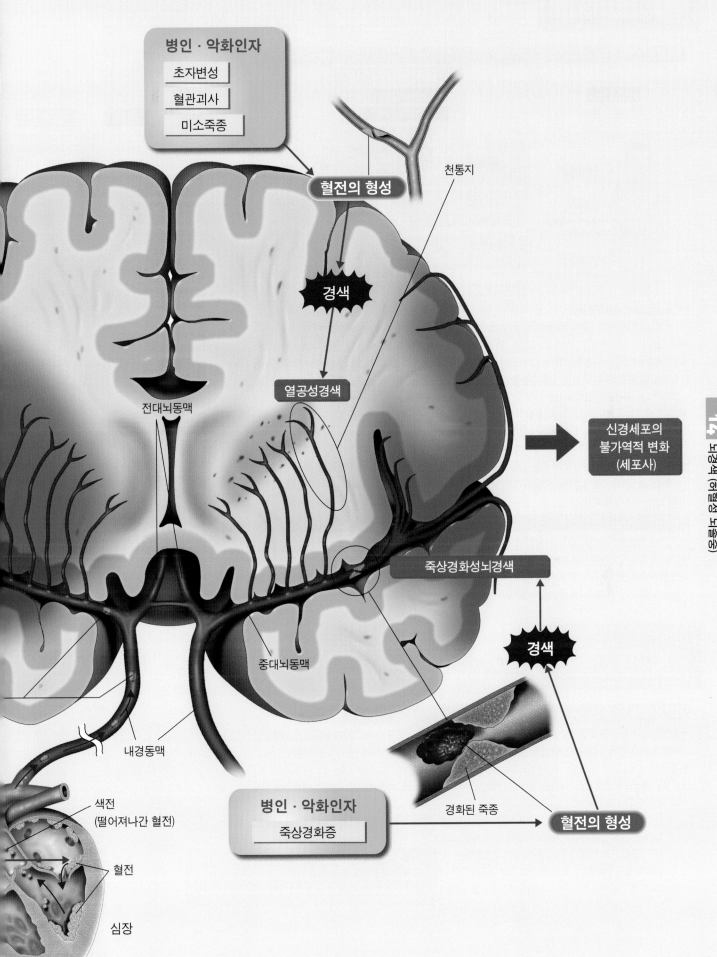

병인 · 악화인자
초자변성
혈관괴사
미소죽종

혈전의 형성

천통지

경색

열공성경색

전대뇌동맥

신경세포의
불가역적 변화
(세포사)

죽상경화성뇌경색

경색

중대뇌동맥

내경동맥

색전
(떨어져나간 혈전)

병인 · 악화인자
죽상경화증

경화된 죽종

혈전의 형성

혈전

심장

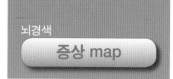

뇌경색 증상 map

편마비, 감각장애, 구음장애, 실어 등, 경색부위에 의존하는 증상이 출현한다. 심원성뇌색전증인 경우에는 돌발적으로 발생한다.

증상

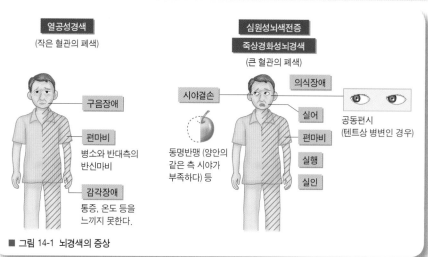

■ 그림 14-1 뇌경색의 증상

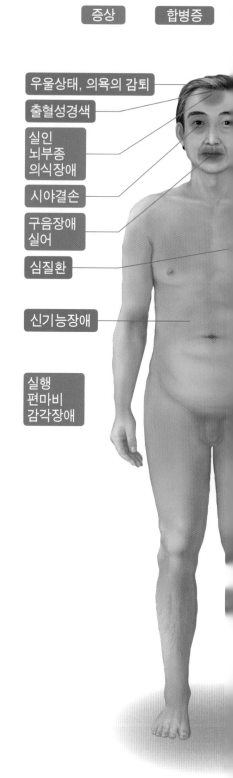

증상 / 합병증

- 우울상태, 의욕의 감퇴
- 출혈성경색
- 실인 / 뇌부종 / 의식장애
- 시야결손
- 구음장애 / 실어
- 심질환
- 신기능장애
- 실행 / 편마비 / 감각장애

- ●주증상
- ●심원성뇌색전증 : 일반적으로 비교적 굵은 동맥의 폐색이 급격히 일어나므로, 발생은 통상적으로 돌발완성형이며, 자주 의식장애를 수반한다. 중도의 편마비에 추가하여, 실어, 시야결손 등의 증상이 초래된다. 광범위한 경색에서는 뇌부종이 고도가 되며, 치명적인 결과가 나타나는 경우도 적지 않다.
- ●죽상경화성뇌경색 : 일과성뇌허혈발작 (TIA)이 약 40%의 높은 비율로 전구증상으로 나타난다. 발생 시, 의식장애가 없거나 의식장애가 있어도 경도이며, 증상이 며칠 동안에 서서히 진행되거나 변동되는 경우도 있다. 편마비나 실어, 시야이상 등의 피질증상도 종종 나타난다.
- ●열공성경색 : 무증후성경색이 되는 경우도 적지 않지만, 증후성인 경우 부위에 따른 특징적 증상을 나타낸다. 그러나 의식장애나 피질증상이 확인되지 않고, 진행성 경과를 취하는 경우가 적다. 회복도 빨라서, 예후가 양호하다.

증상

- ●신경계 합병증 : 경색소의 확대, 출혈성 경색 (특히 심원성뇌색전증인 경우).
- ●내과계 합병증 : 신기능장애, 심질환, 내분비질환의 악화.
- ●만성기 합병증 : 우울상태, 의욕의 감퇴, 특히 중증례나 천연성의식장애 환자가 와상상태인 경우에는 만성 호흡기계 · 비뇨기계 감염증이 발생한다.

뇌경색 진단 map

CT, MRI, MRA검사 등을 통해 병소를 확인한다.

진단 · 검사

- ●발생했을 때의 상황을 잘 청취하고, 의식장애를 포함하여 신경학적으로 이상소견이 나타나면, 뇌혈관장애를 의심하여 즉시 컴퓨터단층법 (CT)이나 자기공명영상법 (MRI)을 시행하면 진단이 용이하다.
- ●검사
- ●CT도 MRI도 뇌졸중 진료에서는 필수검사이다. MRI는 해상도와 뇌경색발생 조기의 병소검출에서 CT보다 뛰어나다.
  - (1) CT : 뇌출혈 진단은 CT에서 용이하지만, 뇌경색에서는 발작직후는 이상이 확인되지 않고 대부분 12시간 이상 경과 후 나타나게 되므로 MRI가 필요하다.
  - (2) MRI : 급성기 뇌경색의 진단, 특히 확산강조영상은 뇌경색 발생 1~2시간 후 초급성기 허혈소의 검출에 위력을 발휘한다. 뇌간부나 뇌경색, 열공성경색 등 소경색의 묘출에도 뛰어나다.
  - (3) MRA (자기공명혈관조영) : 두개내 주요혈관의 협착이나 폐색소견을 얻을 수 있을 뿐 아니라, 경부 경동맥병변의 확인 시에서도 저침습적으로 실시할 수 있다.
  - (4) 뇌혈관촬영 : MRA를 도입하면서 그다지 하지 않게 된 검사이지만, 뇌순환동태나 측부혈행동태 등의 동적인 정보를 얻기에는 유용하다.

치료 map

급성기에는 허혈뇌의 혈행개선과 뇌손상예방이, 만성기에는 재발예방을 위한 약물요법의 실시가 필요하다.

■ 표 14-1 뇌경색의 주요 치료제

분류	일반명	주요 상품명	약효발현의 메커니즘	주요 부작용
급성기 혈전용해제	Alteplase	Activacin, Grtpa	혈전의 피브린에 특이적으로 결합, 혈전의 플라스미노겐을 활성화하여 플라스민과 피브린을 분해	뇌출혈 등의 중증 출혈
항응고제	와파린칼륨	와파린, 와파린칼륨	비타민K에 기랑하여, 프로트롬빈, 제VII, IX, X인자 생합성억제	출혈, 피부괴사, 간장애
	헤파린칼슘	Caprocin, 헤파린칼슘	안티트롬빈III의 항트롬빈작용의 증강	출혈, 혈소판감소, 가려움증, 탈모, 출혈성괴사, 골다공증, 저알도스테론증 등
	헤파린나트륨	Novo-heparin, 헤파린나트륨		
혈소판응집 억제제	아스피린	Bayaspirin	COX-1저해로 TXA2의 합성을 저해하여 혈소판응집을 억제	출혈경향, 범혈구감소증, 간장애, 소화성궤양 등
	티클로피딘염산염	Panaldine	혈소판응집억제작용	출혈경향, 간질성폐렴, 울혈성심부전, 심근경색, 협심증, 심실빈박 등
	시로스타졸	프레탈, Ciloslet		출혈경향, 간기능장애, 백혈구감소증, 소화기증상 등
	황산클로피도그렐	플라빅스		출혈, 혈소판감소, 간기능장애, 백혈구감소, 간기능장애 등
	오자그렐나트륨	키산본	TXA₂유래의 혈소판응집의 저해, 뇌혈류개선작용	위장장애, 두통, 과민증, 심계항진, 간기능장애, 빈혈 등
뇌순환대사 개선제	이펜프로딜주석산염	Cerocral, Aponol	뇌동맥혈류량증가작용	식욕부진, 설사, 변비, 간장애, 현기증 등
	니세르골린	Sermion	뇌신경기능개선작용 · 뇌에너지대사개선작용	혈소판감소, 발진, 현기증, 두통, 식욕부진, 오심, 위궤양, 심계항진, 간장애 등
	이부딜라스트	케타스	뇌혈류증가에 수반하는 뇌대사이상 개선작용	혈소판감소, 발진, 현기증, 두통, 식욕부진, 오심, 위궤양, 심계항진, 간장애 등
항우울제	노르트립틸린염산염	Noritren	삼환계 항우울제로, 감정조정작용을 발현	간질발작, 무과립구증, 마비성일레우스
	트라조돈염산염	Desyrel, Reslin	세로토닌재흡수의 억제	악성증후군, 착란, 섬망, 마비성일레우스, 무과립구증
도파민유리 촉진제	아만타딘염산염	Symmetrel	뇌경색후유증에 수반하는 의욕 · 자발성저하의 개선	악성증후군, 간기능장애, 신장애, 정신증상, 경련, 미만성표재성각막염

진단   치료

CT
MRI
MRA
뇌혈관촬영

외과적 치료
· 뇌실배액술
· 감압개두술
· 경동맥내막박리술 등

내과적 치료
· 혈전용해요법
· 항응고요법
· 항혈소판요법 등
· 예방적 약물치료

치료방침

● 급성기에는 허혈뇌의 혈행개선을 목적으로 하는 혈전용해요법 및 항응고요법이, 만성기에는 재발예방을 위한 항혈소판요법과 뇌경색의 위험인자 관리가 필요하다.

뇌경색 급성기 치료

〈급성기 내과적 치료〉
- 허혈조직을 찾아서 개선하는 데에는 2가지 접근이 있다. 하나는 허혈뇌에 대한 혈행개선으로, 예를 들어 혈전용해나 혈액희석 등을 시행하는 것이다. 2번째는 허혈상태이지만 여전히 생존이 가능한 신경세포가 독성대사산물로 더욱 손상되는 것을 방지하는 방법으로, 예를 들어 경도저체온법의 응용이나 각종 뇌보호제 (Ca길항제, 항산화제, 프리라디칼보충제 등)의 사용을 들 수 있다. 구체적으로는 다음의 4가지로 정리된다.
  - (1) 혈전용해요법 : 우로키나제, t-PA (조직플라스미노겐활성인자)
  - (2) 항응고요법 : 헤파린, 와파린, 선택적항트롬빈제 (Argatroban)
  - (3) 항혈소판요법 : 아스피린, 티클로피딘, 선택적 TXA2저해제 (Sodium ozagrel)
  - (4) 그 밖의 뇌경색 급성기의 약물요법 : 혈액희석요법, 항부종요법 (D-만니톨, Glyceol), 프리라디칼보충제 (에다라본) 등.

〈급성기 외과적 치료 (일본뇌졸중학회 : 뇌졸중 치료가이드라인 2009)〉
  - (1) 뇌실배액술 : 소뇌경색에서 수두증에 의한 혼미 등 중등도의 의식장애가 있는 경우에 시행한다.
  - (2) 감압개두술 : 중대뇌동맥류역을 포함하는 일측 대뇌반구경색 중, 진행성뇌부종에 의해서 뇌사를 초래하는 악성중대뇌동맥경색의 일부 증례나 소뇌경색에서의 뇌간부 압박이 있으며 이 압박에 의한 혼수를 나타내는 경우에 본법이 권장된다.

뇌경색 만성기 치료

〈만성기 내과적 치료〉
- 대부분의 경우는 재발을 방지하는 2차적인 예방적 약물치료이다.
  - (1) 혈소판응집억제제 : 죽상경화성뇌경색 및 열공성경색에 가장 유효하다.
  - (2) 항응고제 : 와파린 (심원성뇌색전증의 제1선택제).
  - (3) 그 밖의 약물치료 : 뇌경색 후의 우울상태나 의식감퇴에 뇌순환대사개선제, 항우울제, 도파민유리촉진제 등을 투여한다.
  - (4) 뇌경색의 위험인자에 대한 대응 :
    - · 고혈압 : 재발예방으로 목표로 하는 혈압수준은 적어도 140/90mmHg 미만(뇌졸중 치료가이드라인 2009 년판).
    - · 흡연 : 금연하면 뇌졸중의 이환율 및 사망률이 저하된다.
    - · 심장병 : 심방세동은 뇌경색 발생의 위험을 2~7배 높게 하는 위험인자이다.
    - · 당뇨병 : 뇌경색 2차예방에 가장 적합한 혈당치는 126mg/dL 미만이다.
    - · 지질이상증 : 뇌경색 기왕자는 고위험군에 해당되며, 목표치로서 LDL-C 120mg/dL 미만, HDL-C 40mg/dL 이상, 중성지방 (TG) 150mg/dL이 권장되고 있다(「동맥경화성질환 예방가이드라인 2007 년판」).

〈만성기 외과적 치료〉
  - (1) 경동맥내막박리술 : 경동맥분기부에서 협착의 원인이 되는 죽종을 외과적으로 절제하는 수술.
  - (2) 경피적혈관성형술과 스텐트유치술 : 경동맥내막박리술을 대신하는 혈관내치료법.
  - (3) 두개외-두개내 (EC-IC) 바이패스술 : 두개외혈관에서 두개내혈관으로 바이패스하여, 부족한 두개내뇌혈류를 보충하는 수술법.

Px처방례 혈전용해요법
- Grtpa 주 또는 Activacin 주 (0.6mg/kg) 총량의 10%를 급속정주 (1~2분), 나머지를 1시간에 정주 ←급성기 혈전용해제

Px처방례 항응고요법
- 와파린정 (0.5 · 1 · 5mg) 1일 15mg 分1 ←경구항응고제
- 헤파린나트륨 주 1일 10,000~15,000단위 지속점적정주 ←항혈전제 (헤파린제)

Px처방례 항혈소판요법
- Bayaspirin정 (100mg) 1일 100mg 分1 ←혈소판응집억제제
- Panaldine정 (100mg) 1일 200mg 分2 ←혈소판응집억제제
- 프레탈정 (100mg) 1일 200mg 分2 ←혈소판응집억제제
- 플라빅스정 (75mg) 1일 75mg 分1 ←혈소판응집억제제
- 키산본 주 (20mg/V) 1일 80mg 1일 2회 2시간에 걸쳐 지속정주 14일 이내 ←혈소판응집억제제

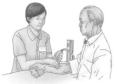
· 혈압관리
140/90 mmHg 미만

· 혈당관리
HbA1c 7% 미만
공복시 혈당 130mg/dL 미만
식후 2시간혈당 180mg/dL 미만

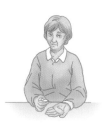
· 지질관리
LDL-C 120 mg/dL 미만
HDL-C 40 mg/dL 이상
TG 150 mg/dL 미만

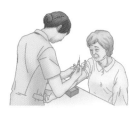
· 심방세동의 예방
저용량 와파린의 복용

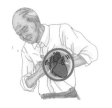
■ 그림 14-2 재경색의 예방

Px 처방례 뇌순환대사개선제
● Cerocral정 (20mg) 1일 60mg 分3 ←뇌순환개선제
● Sermion정 (5mg) 1일 15mg 分3 ←뇌순환개선제
● 케타스캅셀 (10mg) 1일 30mg 分3 ←뇌순환개선제

Px 처방례 뇌부종대책
● Glyceol 주 (200mL) 1회 200mL 1일 2~6회 1~2시간에 점적정주 ←삼투압성이뇨제

Px 처방례 항우울제
● Noritren정 (25mg) 1일 75mg 分3 ←항우울제
● Desyrel정 (25mg) 1일 75~100mg 分3~4 ←항우울제

Px 처방례 도파민유리촉진제
● Symmetrel정 (50mg) 1일 100~150mg 分2~3 ←아만타딘염산염

뇌경색의 병기 · 병태 · 중증도별로 본 치료흐름도

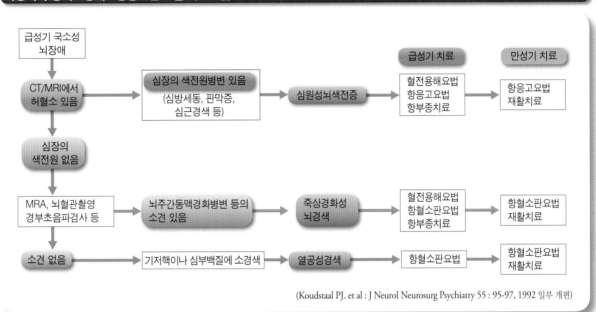

(Koudstaal PJ. et al : J Neurol Neurosurg Psychiatry 55 : 95-97, 1992 일부 개편)

(玉置正史·大野喜久郎)

급성기에는 혈압관리와 이상의 조기발견에 포인트를 두면서, 폐용증후군의 발생예방, 합병증예방, 조기회복을 목표로 지지한다.

병기·병태·중증도에 따른 케어

【급성기】 뇌경색의 확대나 재경색이 일어나지 않도록 보존적인 치료를 중심으로 하면서, 2차장애인 폐용증후군의 발생예방과 합병증의 예방 및 조기회복을 위한 지지가 필요하다. 증상이 몇 시간부터 며칠에 걸쳐서 단계적으로 진전되는 수가 있으므로, 증상의 관찰과 이상의 조기발견이 필요하다.

【만성기】 낙상에 의한 골절에 주의하면서, 기능훈련을 적극적으로 실시한다. 고혈압, 당뇨병, 지질이상증 (고지혈증)의 관리나 식사요법 등의 지도가 중요하다.

【회복기】 기능장애를 보유한 상태에서의 사회복귀가 원만하게 진행되도록 지지한다. 또 입원 전의 생활로 되돌아가지는 못해도 건강을 유지할 수 있는 생활을 할 수 있는 지도가 필요하다. 게다가 가족의 부담이 증가하므로, 사회자원의 효과적 활용을 검토한다.

케어의 포인트

진찰·치료시의 지지

- 이상의 조기발견에 힘쓰고, 환자에게 신체적인 부담이 가지 않도록 지지한다.
- 두개내압항진이나 뇌부종에 대한 치료를 안전하고 효과적으로 할 수 있도록 지지한다.
- 혈관연축의 조기발견에 힘쓰고, 증상이 발생하지 않도록 순환관리한다.
- 운동마비나 언어장애 등의 재활요법을 안전하게 할 수 있는 환경조성이 중요하다.
- 특히 항경련제 등을 사용하고 있는 경우는 약의 내복을 중단하지 않았는가 반드시 확인한다. 약이 너무 많거나 맞지 않는 경우는 졸음, 발진, 휘청거림, 현기증이 일어나므로, 신속히 의사에게 보고하여 약의 양이나 시간을 조절한다.

신체외상·낙상의 회피

- 소재식장애나 마비로 인한 감각의 실조로 침상에서 팔이 꼬이거나 침대난간에 부딪히는 등 스스로 위험으로부터 몸을 지킬 수가 없다. 삼각포나 암슬링으로 상지를 고정하여, 견관절의 아탈구나 상지의 창상을 예방한다. 또 환자·가족에게 마비측의 보호, 위험회피의 필요성에 대해 설명한다.
- 편마비인 경우는 반측공간 무시의 증상이 나타나므로, 식기나 항상 사용하는 물건 등 공간을 인식할 수 있는 쪽에 두면 된다.
- 안전한 병실환경 (침대난간, 난간, 복도, 화장실, 세면대)을 조성한다.
- 환자·가족에게 운동장애의 특징을 설명하고, 생활상의 낙상예방책을 지도한다.
- 감각 (지각) 장애인 경우, 감각이 없는 것에 대한 고통이나 불안이 크다. 공감적 태도로 대한다.

의사소통장애에 대한 대응

- 환자에게는 침착하게 천천히 얘기해도 된다고 전달하고, 재촉하지 않는다. 가족의 이해와 협력도 요청한다.
- 환자는 지금까지처럼 자유롭게 의사소통을 할 수 없는 점에 고통을 느끼고 있다. 이 고통으로 인한 감정실금이나 초조함, 우울상태 등이 나타나는 경우가 있다. 가족이나 의료종사자가 현 상황을 파악하고, 언어훈련 등을 받아들이도록 지지한다.
- 언어 이외의 의사소통방법도 검토하여 의사소통을 도모한다.

셀프케어의 지지

- 균형감각이나 순서 등은 바로 익힐 수 없으므로, 천천히 몇 번이고 시간을 들여서 하는 마음가짐이 필요하다.
- 시간이 걸려도 가능한 한 스스로 하도록 지도한다. 필요 시에만 지지한다.
- 의복은 약간 큰 듯한 헐렁한 사이즈이고, 앞이 트인 디자인을 선택한다.
- 장애물에 유의하고, 낙상에 세심한 주의를 기울이도록 지도한다.
- 욕창이나 감염증을 예방하기 위해서 피부나 점막을 청결히 하도록 지도·지지한다.

환자·가족의 심리·사회적 문제에 대한 지지

- 질환이나 운동마비, 언어장애에 관하여 환자·가족에게 알기 쉽게 설명하고, 조금이라도 적극적으로 재활치료를 할 수 있도록 지지한다.
- 갑작스런 발생으로 가족의 불안이 크므로, 이해하면서 충분한 의사소통을 한다.
- 간호의 부담을 경감시킬 수 있도록 가정내 환경의 정비나 사회자원의 활용 등에 필요한 지지를 제공한다.
- 환자·가족 모두 안정된 가정생활을 할 수 있도록 가족의 간호부담을 고려하여 지지한다.
- 운동마비나 언어장애를 받아들여서, 셀프케어가 가능한 방법을 환자·가족에게 지도한다.
- 연하장애일 때 식사의 내용과 형태를 연구하고, 식사시의 자세를 지도한다.
- 규칙적인 복용을 하도록 지도한다. 또 동맥경화를 예방하기 위한 생활관리를 하도록 지도한다.
- 부작용이 발현했을 때에는 바로 진찰받도록 지도한다.
- 전도로 인한 외상이나 골절에 주의하도록 설명한다.
- 오랜 경과를 요하는 질환이라는 점을 이해하게 하고, 계속적으로 재활치료를 할 수 있도록 방문간호스테이션 등과의 연락을 조정한다.
- 운동마비나 언어장애로, 외출 등을 꺼리는 경우가 있다. 사회와의 접점을 여러 형태로 계속 갖도록 촉구하고, 가능한 한 신체도 움직이도록 지도한다.

(栗原弥生)

15 뇌종양 (brain tumor)

鳥山英之・青柳　傑 / 栗原弥生

전체 map

병인	● 신경섬유종증 등의 유전성뇌종양도 일부 있지만, 대부분 뇌종양의 발생원인은 불분명하다.

역학	● 발생빈도는 인구 10만명당 10명/연이다. ● 수막종, 신경교종, 뇌하수체선종 순으로 많다. [예후] 병리조직형 (양성인지 악성인지), 종양의 크기, 발생부위에 따라서 다르다.

병태생리	● 뇌종양이란 두개내에서 발생하는 종양 (신생물)의 총칭으로, 두개내조직에서 유래하는 원발성뇌종양 과 타장기에서 전이된 전이성뇌종양이 있다. ● 원발성뇌종양은 발생근원지의 차이에 따라서 신경 교종, 수막종, 뇌하수체선종, 신경초종, 두개인두종, 악성림프종, 배세포종양으로 분류된다. ● 전이성뇌종양의 원발소는 폐암이 가장 많고, 이어서 유방암이 그 다음으로 많다.

병태생리 map p.114

증상 | 합병증 | 진단 | 치료

두통 의식장애

울혈유두 시력장애 외전신경마비

오심 · 구토

대뇌반구
· 편마비
· 감각장애
· 간질발작
· 시야장애
· 언어장애 (실어증)

소뇌
· 운동실조

소뇌교각부
· 뇌신경증상

터키안부
· 내분비증상
· 시력 · 시야장애

외과적 치료 방사선요법

단순X선촬영 CT MRI, 조영 MRI 뇌혈관촬영

수막종 : 안과·이비인후과적 검사 뇌하수체선종, 두개인두종 : 내분비학적 검사, 안과적 검사 신경초종 : 청력, 전정기능검사 배세포종양 : 종양표지자 전이성뇌종양 : 종양표지자, FDG-PET

약물요법 (화학요법, 대증요법)

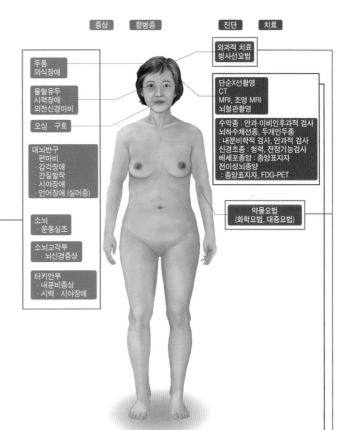

증상	● 두개내압항진증상 : 두통, 오심 · 구토, 울혈유두. 진행되면 시력장애, 외전신경마비, 의식장애 ● 뇌국소증상 : 대뇌반구의 종양은 편마비, 언어장애 (실어증), 감각장애, 시야장애, 간질발작. 소뇌의 종양은 운동실조. 소뇌교각부의 종양은 뇌신경증상. 터키안부의 종양은 내분비증상, 시력 · 시야장애 [합병증] ● 뇌종양에서 특이적인 전신의 합병증은 거의 없다.

증상 map p.116

진단	● 병력청취, 신경학적 감사 외에 CT, MRI 등의 영상진단이 중요하며, 진단확정에는 병리조직진단 이 필요하다. ● 두부 단순X선촬영 : 종양 내의 석회화, 두개골 (터키안 등)의 변화를 평가한다. ● 두부CT, MRI : 종양의 부위, 형태, 성상의 평가에 유용하며, 조영검사 (특히 조영 MRI)는 술전진단에 중요하다. ● 뇌혈관촬영 : 종양의 혈류 정도, 종양의 영양혈관이나 도출정맥, 종양 주위의 동정맥의 주행을 평가한다.

진단 map p.117

치료	● 무증상인 양성종양은 경과관찰로도 충분하지만, 증후성이 될 가능성이 높으면 치료 (수술요법, 방사선 요법, 화학요법의 병용)를 실시한다. ● 수술요법 : 개두술로 종양을 적출하고, 적출조직에 서 병리조직을 진단한다. ● 방사선요법 : 외조사, 정위방사선요법 (감마나이프)이 있으며, 보조요법으로 자주 사용한다. ● 화학요법 : 배세포종양, 악성림프종에는 화학요법을 시행한다. 그 이외의 종양에는 보조요법을 시행한다. ● 전이성뇌종양에는 수술 · 방사선요법이 적용된다.

치료 map p.118

15 뇌종양

병태생리 map

뇌종양은 두개내에서 발생하는 종양 (신생물)의 총칭이다.

- 뇌종양은 두개내조직에서 유래하는 원발성뇌종양과 타장기에서 전이한 전이성뇌종양으로 나뉜다.
- 원발성뇌종양의 발생근원지는 뇌실질 (신경세포·신경교세포), 경막 등의 수막, 뇌하수체, 뇌신경, 선천성 잔유조직, 혈관, 두개골 등이며, 뇌종양은 발생근원지의 차이에 따라서 병리조직학적으로 분류된다.
- 신경교종
- 뇌의 지지조직인 신경교세포에 발생하는 종양으로, 대표적인 뇌실질 유래 원발성뇌종양이다. 병리조직학적으로 비교적 양성인 성상세포종 (astrocytoma)에서 가장 악성인 신경교아종 (glioblastoma), 그 밖에 핍돌기교종 (oligodendroglia), 상의교종 (ependymal glioma) 등이 있다. 뇌조직 내에 침윤성으로 발육하므로, 양성신경교종이어도 전적출수술이 어려운 경우가 많다.
- 수막종
- 뇌를 덮어 둘러싸는 지주막 등의 수막세포에서 발생하는 종양으로, 원발성뇌종양 중에서 가장 빈도가 높다. 기본적으로는 뇌실질 내에 침윤되지 않고, 뇌를 압박하여 서서히 발육하는 종양으로, 대부분은 양성종양이다.
- 뇌하수체선종
- 여러 가지 내분비호르몬을 분비하는 뇌하수체 전엽의 내분비선에 발생하는 종양으로, 대부분은 양성종양이다. 선종에서 전엽호르몬을 과잉분비하여 증상이 나타나는 기능성뇌하수체선종과 전엽호르몬을 분비하지 않는 비기능성뇌하수체선종으로 나뉜다.
- 신경초종
- 신경세포의 축삭을 둘러싸고 수초를 형성하는 슈반세포에서 발생하는 양성종양이다.
- 뇌신경에서 발생하는데, 두개내에서는 특히 내이도의 전정신경 (청신경)에서 발생하는 경우가 많다. 다른 뇌신경에서는 3차신경, 설인신경, 미주신경에서도 발생한다.
- 두개인두종
- 태생기의 두개인두관의 잔유조직에서 발생하는 종양이다. 대부분이 터키안부터 안상부에 발생하고, 기본적으로는 양성종양이지만, 수술로 인한 전적출이 어려운 경우가 많다.
- 악성림프종
- 림프구계 세포가 종양화된 것으로, 두개내에는 림프조직이 존재하지 않으므로 두개내 원발인 악성림프종은 타장기의 악성림프종에 비해서 드물다.
- 중추신경에서 원발하는 악성림프종은 일반적으로 비호지킨림프종으로, B세포림프종인 경우가 많다.
- 배세포종양
- 배세포종양은 생식기세포 유래의 종양으로, 생식기 이외에도 후복막, 종격, 뇌에 발생한다. 병리조직학적으로 배세포종, 기형종, 난황낭종, 섬모암, 태아성암으로 나뉘며, 각각 악성도는 다르지만, 전체적으로는 악성종양이다.
- 전이성뇌종양
- 타장기에서 원발한 암세포가 뇌로 전이되어 발생하는 종양으로, 악성종양이다. 빈도는 폐암이 가장 많고, 이어서 유방암 순이다. 다발성으로 발생하는 경우도 많다.

병인·악화인자

- 일부는 신경섬유선종 등의 유전성뇌종양이 있지만, 대부분 뇌종양의 발생원인은 불분명하다.

역학·예후

- 원발성뇌종양의 발생빈도는 1년동안에 인구 10만명당 10명 정도이다. 2003년 일본 뇌종양 전국통계에 의하면, 가장 많은 것이 수막종 (26.8%), 이어서 신경교종 (25.2%), 뇌하수체선종 (17.9%), 신경초종 (10.4%), 두개인두종 (3.5%), 악성림프종 (2.9%)순이다.
- 뇌종양의 예후에 가장 큰 영향을 미치는 인자는 종양의 병리조직형이다. 양성종양인지 악성종양인지에 따라서 예후가 크게 달라진다. 또 종양의 크기나 발생부위도 영향을 미친다.
- 양성종양은 전적출로 완전치유를 기대할 수 있지만, 발생부위에 따라서 전적출이 어려운 경우가 많아서 재발·재증대할 가능성이 있다.
- 악성종양의 대부분은 예후가 불량하며, 특히 조직교종 중에서 가장 악성인 신경교아종은 갖가지 치료를 적용해도 1년 생존율이 55%에 불과하다.
- 신경교종
- 원발성뇌종양 중, 수막염에 이어서 많다. 병리조직은 비교적 양성인 것에서 악성까지 여러 가지이다.
- 가장 악성인 신경교아종은 성인에게 많으며, 대뇌에서 발생하는 경우가 많다.
- 비교적 양성인 성상세포종은 성인·소아에게 모두 발생하지만, 소아인 경우 소뇌에 흔히 나타난다.
- 신경교아종은 다른 뇌종양에 비해서 예후가 매우 불량하여, 5년 생존율이 7%에 불과하다.
- 수막종
- 원발성뇌종양에서 가장 많다. 40~70대 성인에게 많으며, 남성에 비해서 여성에게 호발한다.
- 대부분이 양성종양이며, 전적출이 가능하면 예후가 양호하다.
- 뇌하수체선종
- 원발성뇌종양에서는 수막종, 신경교종에 이어서 3번째로 많다. 20~60대 성인에게 많으며, 여성에서 보다 호발한다. 양성종양이 대부분으로 예후가 양호하다.
- 신경초종
- 40~60대 성인에게 많으며, 여성에게 다소 호발한다. 양성종양이 대부분으로 예후가 양호하다.

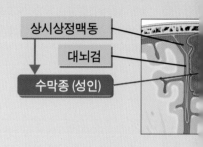

- 두개인두종
- 모든 연령에서 발생하지만, 소아기와 30~50대 성인에게 특히 호발한다. 양성종양이지만, 전적출이 어려운 경우도 많다.
- 악성림프종
- 최근 증가경향이 있으며, 50대 이상의 성인에게 호발한다. 악성종양으로 급속히 진행되며, 예후가 불량하다.
- 배세포종양
- 소아기부터 20대까지 많으며, 남성에게 더 많다.
- 전이성뇌종양
- 암환자의 증가에 수반하여, 전이성뇌종양도 증가하고 있다. 타장기인 뇌에 전이되어 있는 상태로, 암 말기이므로 예후가 불량하며, 수술·방사선치료를 받는 경우라도 생존기간이 평균 1년정도이다.

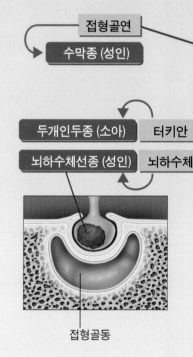

접형골동

뇌종양의 호발부위

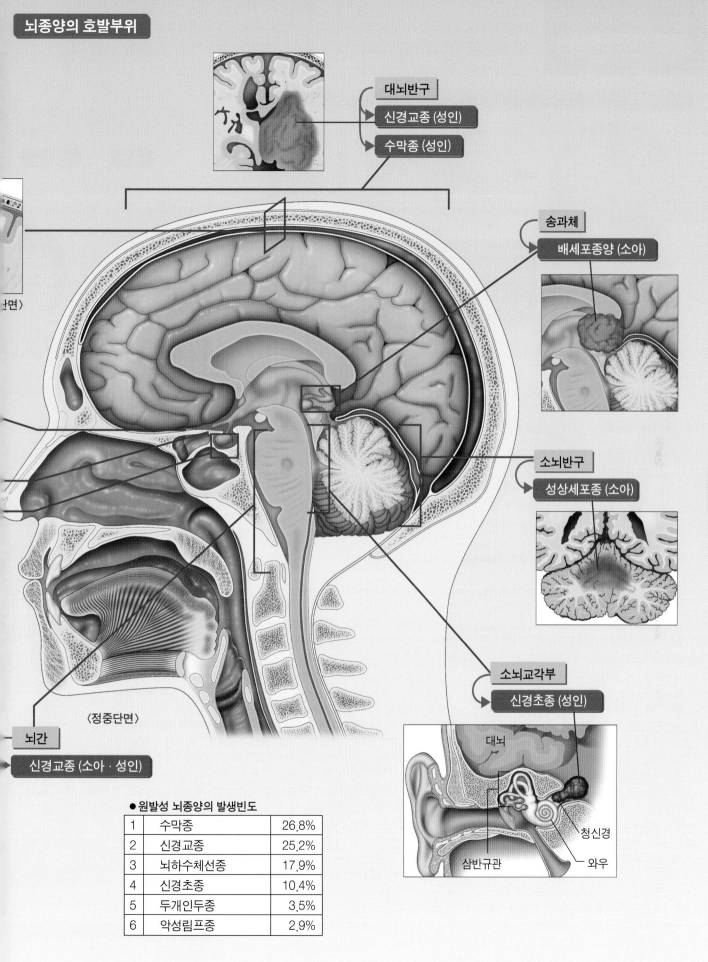

대뇌반구
신경교종 (성인)
수막종 (성인)

송과체
배세포종양 (소아)

소뇌반구
성상세포종 (소아)

소뇌교각부
신경초종 (성인)

대뇌
청신경
삼반규관
와우

〈정중단면〉

뇌간
신경교종 (소아 · 성인)

〈관상면〉

15 뇌종양

● 원발성 뇌종양의 발생빈도

1	수막종	26.8%
2	신경교종	25.2%
3	뇌하수체선종	17.9%
4	신경초종	10.4%
5	두개인두종	3.5%
6	악성림프종	2.9%

뇌종양에 의한 증상은 두개내압항진증상과 뇌국소증상으로 나뉜다.

뇌·신경증상

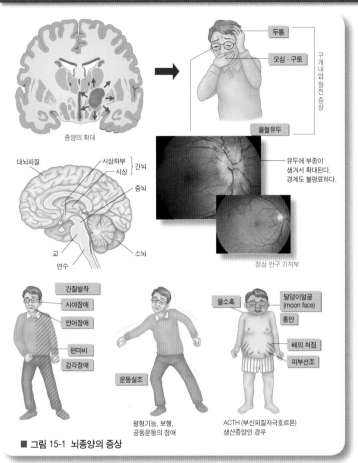

■ 그림 15-1 뇌종양의 증상

- 뇌종양이 서서히 증대되고, 종괴의 증대나 뇌부종으로 두개내압이 항진되어, 만성 두개내압항진증상인 두통, 오심·구토, 울혈유두가 나타난다. 진행되면 시력장애, 외전신경마비, 의식장애 등도 나타난다. 수두증이나 종양내의 출혈로, 급성두개내압항진증상을 나타내기도 한다.
- 뇌국소증상은 종양의 부위에 따라서 다채로운 증상을 일으킬 수 있다. 대뇌반구인 경우에는 편마비나 언어장애 (실어증), 감각장애, 시야장애, 간질발작 등이 나타나며, 소뇌에서는 운동실조가 출현한다. 신경초종 등 소뇌교각부 종양에서는 뇌신경증상이, 뇌하수체선종 등의 터키안부 종양에서는 내분비증상과 시력·시야장애가 일어난다.

● 신경교종
- 신경교종은 뇌의 모든 부분에 발생할 수 있어서, 여러 가지 뇌국소증상을 일으킴과 동시에, 두개내압항진증상도 일으킨다.

● 수막종
- 뇌실질외에서 뇌를 압박하여 천천히 증대되므로, 뇌국소증상이 비교적 가벼운 경우가 많다. 만성두개내압항진증상이나 간질발작이 나타나는 경우가 많지만, 최근에는 무증상인 상태이다가 두부CT, MRI에서 우연히 발견되는 경우가 증가하고 있다.

● 뇌하수체선종
- 국소압증상과 내분비증상이 있다. 종양이 커지면 바로 위의 시신경·시교차를 압박하여, 시력·시야장애가 나타난다. 전형적으로는 양측 귀쪽의 시야에 장애가 생기는 양이측반맹이 나타난다. 내분비증상은 선종이 뇌하수체전엽호르몬을 과잉 분비하는 증상 (쿠싱병, 선단거대증, 유즙분비·무월경증후군 등)과 정상 뇌하수체가 압박을 받아서 정상 분비에 장애가 발생하는 뇌하수체기능저하증 (부신피질기능저하증, 갑상선기능저하증, 성선기능저하증)이 있다.

● 신경초종
- 초발증상은 청력저하와 이명이다. 종양이 점차 증대되면 안면신경마비, 안면의 감각장애 (3차신경장애), 소뇌압박으로 인한 운동실조, 뇌간장애 등이 출현한다.

● 두개인두종
- 터키안 상부에서 터키안 내로 발생하므로, 시력·시야장애, 뇌하수체기능저하증이 출현한다. 시상하부증상 (체온이상, 의식장애, 요붕증)이나 수두증이 합병된 경우에는 두개내압항진증상도 출현한다.

● 악성림프종
- 종양의 발생부위에 따라서 여러 가지 뇌국소증상을 나타내지만, 뇌심부에 발생하는 빈도가

증상   합병증

두통
의식장애

울혈유두
시력장애
외전신경마비

오심·구토

대뇌반구
· 편마비
· 감각장애
· 간질발작
· 시야장애
· 언어장애 (실어증)

소뇌
· 운동실조

소뇌교각부
· 뇌신경증상

터키안부
· 내분비증상
· 시력·시야장애

높으며, 의식장애, 기억장애도 나타난다. 두개내압항진증상도 출현한다.

● 배세포종양
- 송과체부와 터키안 상부에 호발한다. 송과체부에서는 수두증이 합병되어 두개내압항진증상이 일어난다. 중뇌가 압박되어 상방주시마비가 확인되기도 한다. 터키안 상부에서는 요붕증이 거의 반드시 나타나고, 그 밖에 시력·시야장애, 뇌하수체기능저하증이 확인된다.

● 전이성뇌종양
- 다른 뇌실질내 종양과 마찬가지로, 뇌의 모든 부분으로 전이될 수 있으므로, 여러 가지 뇌국소증상을 일으킴과 동시에 두개내압항진증상도 일으킨다.

신체증상

- 유전성뇌종양에서 전신에 종양이 합병되는 경우가 있지만, 대부분의 뇌종양에서는 특이한 전신합병증은 없다.

진단 map

뇌종양 진단에서는 병력청취나 신경학적 검사에 추가하여, CT, MRI 등의 영상진단이 중요하다. 최종적인 진단확정에는 수술이나 생검에 의한 병리조직진단이 필요하고, 수술을 포함한 치료방침을 결정하는 데는 영상진단이 필수적이다.

진단·검사치

진단   치료

외과적 치료
방사선요법

단순X선촬영
CT
MRI, 조영 MRI
뇌혈관촬영

수막종 : 안과·이비인후과적 검사
뇌하수체선종, 두개인두종
: 내분비학적 검사, 안과적 검사
신경초종 : 청력, 전정기능검사
배세포종양 : 종양표지자
전이성뇌종양
: 종양표지자, FDG-PET

약물요법
(화학요법, 대증요법)

- 두부 단순X선촬영 : 종양 내의 석회화나 두개골 (터키안 등)의 변화를 평가한다.
- 두부 CT, MRI : 종양의 부위나 형태, 성상을 평가한다. 조영검사 (특히 조영 MRI)에서 조영의 정도나 범위 등의 정보를 얻게 되므로, 술전진단에 중요하다.
- 뇌혈관조영 : 종양의 혈류 정도, 종양의 영양혈관이나 도출정맥, 종양 주위의 동정맥의 주행 등을 평가한다.
- 신경교종
- 신경교종은 비교적 양성인 것에서 악성도가 매우 높은 것까지 다양하게 있지만, 두부CT, MRI에서는 일반적으로 악성일수록 조영제로 강하게 조영된다(일부 예외도 있다). 특히 가장 악성인 신경교아종에서는 불규칙한 링 모양으로 조영되는 경우가 많다. 두부 MRI가 치료방침의 결정에 가장 중요하다.
- 수막종
- 수막종은 내부가 균질하며, 두부 CT, MRI에서는 조영제로 보다 강하게 조영된다. 두개내 지주막의 모든 부분에 발생할 수 있으므로, 종양 부위에 따라서 안과 · 이비인후과적 검사에 의한 뇌신경증상의 평가가 필요하다.
- 뇌하수체선종
- 두부 단순X선촬영에서 터키안의 변화 (확대)를 확인한다.
- 두부 MRI가 진단상 가장 중요하다. 미소선종 (정상 뇌하수체 내에 존재하는 작은 종양)에서는 조영제로 정상 뇌하수체가 강하게 조영되므로, 상대적으로 저신호가 된다. 거대선종에서는 조영제에 의한 조영이 가능하다.
- 두부 CT에서는 술전검사로 터키안이나 비강 · 부비강의 상태를 확인한다.
- 뇌하수체호르몬의 기초치 측정이나 부하시험 등의 내분비학적 검사를 실시하여 뇌하수체기능을 평가한다. 또 시력 · 시야장애를 안과적 검사로 평가한다.
- 신경초종
- 두부 단순X선조영에서 내이도의 변화 (확대)를 확인한다.
- 두부 MRI가 진단상 중요하며 종양은 조영제로 강하게 조영된다. 낭포를 수반하는 것도 있다. 종양의 크기나 주위 뇌신경 · 뇌간 · 소뇌와의 관계를 확인한다.
- 두부 CT에서는 수술전검사로 추체골 등의 주위구조를 검토한다.
- 이비인후과적 검사로 청력 (순음청력검사 · 어음명료도검사 · 청성뇌간반응), 전정기능검사 (caloric test) 등을 실시한다.
- 두개인두종
- 두부 단순 X선촬영에서 석회화의 유무나 터키안의 변화를 확인한다. 두부 CT, MRI에서 실질성 부분과 낭포벽이 조영된다. 뇌하수체선종과 마찬가지로, 내분비학적 검사나 안과적 검사를 시행한다.
- 악성림프종
- 두부 CT, MRI에서 동양이 균일하고 강하게 조영된다. 주위에 부종을 수반하며 때로 다발성인 경우도 있어서, 전이성뇌종양과 감별이 필요하다.
- 배세포종양
- 종양은 일반적으로 두부 CT, MRI에서 조영되지만, 병리조직으로 영상소견이 다양할 수 있다. 종양표지자가 진단에 유용하며, AFP (α 태아성 단백)와 hCG (사람융모성선자극호르몬)의 수치로 병리조직을 어느 정도 추측할 수 있다.
- 전이성뇌종양
- 두부 CT, MRI에서 조영제에 의해 증강된다. 종양 주위의 뇌부종이 현저하거나 종양이 다발성인 경우에는 전이성 뇌종양이 매우 의심스럽다. 원발소가 분명하지 않은 경우에는 종양표지자나 FDG-PET (양전자단층촬영)가 유용하다. 치료방침을 결정하기 위해서 타장기에 대한 전이의 정도를 파악해야 하는 경우에는 흉복부 CT도 시행한다.

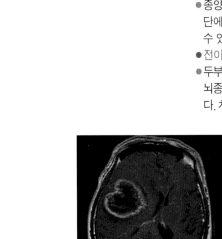
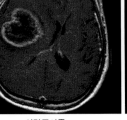
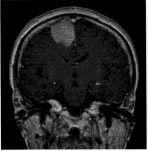
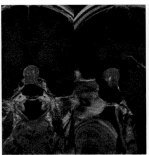
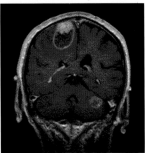

| 신경교아종 | 수막종 | 뇌하수체선종 | 전이성뇌종양 |

■ 그림 15-2 뇌종양 영상

치료 map

무증상의 양성종양인 경우에는 경과관찰하는 경우가 있는데, 증후성 또는 증후성이 될 가능성이 높은 경우에는 치료를 실시한다.

치료방침

- 치료에 수술요법, 방사선요법, 화학요법을 병용한다.

■ 표 15-1 뇌종양의 주요 치료제

분류	일반명	주요 상품명	약효발현의 메커니즘	주요 부작용
만니톨제	D-만니톨	만니톨, Mannigen, Mannite T15	삼투압이뇨에 의한 뇌부종 개선	신부전
이뇨제		Glyceol	삼투압이뇨에 의한 뇌부종 개선	유산산증
부신피질호르몬제	베타메타존	Rinderon, Rinesteron	항염증작용에 의한 뇌부종 개선	당뇨병, 소화관출혈, 감염성 증가
산분비억제제	파모티딘	가스터	히스타민수용체 차단에 의한 산분비억제	간기능장애
백금제제	카르보플라틴	Paraplatin	DNA합성, 세포분열저해	골수억제
토포이소머라제저해제	에토포시드	라스텟트, Vepesid	DNA복제저해	
알칼로이드계	빈크리스틴유산염	Oncovin	세포분열저해	골수억제 말초신경장애
알킬화제	이포스파미드	Ifomide	DNA합성저해	오심·구토, 출혈성방광염
	니무스틴염산염	니드란		골수억제, 변비, 림프구감소
	테모졸로마이드	테모달		
메틸히드라진화합물	프로카르바진염산염	Procarbazine hydrochloride		골수억제, 오심·구토
도파민수용체작용제	브로모크립틴메실산염	팔로델	도파민수용체 자극에 의한 프로락틴저하	악성증후군

외과적 치료

- 개두술로 종양을 적출한다. 종양으로 인해 발생하는 주위 뇌로의 압박을 해제함과 동시에, 적출조직에서 병리조직을 진단한다.
- 수막종이나 신경초종 등의 양성종양은 전적출할 수 있으면 수술요법만으로 치유될 수 있지만, 발생부위나 주위 뇌조직과의 관계로 인해 전적출이 불가능한 경우도 있다.
- 신경교종에서는 종양이 주위 뇌로 침윤되어 있으므로 통상적으로 전적출이 어려워서, 방사선요법이나 화학요법을 아울러 실시한다. 단, 적출도가 그 후의 예후와 상관되므로, 신경증상이 악화되지 않는 한 가능한 많은 종양적출을 목표로 한다.
- 방사선요법이나 화학요법이 효과적인 악성림프종이나 배세포종양에서는 병리조직진단을 목적으로 일부만 적출(생검술)한다.

Key word

- 감마나이프
헬멧 형태를 한 조사헤드에 201개의 코발트선원을 반구상으로 배치하고, 각 선원에서 방출하는 γ 선을 병리에 집중하여 방사하도록 설계된 두부용 장치이다.

방사선요법

- 뇌종양의 보조요법으로 가장 흔히 사용된다. 종래부터 행해 온 외조사에 추가하여, 감마나이프 등의 국소에 집중적으로 조사하는 정위방사선요법이 행해지고 있다.

〈신경교종〉
- 신경교종에서는 수술로 병리조직진단을 내림과 동시에, 신경증상이 악화되지 않는 범위에서 가능한 많이 종양을 적출한다. 악성도가 높은 종양인 경우에는 방사선요법과 화학요법의 보조요법을 시행한다.
- 화학요법에서는 최근 경구제인 테모졸로마이드 (테모달)의 유효성이 확인되어 이용하게 되었다.
〈수막종〉
- 수막종은 양성종양으로 전적출하면 치료되므로, 원칙으로 적출술을 한다. 그러나 전적출이 불가능하거나 어려워서 부분적출로 끝나는 경우도 많다. 이와 같은 경우에는 감마나이프치료를 시행하는 경우가 많다.
〈뇌하수체선종〉
- 뇌하수체선종치료는 원칙적으로 적출술이다. 수술은 경접형골동종양적출술 (Hardy method)로 하는 경우가 많고, 최근에는 내시경을 사용하여 수술하는 경우가 늘고 있다.
- 프로락틴을 생산하는 뇌하수체선종에는 내복제인 브로모크립틴메실산염 (팔로델)으로 종양이 축소되므로, 내과적 치료만 실시하는 경우가 있다. 또 뇌하수체기능부전이 있으면 내분비보충요법을 실시한다.
〈신경초종〉
- 신경초종의 치료는 적출술이 기본이다. 작은 종양에는 감마나이프 등의 정위방사선치료를 시행하는 경우도 있다.
〈두개인두종〉
- 두개인두종은 양성종양으로, 수술로 전적출하는 것이 이상적이지만, 실제는 전적출하기가 어려워서 종양이 잔존

Key word

- 정위방사선요법
병변부위에 여러 방향에서 대선량의 방사선조사를 집중시켜서, 높은 치료효과를 목표로 하는 방법이다. 감마나이프나 사이버나이프가 있다. 적응이 되는 질환은 직경이 3cm 이하인 전이성 뇌종양, 뇌동정맥기형, 청신경종 등이다.

하는 경우가 많다. 이와 같은 경우, 감마나이프 등의 방사선치료를 실시한다.

〈악성림프종〉
● 악성림프종에는 메토트렉세이트 대량요법에 의한 화학요법이나 방사선요법이 유효하므로, 수술로 일부를 적출하여 병리조직진단을 내린 후에 화학요법 및 방사선요법을 실시한다.

〈배세포종양〉
● 배세포종양은 조직형에 따라서 치료법이 다르다. 대표적인 배세포종 (배아종)은 화학요법과 방사선요법이 유효하므로, 수술로 병리조직진단을 내린 후에, 화학요법 및 방사선요법을 한다.

〈전이성뇌종양〉
● 전이성뇌종양은 다발성인 경우가 많아서, 방사선치료가 치료의 중점이다. 최근에는 감마나이프 등의 정위방사선치료가 널리 이용되고 있다.
● 수술치료는 종양에 의한 압박증상이 수술로 개선되는 경우나 원발소가 불분명하여 병리조직진단이 필요한 경우에 행해진다. 단, 전신상태나 원발소가 안정적일 것이 조건이다.

Px 처방례) 고도의 뇌부종, 급성수두증으로 인한 두개내압항진 등에 대한 응급처치

※ 다음의 약제를 증상에 따라서 적당히 사용한다.
● 만니톨주 (20%) 1회 300mL 30분에 급속히 정주 ←만니톨제
● Glyceol주 1회 200mL 1일 2~4회 1~2시간에 점적정주 ←이뇨제
● Rinderon주 1회 4mg 1일 2~3회 정주 ←부신피질호르몬제
● 가스터주 (20mg) 1회 20mg 1일 2회 정주 (보험적용외) ←산분비억제제
● 가스터정 (20mg) 2정 分2 경구투여 (보험적용외) ←산분비억제제

Px 처방례) 화학요법
● Paraplatin주 1회 450mg/m² 점적정주 1일 1회 (보험적용외) ←백금제제
● 라스텟주 1회 150mg/m² 점적정주 1일 1~3회 (보험적용외) ←토포이소머라제저해제
● Oncovin주 (1mg) 1회 1.5mg/m² 정주 1일 1회 ←알칼로이드계
● Ifomide주 (1g) 1회 1,800mg/m² 점적정주 1일 1~5회 (보험적용외) ←알킬화제
● 니드란주 1회 80mg/m² 점적정주 1일 1회 ←알킬화제
● Procarbazine hydrochloride캡셀 60mg/m² 分1~3 1일 8~21회 14일간 ←메틸히드라진화합물
● 테모달캅셀 ①1회 75mg/m² 分1~3 1일 8~21회 14일간 ←알킬화제
　　　　　 ②1회 150mg/m² 1일 1회 단독
※ 우선 ①을 연일 42일간 경구하고, 4주간 휴약한다. 다음에 ②를 연일 5일간 경구로 하고, 23일간 휴약한다. 그 후, 이 28일을 1단위로 하여, 다음 단위에는 200mg/m²으로 증량 가능.
● 팔로델정 (2.5mg) 1일 1회 2.5mg (석식 직후) 효과를 보면서 1일 5~7.5mg까지 점증하다가, 分2~3 (식직후) ←도파민수용체작용제

뇌종양의 병기 · 병태 · 중증도별로 본 치료흐름도

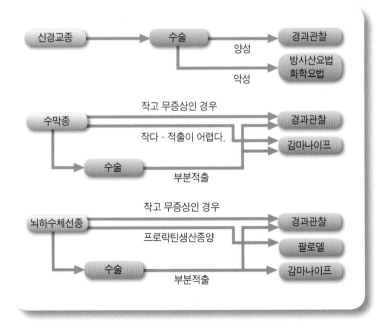

(鳥山英之·青柳 傑)

환자케어

급성기에는 두개내압항진, 경련, 마비 등의 술후 합병증, 방사선에 의한 피부염이나 방사선숙취, 화학요법에 의한 구내염, 오심·구토 등의 부작용이나 합병증의 예방과 그 대처에 유의한다.

병기·병태·중증도에 따른 케어

【급성기】 환자가 증상이 출현한 후에 진찰 받으러 오는 경우가 많으며, 그 신체적인 변화를 수용하지 못하는 경우가 있다. 질환과 그에 따른 증상을 충분히 이해할 수 있도록 설명한다. 방사선요법이나 화학요법 등, 치료의 부작용과 합병증 예방의 주의점 (방사선에 의한 피부염, 방사선숙취의 대처, 구내염예방, 감염예방, 오심·구토의 대책)을 환자가 잘 이해하게 한다. 운동마비나 언어장애, 치료로 인한 부작용 때문에, 치료에 대해 적극적인 자세나 사회생활에 자신감을 잃기 쉬우므로, 심리적 케어도 충분히 배려한다.

【회복기】 사회생활에 대한 적응이 무리없이 진행되도록 지지한다. 가족의 수용자세를 배려함과 동시에, 사회자원의 효과적인 활용을 검토한다.

【종말기】 의식의 소실이 선행하므로, 남겨진 시간을 의미있게 보내는 것이 우선된다. 환자의 존엄성을 지키는 것도 중요하다.

케어의 포인트

진찰·치료시의 지지
- 두개내압항진이나 뇌부종에 대한 치료가 안전하고 효과적으로 행해지도록 지지한다.
- 운동마비나 언어장애 등의 재활치료를 안전하게 할 수 있는 환경조성이 중요하다.
- 특히 항경련제를 사용하고 있는 경우는 약을 중단하지 않았는가 반드시 확인한다. 약이 너무 많거나, 맞지 않는 경우는 졸음, 발진, 휘청거림, 현기증이 일어나므로 신속히 의사에게 보고하여, 약의 양이나 시간을 조절한다.
- 방사선요법이나 화학요법으로 인한 부작용을 관찰하고, 감염 등의 중증 증상이 일어나지 않도록 지지한다.

낙상의 회피
- 운동마비뿐 아니라 시야협착이나 평형감각장애로, 낙상의 위험성이 높아진다. 원근감도 알기 어렵고, 공동운동이 불가능하여 전도나 전락의 위험성이 증대된다.
- 안전한 병실환경 (침대난간, 난간, 복도, 화장실, 세면대)을 조성한다.
- 환자·가족에게 질환의 특징을 설명하고, 생활상의 낙상예방책을 지도한다.

의사소통의 장애에 대한 대응
- 환자에게는 침착하게 천천히 얘기해도 되는 점을 전달하고, 재촉하지 않는다. 가족의 이해와 협력도 요청한다.
- 환자의 자존심을 배려하면서 의사소통을 도모한다.
- 언어 이외의 방법을 검토하여 의사소통을 도모한다.

셀프케어의 지지
- 시간이 걸려도 가능한 한 스스로 하도록 지도한다. 그러나 종양이 증대되고, 증상이 날마다 악화되는 경우는 무리한 재활치료나 셀프케어를 권하지 않는다.
- 의복은 약간 헐렁한 사이즈로, 앞이 트인 디자인을 선택한다.
- 장애물에 유의하고, 낙상에는 세심한 주의를 기울이도록 지도한다.
- 욕창이나 감염증을 예방하기 위해서 피부나 점막을 청결하게 유지하도록 지도·지지한다.

환자·가족의 심리·사회적 문제에 대한 지지
- 질환에 관하여 환자·가족에게 알기 쉽게 설명하고, 불안을 해소하도록 지지한다.
- 악성뇌종양인 경우 예후가 불량한 경우가 많아서, 종양의 증대에 수반하여 여러 가지 기능장애가 출현한다. 환자의 존엄성이 상실되지 않도록, 환자의 자기결정을 지지하는 지원이 필요하다.
- 간호의 부담을 경감하도록, 가정내 환경 정비나 사회자원의 활용 등에 필요한 지지를 제공한다.
- 환자가 질환을 어떻게 수용하고, 이후 어떻게 살아가고자 하는가, 또 가족은 어떻게 생각하고 있는가에 관하여 얘기할 수 있도록 평소에 신뢰관계의 확립이 필요하다.

퇴원지도·요양지도

- 환자·가족 모두 안정된 가정생활을 할 수 있도록 가족의 간호부담을 고려한 지지를 한다.
- 연하장애일 때 식사의 내용과 형태의 연구 및 식사시의 자세를 지도한다.
- 항간질제의 복용이 필요한 경우가 많으며, 규칙적인 복용과 부작용에 관하여 지도한다.
- 부작용이 나타나면 바로 진찰받도록 지도한다.
- 낙상으로 인한 외상이나 골절에 주의하도록 설명한다.
- 외래에서 방사선요법이나 화학요법을 할 때에는 부작용을 설명하고, 대증요법이나 식사요법 등, 안전한 치료를 계속할 수 있도록 지도한다.
- 퇴원후 자택에서 치료하고 있을 때에 의식장애, 운동마비나 언어장애 등의 증상이 출현하면, 바로 진찰받도록 지도한다.
- 병이 진행되어 약의 효과가 약해지면 사회생활이나 일상생활에 자신감을 잃게 되므로, 아직 할 수 일에 눈을 돌리도록 촉구하고, 심리적인 지지를 제공한다.
- 사회와의 접점을 여러 형태로 계속 유지하도록 촉구하고, 가능한 신체도 움직이도록 지도한다.

(栗原弥生)

16 간질 (epilepsy)

松浦雅人 / 木田井草

전체 map

병인
- 특발성간질의 대부분은 다인자형 유전이 원인이며, 증후성간질은 뇌의 손상이 원인으로 지목된다.
  [악화인자] 불규칙한 생활, 수면부족, 과음, 텔레비전게임 (광과민성간질) 등

역학
- 소아기와 고령기에 발병률이 높으며, 유병률은 일반인구의 0.5~1%이다.
- 난치간질은 간질 전체의 20~30%이다.
  [예후] 간질증후군에 따라서 다르다.

병태생리
- 여러 가지 원인으로 뇌의 신경세포에 과도한 전기적 흥분이 생기는 병태를 말한다.
- 임상적으로는 자발발작을 2회 이상 반복하는 만성뇌질환이라고 정의된다.
- 원인에 의한 분류 : 소인이 관련된 특발성간질과, 뇌의 손상 (선천성기형, 종양성병변, 해마위축 등)에 기인하는 증후성간질이 있다.
- 발작의 종류 : 부분발작과 전반발작이 있다.

병태생리 map p.122

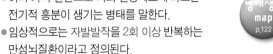

부분발작

단순부분발작

자율신경발작
- 발한
- 안면홍조
- 안면창백

시각·청각발작
- 암점
- 빛이 달린다.
- 잡음이 난다.
등

전신발작
- 공포감
- 그리운 감각
- 플래시백
등

손발·안면의 경련

복잡부분발작
- 한 점 응시
- 입을 오물오물거린다.
- 혀를 찬다.
- 의미 없이 돌아다닌다.

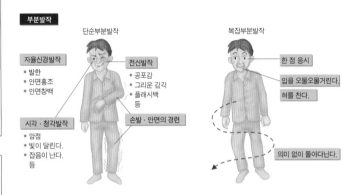

증상
- 부분발작 : ①의식이 유지되고 있는 단순부분발작 (전조), ②의식이 소실되는 복잡부분발작, ③단순 또는 복잡부분발작으로 시작되어 전신경련발작에 이르는 2차성전반화발작
- 전반발작 : ①10초 정도의 의식상실이 일어나는 결신발작, ②편측 또는 양측 상지 등의 간대성근경련발작, ③갑자기 탈력하여 전도하는 탈력발작, ④전신경련발작인 강직간대발작
  [합병증]
- 지적장애, 발달장애, 인지장애, 수면장애, 정신과적 합병증 등
- 발작 시의 외상, 화상
- 간질중첩상태 : ①비경련성간질중첩, ②경련성간질중첩

증상 map p.124

전신발작

결신발작
- 눈을 크게 뜬다.
- 안구의 상전
- 갑자기 동작을 멈춘다.

몇 초~몇 십초만에 회복된다.

강직간대발작
- 큰소리를 낸다.
- 전신을 뒤로 젖힌다.
- 안구의 상전
- 체간, 사지의 경직
- 청색증
- 사지를 부들부들 떤다.

강직상 → 간대상 → 몽롱상태

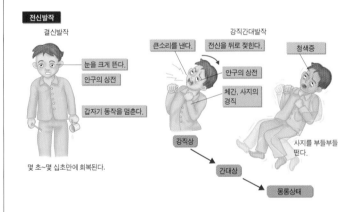

진단
- 본인, 가족, 목격자에게서의 발작증상과 병력에 대한 상세한 청취가 진단의 기본이 된다.
- 소아와 성인은 감별해야 할 질환이 다르다.
- 간질의 보조진단으로 발작간헐기의 뇌파 (EEG) 검사를 시행하여 간질성 이상파를 확인한다.
- 뇌의 기질적 이상의 확인에는 두부 CT, MRI검사를 시행한다.
- 난치간질로 외과수술을 하는 경우, 발작시의 비디오·뇌파 동시기록에 의한 해석과 술전의 뇌자도 (MEG), SPECT, PET검사 등을 시행한다.

진단 map p.125

치료
- 첫 회 발작에서는 즉시 항간질제 치료를 실시하지 않고, 2번째 발작에서 치료를 시작한다.
- 약물요법 : 치료의 기본은 항간질제 단제 (부분발작은 카르바마제핀, 전반발작은 발프로산나트륨)에 의한 발작의 억제, 효과가 없으면 단제치료를 2~3종류 시도하고, 그래도 효과가 없으면 다제병용요법을 실시한다 (혈중농도도 측정한다).
- 외과요법 : 난치성의 증후성간질 초점부위가 국한되어 있으면 외과적 절제를 고려한다.
- 미주신경자극요법 : 난치간질에서 외과치료를 적용하지 않을 때 고려한다.

치료 map p.126

16 간질

간질

병태생리 map

간질이란 여러 원인에 의해서 뇌의 신경세포에 과도한 전기적 흥분과 과잉 동기성이 생기는 병태이다.

- 임상적으로는 자발발작을 2회 이상 반복하는 만성뇌질환이라고 정의된다. 따라서 특정한 상황에서만 유발되는 반사경련이나 여러 가지 질환의 급성기에 나타나는 경련·등은 간질이라고 하지 않는다(표 16-1).

병인·악화인자

- 소인이 관련되는 특발성간질과, 뇌의 손상에서 기인하는 증후성간질이 있다.
- 특발성간질의 대부분은 다인자형 유전이 유전이라고 생각되는데, 멘델형 우성유전을 나타내는 드문 특발성간질에서는 단일 유전자이상이 발견되고 있다. 특발성간질의 발작은 수면각성 리듬과 관련하여, 각성 직후에 생기기 쉽다. 따라서 불규칙한 생활이나 수면부족으로 발작이 유발되기도 한다. 또 텔레비전 시청이나 텔레비전게임 등으로 발작이 유발되는 광과민성간질도 있다.
- 증후성간질은 뇌의 손상이 존재한다고 추정되며, 두부 CT·MRI 등의 영상검사에서 병변이 발견되기도 한다. 뇌의 선천성기형이나 종양성 병변 뿐 아니라, 해마위축 등의 경미한 이상도 원인이 된다. 그러나 임상적으로는 증후성간질이라고 생각되는데, 여러 가지 영상검사를 해도 이상소견이 발견되지 않는 증후성간질도 적지 않다.

역학·예후

- 소아기와 고령기에 발병률이 높으며, 유병률이 일반인구의 0.5~1%에 이른다.
- 특발성간질과 증후성간질 각각에, 뇌의 일부 신경세포의 병적 흥분에서 시작되는 부분간질 (국재관련성간질)과, 뇌 전체가 순간적으로 과잉 흥분하는 전반간질이 있다. 따라서 간질증후군은 4가지로 세분되며, 각각의 예후가 다르다.
- 2~3종류 이상의 항간질제로 단제치료를 해도 발작이 억제되지 않는 것을 난치간질이라고 하며, 간질 전체의 20~30%를 차지한다.

특발성간질

악화인자 | 유전적 요인

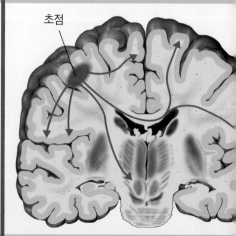

초점

부분간질

뇌의 일부에서 전기적인 혼란이 일어난다.

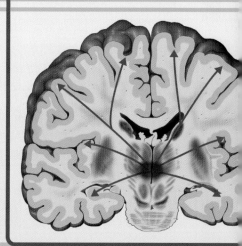

전반간질

뇌 전체가 전기의 소용돌이에 휘말린다.

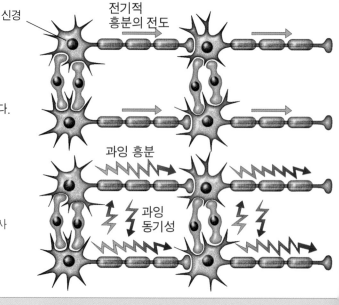

신경

전기적 흥분의 전도

정상

규칙적인 리듬으로 흥분을 전도하고 있다.

과잉 흥분

간질발작

대뇌뉴런의 과잉 발사 (전기적 혼란)가 생긴다.

과잉 동기성

규칙한 생활 | 수면부족

병인 | 뇌의 손상 · 선천기형 | 종양성 병변 | 해마위축

롤란드간질(Rolandic epilepsy)
소아 양성 후두엽간질
(조기발생형, 만기발생형) 등

우에 따라 경과관찰만 하기도 한다.
인기 이전에 치유된다.

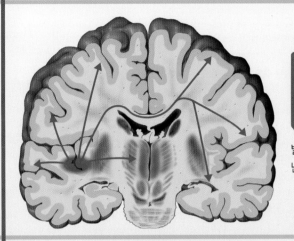

전두엽간질
측두엽간질
두정엽간질
후두엽간질

발작의 경과는 다양하다.
난치례에는 외과적 치료를 적용한다.

소아 결신간질
약년 간대성근경련발작
각성시 대발작간질 등

용시 80% 이상에서 발작이 억제된다.
약을 중지하면 재발한다.

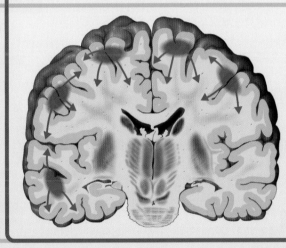

West증후군
Lennox - Gastaut증후군 등

발작의 억제가 어렵다.
지적장애를 수반하는 경우가 많다.

간질성 이상뇌파의 예

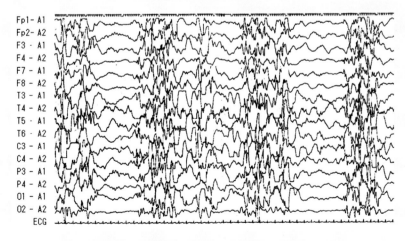

위의 그림은 웨스트증후군의 발작 간헐기 뇌파의 예시이다.
간질의 종류에 따라서 특징적인 파형이 나타난다.

증상 map

간질발작에는 2종류가 있으며, 부분간질에는 부분발작이, 전반간질에는 전반발작이 일어난다.

증상

- ●부분발작
- ●부분발작에는 3종류가 있다(표 16-2). 단순부분발작은 발작 중에도 의식이 유지되고 있는 것으로, 전조라고도 한다. 복잡부분발작은 발작 시에 의식이 없어지고, 복잡한 발작이나 행동을 나타내는 자동증이 출현한다.
- ●2차성전반화발작이란 단순 또는 복잡부분발작으로 시작되지만, 마침내 뇌전체가 말려 들어가서 전신경련발작에 이르는 것을 말한다. 발작의 후반부만 보면, 다음에 기술하는 전반발작의 강직간대발작과 구별이 되지 않는다.
- ●부분간질의 증례에는 1종류뿐인 부분발작이 있는 예도, 3종류의 모든 부분발작이 있는 예도 있다.
- ●전반발작
- ●전반발작에는 대표적인 4종류가 있다(표 16-2). 결신발작은 10초 정도의 의식상실이 자주 생기는 것이다.
- ●간대성근경련발작은 편측 또는 양측 상지가 순간적으로 수축되는 것으로, 통상적으로 짧게 발생하지만, 여러 차례에 걸쳐서 반복적으로 일어나기도 한다.
- ●탈력발작은 갑작스런 탈력으로 낙상이 발생하여 외상의 위험이 있기 때문에, 자주 생기는 증례에서는 두부를 보호하기 위한 헤드기어가 필요하다.
- ●강직간대발작은 초기에 전신의 근을 당겨지는 강직상이 생기고, 계속해서 사지가 부들부들 떨리는 간대상으로 이행된다(이른바 전신경련발작).
- ●발작 중에는 호흡이 정지되기 때문에 청색증가 나타나지만, 발작이 끝나면서 호흡이 크게 재개된다. 발작 후에는 깊은 수면으로 이행되거나, 경도의 의식혼탁인 채 목적 없는 동작이나 행동을 나타내는 몽롱한 상태를 거쳐서 정상상태로 되돌아온다.
- ●전반간질의 증례에서는 단독 발작만을 나타내는 증례도, 복수의 전반발작을 나타내는 증례도 있다.

합병증

- ●간질에 합병되는 증례는 지적장애, 발달장애, 인지장애, 수면장애, 정신과적 합병증 등 다채롭다. 치료자는 이 증상들의 원인해명과 치료처치 및 재활치료나 생활의 질을 높이는 서비스를 제공해야 한다. 이러한 연유로 간질의 포괄적 의료가 강조된다.
- ●간질발작에 의한 합병증에는 낙상 등의 사고로 인한 외상이나 화상 등이 있다.
- ●간질중첩상태 : 발작이 30분이상 지속된다. 복잡부분발작이나 결신발작 등의 비경련성중첩상태와, 2차성전반화발작이나 강직간대발작 등의 경련성중첩상태가 있다. 후자에서는 조기에 발작을 억제하지 않으면 뇌장애를 포함하여 합병증이 생길 위험이 있다. 발작의 억제와 더불어, 저산소나 뇌압항진의 예방, 혈압의 유지, 대사성산증의 교정 등이 필요하다.

■ 표 16-1 간질 이외에 경련 등의 발작증상이 생기는 질환

급성뇌질환	두부외상, 뇌졸중, 뇌염, 뇌종양 등
급성신체질환	저산소, 대사장애, 전해질이상 등
약물 · 알콜관련질환	급성약물중독, 알콜해리발작 등
반사성경련 외	열성경련, 광과민성경련, 자간 등

■ 표 16-2 간질발작의 종류와 1차선택제

부분발작	단순부분발작, 복잡부분발작, 2차성전반화발작	카르바마제핀
전반발작	결신발작, 간대성근경련발작, 탈력발작, 강직간대발작	발프로산나트륨

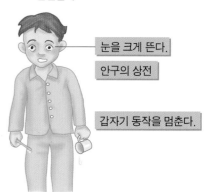

부분발작

단순부분발작

자율신경발작
- 발한
- 안면홍조
- 안면창백 등

정신발작
- 공포감
- 그리운 감각
- 플래시백 등

시각 · 청각발작
- 암점
- 빛이 달린다.
- 잡음이 난다. 등

손발 · 안면의

전반발작

결신발작

- 눈을 크게 뜬다.
- 안구의 상전
- 갑자기 동작을 멈춘다.

몇 초~몇 십초만에 회복된다.

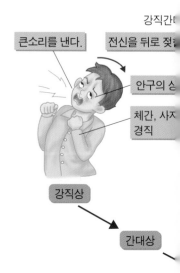

강직간대

- 큰소리를 낸다.
- 전신을 뒤로 젖힘
- 안구의 상
- 체간, 사지 경직

강직상

간대상

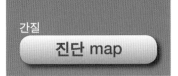

본인이나 가족, 또 발작 목격자로부터 발작증상과 병력을 상세히 청취하는 것이 진단의 기본이다. 간질발작과 감별해야 할 증상이나 병태에 주의한다.

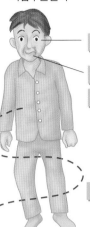

복잡부분발작

한 점 응시

입을 오물거린다.

혀를 찬다.

의미도 없이 돌아다닌다.

진단·검사치

- 의료자가 발작을 목격하는 경우는 드물어서, 발작증상 (기시, 좌우차, 의식상태, 경과, 지속시간)과 병력 (기왕력, 현병력, 가족력, 출산력, 직업력 등)을 본인 또는 발작을 목격한 사람으로부터 상세히 청취하는 것이 진단의 기본이 된다.
- 소아와 성인은 감별해야 할 질환이 다르다(표 16-3). 소아는 발작 시의 발열, 흐느낌, 설사의 유무, 공복 여부, 수면각성리듬과의 관련 등도 청취한다. 성인은 전조의 유무, 갑자기 일어서는 동작 등, 복용 중의 약물 등에도 주의한다.
- 심인성발작은 모든 연령에서 일어나며, 때로 간질발작과 감별이 어려우므로, 심인성발작을 시사하는 징후 (표 16-4)를 알아두어야 한다.
- 검사치
- 간질의 보조진단에는 발작간헐기의 뇌파 (EEG) 검사가 중요하다. 이상파를 쉽게 나타나게 하기 위하여, 안정시 기록에 추가하여, 과호흡부하, 섬광자극, 수면시 기록 등의 부활법(賦活法)을 실시한다.
- 간질 환자의 약 절반에서는 첫 회 뇌파검사에서 간질성 이상파가 나타나지 않으므로, 뇌파검사를 반복하거나, 1회 기록시간을 늘리거나, 발작후 조기에 기록하는 등의 여러 방법을 시도해야 한다. 그래도 간질성 이상파가 나타나지 않는 예가 10% 정도 있으므로, 정상뇌파가 간질의 제외진단이 되지 않는다. 또 뇌파에서 간질성 이상파가 검출되어도, 그것이 발작을 설명할 수 있는 것이어야 한다.
- 뇌의 기질적 이상을 검색하기 위하여 두부의 영상검사를 실시한다. 두부 CT검사는 뇌내 석회화병변 등의 발견에 유용하지만, 측두엽간질의 원인이 되는 뇌심부의 해마위축 등은 검출되지 않는다. CT · MRI 중 한 검사를 선택할 수 있는 경우에는 MRI검사가 권장된다. 확실한 특발성간질에서 영상검사는 그다지 필요하지 않다.
- 난치간질에 외과수술을 적응할 때에는 발작시의 비디오 · 뇌파를 동시 기록하여 증상을 상세히 해석한다. 술전에는 뇌자도 (MEG) 검사나 SPECT · PET검사를 실시하고, 또 술전 · 술중에는 피질 또는 뇌심부에서 뇌파를 기록하여, 병적인 흥분을 나타내는 신경세포가 존재하는 부위 (간질초점)를 상세히 해석한다.

■ 표 16-3 간질발작과 감별해야 할 증상 · 상태

소아	성인
실신	실신
심인성발작	심인성발작
호흡중지발작	뇌허혈발작
경증 설사를 수반하는 발작	부정맥발작
수면 (입면) 시 겁먹음, 악몽	편두통
짜증	메니에르병
틱 등	REM수면행동장애 등

■ 표 16-4 심인성발작을 시사하는 징후

유발인자		환경변화, 정동갈등, 암시, 타인의 존재여부
수면 중의 발작		각성 후 (위수면)에 일어난다.
발작의 시작과 종료		완만하게 시작, 완만하게 끝난다.
발작의 지속시간		전신경련 같은 발작이 2분 이상 계속된다.
발작의 경과		증상의 강도가 변동된다. 의식명료라고 생각되는 반응이 있다. 전신경련 같은 발작에는 청색증을 수반하지 않는다.
발작 중	안구증상	안검에 빠른 진전이 보인다. 계속 눈을 감고 있다. 강제로 개안하면 저항한다. 안구가 위쪽으로 전위되어 있다. 대광반사 · 각막반사가 존재한다. 두부를 회전시켜도 안구위치가 고정된 채 산동이 일어날 수 있다.
	구증상	계속 입을 굳게 닫고 있다. 강제개구에 저항한다.
	운동증상	좌우사지의 비협조운동, 후궁반장, 하복부를 돌출하는 움직임, 두부나 전신을 좌우로 흔드는 운동, 흐느낌이나 울기, 비명이나 신음소리, 복잡한 내용의 속삭임, 통증자극에 반응이 없는 경우도 있다. 신경학적 검사에 저항한다.
발작후		전신경련 같은 발작 후에 몽롱한 상태가 없다.
외상		맞은 상처나 베인 상처가 생기기도 한다.
교설		혀끝이나 입술을 깨문다.
실금		일어날 수 있다.
뇌파검사		눈을 감고 있어서 의식장애를 생각하게 하는 상태에서 α 파가 출현하고 있다. 양측성 운동증상이 있는데 뇌파변화가 없다.

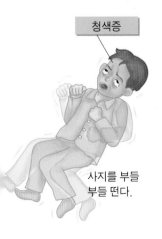

청색증

사지를 부들부들 떤다.

몽롱상태

치료 map

항간질제치료는 2번째 발작부터 시작한다.

치료방침

● 첫 발작에 즉시 항간질 약물치료를 개시하지 않는다. 표 16-1에 나타낸 바와 같은 기초질환이 있으면, 그에 맞춰 치료를 실시한다. 급성질환이 제외되면, 치료하지 않고 경과를 지켜본다. 특별한 유인이 없는 첫 회 발작후, 발작이 재발할 위험은 50% 이하이다. 그러나 뇌파검사에서 간질성 이상이 확인되거나, 사회생활상의 이유 때문에 첫 회 발작이라도 예외적으로 항간질제 치료를 개시하기도 한다. 그때, 일단 치료를 개시하면 장기간에 걸쳐 복용이 필요하거나, 생활상의 여러 가지 제약이 생기는 것을 염두에 두어야 한다.

● 통상적으로 2번째 발작이 발생하면, 처음으로 항간질제치료를 시작한다. 충분한 임상정보를 얻게 되면 간질증후군의 유형을 진단할 수 있어서 예후나 결과를 추측할 수 있으므로, 치료 조기에 본인 및 가족에게 장기에 걸치는 치료계획을 전달하고 치료에 대한 협력을 구한다.

■ 표 16-5 간질의 주요 경구제

일반명	주요 상품명	제형	용량	부작용
페노바비탈	Phenobal	분말, 가루약, 엘릭시르, 정	30~200mg	경면, 실조, 진정, 인지장애
페니토인	Aleviatin, Hydantol	가루약, 정	200~300mg	현기증, 실조, 다모, 치육증식
프리미돈	프리미돈	세립, 정	250~2,000mg	경면, 실조, 진정, 인지장애
에토숙시마이드	Epileo petit mal, Zarontin	가루약, 시럽	450~1,000mg	위장장애
카르바마제핀	테그레톨, Telesmin, Lexin	세립, 정	200~1,200mg	현기증, 실조, 발진
발프로산	Valerin, Epirenat, Depakene, Hyserenin, Selenica-R	세립, 정, 서방세립, 서방정, 시럽	400~1,200mg	위장장애, 탈모, 체중증가
클로나제팜	Landsen, Rivotril	세립, 정	2~6mg	경면, 실조, 진정, 인지장애
클로바잠	Mystan	세립, 정	10~40mg	경면, 실조, 진정, 인지장애
조니사미드	엑세그란	가루약, 정	100~600mg	현기증, 체중감소, 위결석
가바펜틴	가바펜	정	600~2,400mg	경면, 현기증, 체중증가, 하지부종
토피라메이트	Topina	정	200~600mg	경면, 체중감소, 언어장애
라모트리진	Lamictal	정	100~400mg	현기증, 발진, 초조
레베티라세탐	E keppra	정	1,000~3,000mg	행동장애

■ 표 16-6 간질의 주요 비경구제

일반명	주요 상품명	용법	용량
포수클로랄	Escre	좌약, 주장(注腸)	1.5g을 넘기지 않는다(소아)
페노바비탈	Wakobital, 루비알	좌약	4~7mg/kg (소아)
페노바비탈·나트륨	Nobelbar정주용	정주	15~20mg/kg
페니토인	Aleviatin주사액	정주	125~250mg
디아제팜	Diapp	좌약	4~10mg (소아)
	Cercine, Horizon	정주	10mg

약물요법

● 치료의 기본은 항간질제 단제를 이용한 발작의 억제이다. 부분박잘이면 카르바마제핀을, 전반발작이면 발프로산나트륨을 투여한다(표 16-2). 정보가 불충분하여 부분발작인지 전반발작인지 불분명할 때는 우선 발프로산나트륨을 투여한다.

● 갑자기 증량하면 카르바마제핀에서는 복시나 실조가, 발프로산나트륨에서는 위장장애나 진전 등의 용량의존성 부작용이 출현하므로 점증한다. 특이체질성 부작용에는 카르바마제핀에서는 투여조기의 스티븐스-존슨증후군, 유지기의 백혈구감소나 저나트륨혈증이 있다. 발프로산나트륨에서는 조기의 치사성 중독성간염, 유지기의 고암모니아혈증 등이 나타날 수 있다. 발프로산나트륨은 태아에게 이분척추를 유발할 수 있으므로, 임신 가능한 여성에게는 고용량투여를 삼간다.

● 단제치료는 최고내용량까지 사용하여 효과를 확인한다. 제1선택제가 효과가 없거나 불내성 때문에 사용할 수 없을 때, 제2선택제를 사용한다. 부분발작이면 페니토인이나 조니사미드가 권장된다. 전반발작이면 결신발작에 에토숙시마이드를, 간대성근경련발작에는 클로바잠을, 강직간대발작 (대발작)에는 페니토인이나 조니사미드를 권장한다.

● 단제치료를 2~3종류 시행하고, 그래도 효과가 없는 경우에 비로소 다제병용요법을 실시한다. 새로운 항간질제인 가바펜틴, 토피라메이트, 레베티라세탐 등은 병용으로 인한 약제상호작용이 적다. 카르바마제핀, 페니토인, 페노바비탈 등은 간효소를 유도하고 다른 병용제의 혈중농도를 저하시켜서, 발프로산나트륨은 간효소를 저해하고 병용제의 혈중농도를 증가시킨다. 다제병용으로 약물동태가 복잡할 때는 혈중농도를 측정해야 한다. 페니토인은 비선형의 용량-혈중농도곡선을 나타내어 쉽게 중독역에 도달하므로, 혈중농도를 자주 측정해야 한다. 그밖에 순응도 불량이 의심스러울 때나 임신 중에도 혈중농도를 측정한다.

Px 처방례 특발성간질

● 발프로산 서방정 (200mg) 2정 分2 (식후) ←항간질제

※이후 2주마다 200mg씩 점증하고, 발작이 억제될 때 (또는 내용한계, 최대 1,200mg)까지 투여한다.

Px 처방례 증후성간질

● 카르바마제핀 (100mg) 2정 分2 (식후) ←항간질제

※이후 2주마다 200mg씩 점증하고, 발작이 억제될 때 (또는 내용한계, 최대 1,200mg)까지 투여한다.

Px 처방례 간질중첩상태

● 디아제팜 (10mg) 정주 : 발작이 억제될 때까지 동량을 추가투여한다.

- Aleviatin 주 (250mg) 정주 : 경구투여가 가능해지면 내복으로 바꾼다.
※ 소아에게는 미다졸람 (2mL/10mg) 점적정주 : 보험적용외이지만, 정맥보호가 어려운 경우에 근주, 비강내, 구강
  내 투여도 가능하다.
- 치료의 종결은 간질증후군에 의존한다. 특발성부분간질이면 성인기 이전에 치료를 종결한다. 증후성부분간질에
  서는 4~5년간 발작이 없는 경우에 그 시점에서 감량을 하는 경우와, 몇 년간 경과를 보고 나서 감량을 하는 경우
  에서는 재발위험성의 차이가 거의 없다. 따라서 치료시작 후 조기에 발작이 억제된 경과가 양호한 증례에서는 사
  회인이 되기 전에 감량을 하는 편이 낫다.

외과적 치료

- 치료가 어려운 증후성간질에서 초점부위가 국한적이고, 절제가 가능한 피질영역일 때는 외과적 절제를 고려한다.
  특히 편측 해마위축으로 난치성발작이 있는 내측형 측두엽간질은 해마절제 후의 발작억제율이 90%에 이른다.
  술후 후유증도 없으므로 절제수술에 적합한 적응대상으로, 외과적으로 치유 가능한 간질 (surgically remediable
  epilepsy)이라고 한다.

간질의 병기 · 병태 · 중증도별로 본 치료흐름도

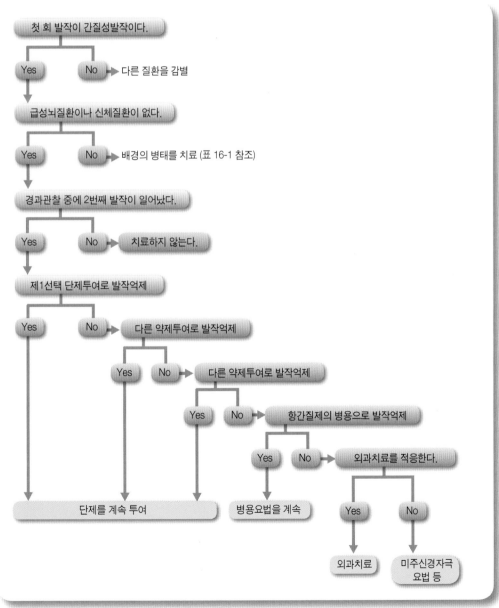

(松浦雅人)

환자케어

필요에 따른 처치를 신속히 할 수 있도록 발작출현시에 충분히 관찰한다.

병기·병태·중증도에 따른 케어

【급성기 (초발발작~발작 빈발시)】 발작 시의 대응과 발작증상을 관찰·기록한다. 이것은 간질발작인지 아닌지 진단내릴 때 도움이 될 뿐만 아니라, 의사의 치료제 선택·결정에 관한 정보원이 된다. 발작 빈발 시에는 발작에 수반하는 신체손상의 위험이 크므로, 관찰을 충분히 하여 헤드기어를 장착하게 하는 등 위험방지에 최대한 주의를 기울인다. 발작시는 호흡장애나 흡인으로 인한 질식, 타박·골절 등이 생기므로, 안전한 환경을 조성하여 지켜본다. 필요에 따라서 흡인·산소투여, 백마스크 등의 처치를 한다. 또 발작유인, 약의 효과·부작용, 환자의 불안이나 고민 등 심신의 일반상태를 관찰한다.

【만성기】 만성 경과를 밟는 경우가 많아서, 장기에 걸친 규칙적인 복용 (혈중농도의 유지)과 발작유인을 삼가는 생활이 재발이나 악화를 예방하는 데에 중요하다. 주야역전 등의 불규칙한 생활, 임의로 복용을 조정하거나 중지하지 않도록 반복적으로 설명한다.

【회복기 (외래통원, 사회생활적응)】 사회생활에 대해서 불안이나 고민이 있는 경우가 있다. 코메디컬 스태프와 협력하여, 필요에 따라서 정신장애자 보건복지수첩의 취득, 상담기관이나 지원단체 등의 소개를 지지한다.

케어의 포인트

발작시 관찰의 포인트
- ①발작이 일어난 시간, 상황·유인, ②의식장애의 유무, ③발작의 유형, ④청색증의 유무, ⑤지속시간, ⑥발작 시의 상태.

경련발작 시의 대응
- ①위험한 것을 멀리하여 본인이 상처를 입지 않도록 한다, ②의복의 칼라를 느슨하게 하고 벨트를 푼 채로 옆으로 누워서, 호흡상태를 관찰한다. 필요에 따라서 기도확보·산소 투여를 실시한다. ③식사 중이나 식사 직후에 발작이 일어나면 구토로 인한, 토사물에 의해서 질식할 위험성이 있으므로 주의한다.

치료에 대한 지지

- 발작출현 시에는 그 특징을 관찰하고, 신속히 의사에게 보고하여 대응한다. 특히 첫 회 발작 시는 간질 이외의 질환을 감별하기 위하여, 채혈·영상검사 등이 필요한 경우가 많다.
- 간질중첩인 상태에서는 신속히 의사에게 보고하고, 구급처치에 대응할 수 있도록 준비해 둔다.

신체손상의 회피
- 발작유인의 관리방법을 지도한다.
- 발작 시의 대응과 안전대책에 대하여 지도한다.

환자·가족의 심리·사회적 문제에 대한 지지
- 질환의 전망이나 장래문제에 대한 불안이 경감하도록, 심리·사회적 지지를 한다. 정보를 제공하거나 관계기관을 소개하고, 필요에 따라서 코메디컬 스태프에게 협조를 의뢰한다.
- 환자·가족의 노고를 격려하고, 장애를 수용하도록 심리적 지지를 제공한다.
- 질환을 수용하고, 주위의 이해와 협력을 구하면서 사회생활에 참가할 수 있도록 지지한다.

퇴원지도·요양지도

- 발작이 일어났을 때의 처치나 응급의료케어로 연락을 취하는 타이밍 등을 설명한다.
- 약을 복용하는 것을 잊었을 때나 잘못 복용했을 때의 대처법에 관하여 약제사로부터 설명을 듣는다. 결코 자기판단으로 약을 끊거나 스스로 복용을 조정하지 않도록 충분히 설명한다.
- 안전대책에 관하여 재확인한다.
- 인생에서 중대한 사건 (취학, 취직, 결혼, 임신, 출산 등)에 대해서는 주치의와 상담하도록 설명한다.
- 오랜 경과를 요하는 질환이라는 점을 이해하게 하고, 계속적으로 내원하도록 격려한다.

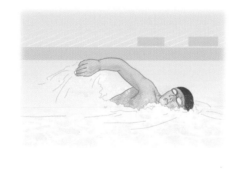

1. 자기판단으로 복용을 중단하지 않는다.
2. 경련을 일으키는 요인을 삼간다.
   : 심신의 스트레스, 피로, 수면부족, 과도한 음주
3. 주의사항 : 혼자서의 목욕, 차를 운전, 수영, 높은 곳에서 작업, 야간작업
4. 간질발작 시의 대응을 준비해 둔다. : 발작 시의 대응을 주변 사람에게 설명해 두거나, 또는 문서화하여 가지고 다닌다.

■ 그림 16-1 일상생활의 지도 포인트

(木田井草)

17 다발성경화증 (multiple sclerosis)

入岡 隆·水澤英洋 / 秋山 智

전체 map

병인
- 불분명하지만, 복수의 유전적 요인과 환경요인이 조합되어 일어난다고 여겨지고 있다.
- [악화인자] 감기 등의 감염

역학
- 20~30대에 초발하는 경우가 많고, 여성에게 다소 호발한다.
- [예후] 재발·완화를 반복하지만, 점차 진행되는 것, 처음부터 진행성인 것도 있다.

병태생리
- 자가면역이상으로 중주신경계내에 탈수성 병변을 일으킨다.
- 탈수는 대뇌, 간뇌, 중뇌, 교, 소뇌, 연수, 척수 등 중추신경계의 모든 부위에서 일어날 수 있다.
- 중추신경계의 축삭은 핍지교세포에서 형성되는 수초로 둘러싸여 있는데, 탈수성 질환에서는 수초에 장애가 생겨서 여러 가지 병태가 일어난다.

병태생리 map p.130

증상
- 증상이 다채롭고, 시신경이나 척수에 탈수성 병변이 생기는 경우가 많다.
- 시신경장애 : 시력장애
- 뇌신경, 소뇌장애 : 안구운동장애, 휘청거림
- 척수장애 : 운동마비, 감각장애, 방광직장장애
- 후유증 : 통증, 저림, 유통성경직성경련
- 경과가 길어지면 정신신경증상 (인지증, 우울)도 출현한다.
- [합병증]
- 보행장애, 방광직장장애
- 치료에 수반하는 기회감염증, 골다공증

증상 map p.132

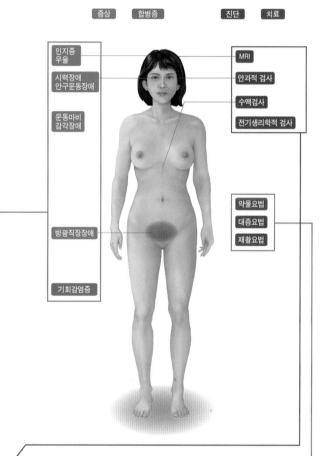

증상　합병증　　　진단　치료

- 인지증 우울
- 시력장애 안구운동장애
- 운동마비 감각장애
- 방광직장장애
- 기회감염증

- MRI
- 안과적 검사
- 수액검사
- 전기생리학적 검사

- 약물요법
- 대증요법
- 재활요법

진단
- 중증도의 진단 : EDSS에 의한 중증도 분류가 일반적으로 사용된다.
- MRI : T_2 강조 또는 FLAIR영상에서 고신호를 나타내고, 활동성이 높은 탈수성 병변은 가돌리늄조영으로 증강된다.
- 수액검사 (요추천자) : 단백농도의 상승, 올리고클론 IgG 띠, 미엘린염기성 단백의 상승이 확인된다.
- 안과적 검사 : 안저경에 의한 검사를 실시한다.
- 전기생리검사 : VEP (시각유발전위), SEP (체성감각유발전위)에서의 전도지연이 확인된다.

진단 map p.134

치료
- 약물요법 : 급성기에는 부신피질호르몬제치료 (스테로이드펄스요법 후에 경구 스테로이드제 투여)와 부작용 예방 (제산제, 골다공증치료제)에 중점을 두고, 만성기 (완화기)에는 인터페론제 또는 면역억제제를 투여한다.
- 대증요법 : 후유증으로 잔존하는 신경증상을 완화시키기 위해서, 경성·경축에는 근이완제, 통증에는 항우울제, 방광직장장애에는 탐스로신 등을 투여한다.

치료 map p.134

17 다발성경화증

129

다발성경화증
병태생리 map

다발성경화증 (multiple sclerosis ; MS)은 자가면역이상으로 인해 중추신경계내에 탈수성 병변이 발생하는 질환이다.

- 자가면역이상 : 개인의 체내에 미생물 등의 「이물」이 침입했을 때, 백혈구, 항체, 보체 등으로 구성되는 면역계의 작용에 의해서 이물이 제거된다. 그러나 면역계에 이상이 생기면, 본래 지켜야 할 자기체내의 여러 조직을 자신의 면역계가 파괴한다(자가면역질환).
- 중추신경계 (대뇌, 간뇌, 중뇌, 교, 소뇌, 연수와 그에 이어지는 척수)에 병변이 생길 수 있다 [뇌신경의 일부인 취신경 (제1뇌신경), 시신경 (제2뇌신경)도, 말초신경계가 아니라 중추신경계에 속한다].
- 탈수성 병변 : 신경세포체는 축삭을 신장시키고, 그 밖의 신경세포로 흥분을 전달한다. 중추신경계의 축삭은 핍지교세포의 세포막이 만드는 다층성 막상물로 덮힌다(수초). 수초는 축삭을 전달하는 전기신호의 전도속도를 빠르게 하거나 (도약전도), 복수의 축삭 사이에서 혼선을 방지하는 (실드) 작용을 하고 있다. 탈수성 질환에서는 수초에 장애가 생김으로써 여러 가지 병태가 일어난다.

병인·악화인자

- MS뿐만 아니라, 대부분의 자가면역질환은 일어나는 원인은 불분명하다. 복수의 유전요인과 환경요인이 조합되어 발생한다고 여겨지고 있다.
- 자가면역질환은 감기 등의 감염을 계기로 발생, 재발하기도 한다.

역학·예후

- 20~40대 성인에게 초발하는 경우가 많다. 여성에게 다소 많다.
- 탈수성 병변으로 인한 여러 가지 신경증상이 재발·완화를 반복하는 것이 특징 (재발완화형 MS)이다. 그러나 경과 중에 충분히 완화되지 않고 후유증이 축적되다가, 점차 증상이 진행되기도 한다(2차성진행형MS), 또 드물지만 처음부터 진행성 병태를 나타내는 경우도 있다(1차성진행성MS).

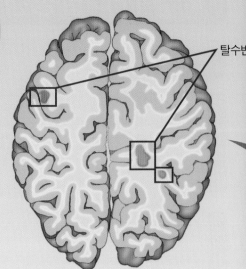

탈수반

장애가 발생

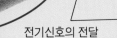

혼

전기신호의 전달

세포체

핵

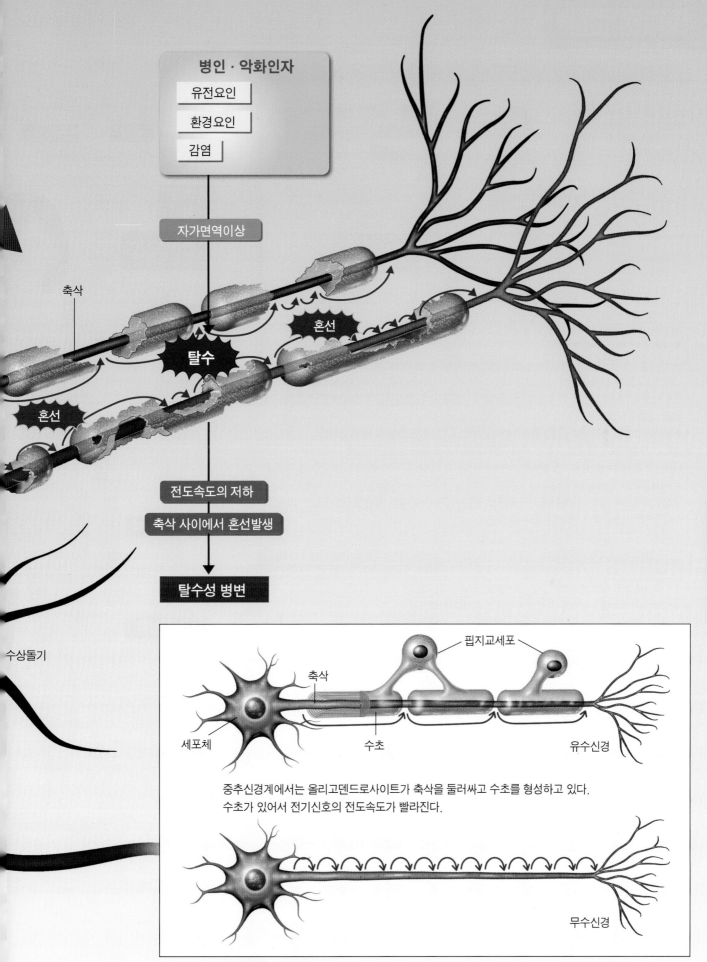

병인・악화인자

유전요인

환경요인

감염

자가면역이상

축삭

혼선

탈수

혼선

전도속도의 저하

축삭 사이에서 혼선발생

탈수성 병변

수상돌기

핍지교세포

축삭

세포체

수초

유수신경

중추신경계에서는 올리고덴드로사이트가 축삭을 둘러싸고 수초를 형성하고 있다.
수초가 있어서 전기신호의 전도속도가 빨라진다.

무수신경

탈수는 중추신경계의 모든 부위에서 일어날 수 있으므로, 증상이 다채롭다. 단, 일본의 MS환자에게는 시신경이나 척수에서 탈수성 병변이 일어나는 경우가 많다.

증상

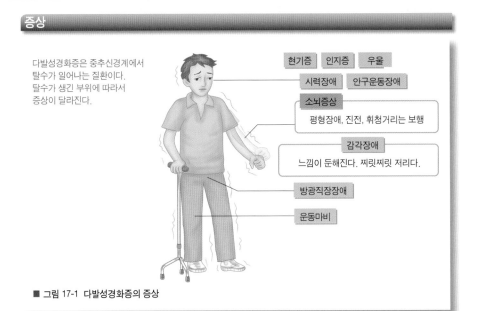

다발성경화증은 중추신경계에서 탈수가 일어나는 질환이다. 탈수가 생긴 부위에 따라서 증상이 달라진다.

현기증　인지증　우울
시력장애　안구운동장애
소뇌증상
평형장애, 진전, 휘청거리는 보행
감각장애
느낌이 둔해진다. 찌릿찌릿 저리다.
방광직장장애
운동마비

■ 그림 17-1　다발성경화증의 증상

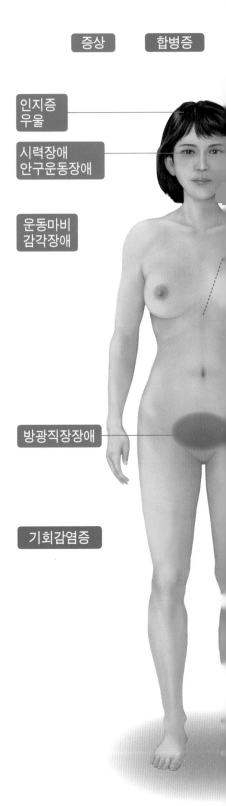

증상　　합병증

인지증
우울

시력장애
안구운동장애

운동마비
감각장애

방광직장장애

기회감염증

● 빈도가 높은 증상 : ①시력장애, ②안구운동장애, ③운동마비, ④감각장애 (척수병변인 경우는 체간 포함), ⑤방광직장장애.
● 후유증으로 출현하기 쉬운 증상 : 통증 · 마비, 유통성경직성경련 (painful tonic spasm).
● 경과가 긴 환자에게 일어날 수 있는 증상 : 인지증이나 우울 등의 정신신경증상.
● 레르미트 (Lhermitte) 징후 : 경부전굴 시에 나타난다. 척주에서 하지로 뻗어나가는 전기충격 통증이나 이상감각을 말한다.
● 우토프 (Uhthoff) 징후 : 목욕이나 운동 등으로 인한 체온상승에 수반하여, 일과성으로 마비나 탈력, 시력저하의 신경장애가 악화되는 경우를 말한다.

합병증

● 후유증으로 보행장애, 방광직장장애 (자기도뇨) 등이 나타난다.
● 치료에 수반하여 기회감염증 (치료의 부작용에 주의)이 발생한다.

Key word

● 유통성경직성경련
다발성경화증에서 특징적인 신경증상이다. 자동적 또는 타동적으로 발을 구부리는 자극이 발작을 유발하고, 통증이나 저림을 수반하며 한쪽 또는 양쪽의 하지가 강직발작을 일으킨다. 발작은 수십초 이내에 안정된다.

MRI소견에서 T2 강조 또는 FLAIR영상의 고신호를 확인한다. ADL의 평가에는 EDSS의 중증도 분류를 이용한다.

진단   치료

MRI

안과적 검사

수액검사

전기생리학적 검사

약물요법

대증요법

재활요법

진단·검사치

- MRI, 수액검사 (요추천자), 안과적 검사 (안저경 등), 전기생리학적 검사 (중추신경계 탈수로 인한 전기신호전달의 지연을 확인한다).
- 중증도의 진단 : EDSS (Kurtzke Expanded Disability Status Scale)의 중증도 분류가 가장 일반적이다. 스코어 0 (정상)~10 (MS에 의한 사망)까지 0.5점씩 더하여 평가한다. EDSS는 주로 보행능력에 따라서 환자의 ADL을 평가하는데, EDSS 3.5점 이하는 자립보행이 가능하고, EDSS 7점 이상은 보행불능인 상태이다. 단 EDSS의 정확한 평가에는 숙달된 신경내과의의 진찰이 필요하다.
- 검사치
- MRI : T2 강조 또는 FLAIR영상의 고신호, 활동성이 높은 탈수성 병변은 가돌리늄조영효과 (T1강조영상)를 나타낸다(그림 17-2).
- 수액이상 : 단백농도의 상승, 올리고클론띠 (MS에 특이성이 높다), 미엘린염기성 단백 (MBP)의 상승이 나타난다.
- 전기생리학적 검사 : VEP (시각유발전위), SEP (체성감각유발전위) 등에서의 전도지연이 확인된다.
- 최근, 지금까지 MS에 포함하여 생각했던 시신경척수염 (neuromyelitis optica ; NMO)에서는 척수병변이 길고, 환자에게서 혈청자가항체 (항아쿠아폴린-4항체 ; 항AQP-4항체)가 높은 빈도로 검출되면서, MS와 시신경척수염은 병태가 다르다고 생각된다.

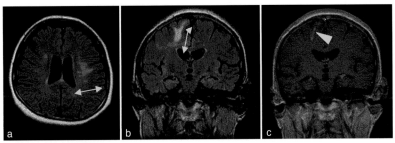

■ 그림 17-2 MS의 MRI소견
a : FLAIR영상 축위단면, b : FLAIR영상 관상단면, c : T1 강조영상 관상단면 (가돌리늄조영).
a, b에서는 백질을 구성하는 축삭의 주행에 따른 형태로 MS탈수성 병변이 나타난다(화살표).
b의 병변은 가돌리늄 증강효과가 보이므로, 활동성이 높은 것을 알 수 있다(c : 화살머리).

급성기에는 부신피질호르몬제를 이용하는 약물요법으로 증상을 완화시킨다.

- 급성기 (재발기) : 증상을 빠르게 완화시키기 위하여 부신피질호르몬제 (스테로이드)로 치료한다. 스테로이드로 증상을 개선할 수 없는 증례, 사지마비를 나타내어 인공호흡기관리를 요하는 중증례, 항AQP-4항체가 있는 NMO 증례에 혈액정화요법이 행해지기도 한다.
- 만성기 (완화기) : 재발빈도를 줄이기 위하여 면역조절 (immuno-modulation)을 시행한다.
- 대증요법 : 후유증으로 잔존하는 신경증상을 완화시킨다.

■ 표 17-1 다발성경화증의 주요 치료제

분류	일반명	주요 상품명	약효발현의 메커니즘	주요 부작용
부신피질호르몬제	메틸프레드니솔론호박산에스테르나트륨	솔루메드롤	염증성 사이토카인 · 케모카인의 생산억제	유발감염증
	프레드니솔론	Predonine, 프레드니솔론, Predohan		
인터페론제	인터페론베타-1a	Avonex	여러 양식으로 항바이러스작용, 항종양작용, 면역증강작용을 유발	우울증, 자살기도
	인터페론베타-1b	베타페론		
대사길항제	메토트렉세이트	메토트렉세이트	살세포작용	골수억제
면역억제제	아자티오프린	Azanin, 이뮤란	푸린누클레오티드의 생합성을 저해	

약물요법

〈급성기〉
- 일본에서는 스테로이드펄스요법에 이어서 경구 스테로이드제를 투여하고, 점감하는 치료법을 채택하는 경우가 많다.
- 스테로이드의 부작용예방으로 제산제 (H₂수용체길항제)나 골다공증치료제 (비스포스포네이트제), 항균제 (ST합제의 Baktar정 등)를 병용하는 경우가 많다.

Px 처방례 스테로이드펄스요법
- 솔루메드롤주 (500mg) 1일 1회 1,000mg 100~200mL의 수액에 섞어서 점적정주 ←부신피질호르몬제
※1일 1회 1,000mg의 투여를 3일간 한다(스테로이드펄스요법).

Px 처방례 경구 프레드니솔론요법
- Predonine정(5mg) 6~12정 分1 (조식후) ←부신피질호르몬제
※경구 스테로이드제의 투여량, 투여방법, 투여기간은 각 시설이나 의사에 따라서 다르므로 잘 확인하도록 한다.

〈만성기〉
- 만성기에는 인터페론으로 MS의 재발빈도나 재발시 증상의 정도가 억제되는 환자도 많지만, 완전히 재발을 억제하기는 어렵다. 한편, 인터페론이 효과가 없는 환자나, 오히려 인터페론 투여로 증상이 악화되는 환자도 있다. 검사치 항목에서 기술한 혈청 항AQP-4항체가 있는 NMO환자나 쇼그렌증후군 등 그 밖의 자가면역질환, 교원병이 합병된 환자에게는 인터페론을 투여하지 않는다. 그와 같은 환자에게는 소량에서 중등량 (10~15mg/일정도)의 경구 스테로이드제를 오랜 기간에 걸쳐서 투여하거나, 보험적용외인 다음의 면역억제제를 투여한다.

Px 처방례
- 베타페론 피하주 (960만U) 1회 800만단위 격일 피하주 ←인터페론베타-1b
※1일 걸러 하복부 등으로 주사부위를 바꾸면서 자가주사.
- Avonex 근주용 시린지 (30μg, 0.5mL) 1회 30μg 1주에 1회 근주 ←인터페론베타-1a
※베타페론과 투여간격, 주사법이 다른 점에 주의한다.

Px 처방례 면역억제요법 : MS치료는 보험적용외
- 메토트렉세이트정(2.5mg) 1주동안에 3정 (7.5mg/주) ←면역억제제
※구체적인 내복방법 : 1주 동안에 메토트렉세이트정을 내복하는 요일을 정한다(목요일과 금요일, 등). 처음 1일째는 1회 1정을 1일 2회 (아침 · 저녁식사후), 다음 2일째는 1회 1정을 1일 1회 (조식후) 내복한다.
※Baktar정 (항균제)이나 록소닌정 (비스테로이드성항염증제) 등과의 병용으로 주의를 요한다.
- Azanin정(50mg) 1~2정 分1 (조식후) ←면역억제제
※통풍치료제 알로푸리놀 (Zyloric 등)과의 병용에는 엄중한 주의를 요한다.

대증요법

- 경성 · 경축 : 근이완제인 티자니딘 (Ternelin)이나 바클로펜 (Gabalon정) 등을 투여한다. 중증 경축에는 체내삽입형 펌프로 캬바론 수주도 보험적용으로 실시 가능하다(펌프삽입수술이 가능한 시설이 한정적인 점에 주의).
- 통증 (신경통) : 항우울제인 아미트리프틸린 (Tryptanol정), 항간질제인 카르바마제핀 (테그레톨정)이나 클로나제팜 (리보트릴정), 항부정맥제인 멕시레틴 (Mexitil캅셀) 등이 사용된다(보험적용외).
- 방광직장장애 : 탐스로신 (Harnal정) 등을 신경인성 방광에 대한 내복치료로서 투여한다. 남성의 발기장애에는 실데나필 (비아그라정)을 투여한다.

목적 : 관절구축 · 폐용증후군의 예방, 근력증강
방법 : 타동운동으로 부하가 적은 것부터 시작한다.
　　　근신장운동, 도수적 타동운동
　　　　　주의사항 : ① 과용증후군*, 레미트징후, 우토프징후를 일으키는 운동,
　　　　　운동량 · 레벨은 삼간다.
　　　　　② 다음날까지 피로한 운동은 부적절하다.
　　　　　③ 염증 · 통증이 있을 때, 재활요법은 삼간다.
　　　　　④ 관절에 염증이 있는 경우, 신장운동은 금기사항이다.

* 과용증후군 : 과도한 근사용으로 근력의 저하나 통증, 관절구축 등이
　　생기는 병태.

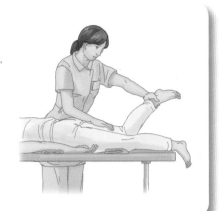

■ 그림 17-3 만성기 재활요법의 진행법

다발성경화증의 병기 · 병태 · 중증도별로 본 치료흐름도

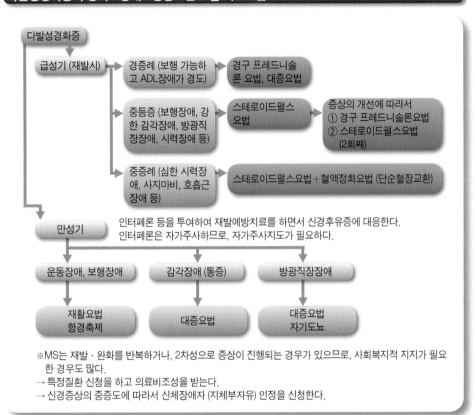

※MS는 재발 · 완화를 반복하거나, 2차성으로 증상이 진행되는 경우가 있으므로, 사회복지적 지지가 필요
　한 경우도 많다.
→ 특정질환 신청을 하고 의료비조성을 받는다.
→ 신경증상의 중증도에 따라서 신체장애자 (지체부자유) 인정을 신청한다.

(入岡 隆·水澤英洋)

환자케어

부신피질호르몬제, 면역억제제, 인터페론 등의 약제로 인한 부작용에 대한 대응, 운동장애로 인한 위험회피, 합병증 예방, 셀프케어의 지지, 환자 · 가족의 심리 · 사회적 문제에 대한 지지에 포인트를 두고 지원한다.

병기 · 병태 · 중증도에 따른 케어

【급성악화기 · 재발기】급성악화기나 재발 시에는 부신피질호르몬제 (스테로이드제)의 펄스요법 또는 내복요법이 필요하다. 또 스테로이드를 사용할 수 없는 환자에게는 면역억제요법이, 또 재발예방을 위해서 인터페론요법이 행해지는 경우가 있다. 기본적으로 환자의 안정요양을 유지하면서, 이 약물들의 부작용을 관찰하고 그에 대처하는 것이 필수적이다. 또 병변 부위에 따른 여러 가지 증상, 운동마비, 감각장애, 시력장애, 방광직장장애, 통증 등에 대한 대증요법을 실시한다. 발생 초기나 진행기에는 진단이 확정되지 않았거나, 확정되어 있어도 난치병인 까닭에 질환에 대한 불안을 갖기 쉽다. 이 질환에 대한 올바른 이해를 촉구해야 한다.

【완화기】급성 악화기처럼 운동마비, 감각장애, 시력장애, 방광직장장애 등에 대한 대증요법을 실시한다. 재활요법이 필요하지만, 환자가 움직일 수 있는 경우 시력장애나 신체가동성장애 때문에 낙상하기 쉬우므로 주의해야 한다. 완화와 재발이 반복되고, 오랜 경과를 요하는 질환이므로, 환자와 의료스태프가 협력하여 개개 환자에게 알맞은 치료를 제공해야 한다. 활동성이 저하되어 있는 환자는 사회생활에 대한 자신감을 잃기 쉬우므로, 심리적 케어도 충분히 배려한다.

케어의 포인트

약물요법의 부작용에 대한 대처
- 스테로이드요법에 의한 증상 (감염징후, 전해질이상, 당대사이상, 소화관출혈 등), 면역억제요법에 의한 골수억제 (감염징후, 출혈경향, 빈혈 등), 인터페론요법에 의한 감기 같은 증상 (발열, 오한, 관절통 등의 증상)이나 우울증이 출현할 가능성이 높으므로, 일어날 수 있는 부작용을 충분히 예측하여, 그에 중점을 두고 관찰한다. 그것이 부작용 예방이나 생긴 경우의 조기 대처로 연결된다.
- 부작용 출현 시에는 그 특징을 관찰하고, 신속히 의사에게 보고하여 대처함과 동시에, 안락한 대증간호를 한다.

셀프케어에 대한 지지
- 시간이 걸려도, 가능한 스스로 하도록 지도한다.
- 의복은 약간 헐렁한 사이즈로, 앞이 트인 디자인을 입는다.
- 가능한 혼자 할 수 있도록 일상생활면을 연구한다.

낙상 · 외상의 회피
- 운동마비, 감각마비, 소뇌증상으로 낙상의 위험성이 높아지므로, 장애물을 항상 조심하도록 지도한다.
- 특히 시력장애가 있는 경우에는 낙상에 더욱 주의한다.
- 안전한 병실환경 (침대난간, 난간, 복도, 화장실 세면대)을 조성한다.
- 환자 · 가족에게 질환의 특징을 설명하고, 생활상의 낙상예방책을 지도한다.

합병증의 예방
- 기도감염, 요로감염이 일어나지 않도록 주의한다.
- 욕창이나 외상을 예방하기 위하여, 피부나 점막을 청결하게 유지하도록 지도 및 지지한다.

- 배뇨장애, 변비에 대처한다.
- 의사소통장애가 있는 경우는 환자의 자존심을 배려하면서 의사소통을 도모한다.
- 환자에게는 침착하게 천천히 얘기해도 된다고 전달하고, 재촉하지 않는다. 가족의 이해와 협력도 요청한다.

환자 · 가족의 심리 · 사회적 문제에 대한 지지
- 질환이나 치료, 앞으로의 생활에 관한 인식이나 불안한 점 등을 환자 · 가족으로부터 듣는다. 질환이나 요양에 관하여 환자 · 가족에게 알기 쉽게 설명하고, 불안을 해소하도록 지지한다. 또 인식이 낮은 경우는 이해할 수 있도록 알기 쉽게 설명한다.
- 가족의 간호에 대한 부담을 경감시키기 위하여 자택의 환경을 배려한 ADL을 연구한다.
- 외부 지지자의 협력을 얻을 수 있는가를 확인하고, 간호의 지원조성을 지지한다.
- 지역의 관련기관과 연락을 취하며, 재택요양에 사회자원을 활용할 수 있도록 지지를 의뢰한다.
- 정신적 · 경제적 지원의 필요성을 파악한 후에, 필요에 따라서 지역의 보건소, 같은 병원의 환자모임, 인터넷 커뮤니티 등에 관한 정보를 제공한다. 또 특정질환 · 간호보험 · 장애인수첩 등의 신청방법 등 사회보장제도의 이용방법을 소개한다.

퇴원지도 · 요양지도

- 환자 · 가족 모두 안정된 가정생활을 할 수 있도록 환경의 정비를 지지한다.
- ADL을 유지할 수 있도록 연구함과 동시에 낙상으로 인한 외상이나 골절에 주의하도록 지도한다.
- 규칙적인 복용을 준수하고, 부작용이 발현했을 때에는 바로 연락하도록 지도한다.
- 더운 환경 (일광 포함), 감염증에 의한 발열, 고온목욕, 과도한 운동 등으로 체온이 올라가면 증상이 악화될 위험성(Uhthoff s sign)이 있으므로, 삼가도록 지도한다.
- 안구증상의 진행을 방지하기 위하여, 컴퓨터모니터나 텔레비전 등을 장시간 보지 않도록 지도한다.
- 연하장애에는 식사섭취의 연구, 방광직장장애에 대한 대처방법 등에 관하여 지도한다.
- 환자에 따라서는 성생활의 지도도 필요하다.
- 오랜 경과를 요하는 질환이라는 점을 이해하게 하고, 계속적으로 내원하도록 격려한다.
- 가능한 신체를 움직이도록 할 뿐 아니라, 어떤 방법으로든 사회와의 접점을 계속 가지도록 촉구한다.
- 사회자원의 활용에 관해서는 앞에서 기술한 「환자 · 가족의 심리 · 사회적 문제에 대한 지지」를 참조한다.

(秋山 智)

18 파킨슨병 (Parkinson's disease)

山脇正永 / 秋山 智

전체 map

병인
- 도파민작동성 신경이 변성 탈락하는 원인은 불분명하다.
- 특발성파킨슨증은 유전적 요인이 80%, 환경요인이 20%이다.
  [악화인자] 탈수, 영양장애, 악성증후군

역학
- 유병률은 120~130명/10만명이고, 발생률은 10~15명/10만명이다.
- 50세 이상에서 많고, 연령에 비례하여 증가한다. 여성에게 많다.
  [예후] 와상생활에서의 합병증에 좌우된다.

병태생리
- 도파민작동성 신경이 탈락하여, 콜린작동성 신경의 활동이 상대적으로 높아져서 발생하는 운동기능장애를 주체로 한 신경변성질환이다.
- 운동조절에 관여하는 선조체에서 선조체신경을 억제하는 도파민의 작용이 저하되므로, 선조체신경을 흥분시키는 아세틸콜린의 작용이 상대적으로 높아진다.
- 단일유전자 이상에 의한 가족성파킨슨증과 특발성파킨슨병으로 분류된다.

병태생리 map p.138

증상 합병증 진단 치료

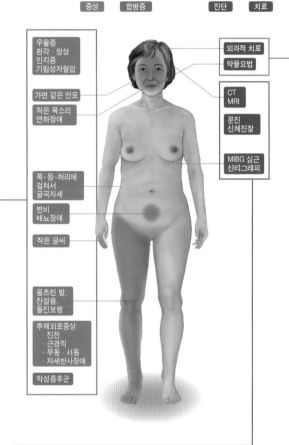

우울증
환각 · 망상
인지증
기립성저혈압

가면 같은 안모

작은 목소리
연하장애

목~등~허리에 걸쳐서 굴곡자세

변비
배뇨장애

작은 글씨

움츠린 발,
잔걸음,
돌진보행

추체외로증상
· 진전
· 근경직
· 무동 · 서동
· 자세반사장애

악성증후군

외과적 치료
약물요법

CT
MRI

문진
신체진찰

MIBG 심근
신티그래피

증상
- 4대 징후는 안정 시의 진전(tremor), 근경직(rigidity), 무동(akinesia) · 서동(bradykinesia), 자세반사장애 (postural instability)이다.
- 가면 같은 안모 (hypomimia)
- 굴곡자세, 구부정한 자세
- 움츠린 발, 잔걸음, 돌진보행
- 작은 목소리, 작은 글씨, 연하장애, 유연증(salivation)
  [합병증]
- 정신증상 : 우울증, 환각 · 망상, 인지증
- 자율신경증상 : 기립성저혈압, 변비, 배뇨장애
- 악성증후군

증상 map p.140

진단
- 진단은 파킨슨병의 4대 징후 확인, L-도파 (L-dopa)에 대한 반응성 (증상개선)과 제외진단으로 결정한다.
- 중증도 진단에는 Hoehn-Yahr의 중증도 분류를 사용한다.
- 혈액검사, 수액검사, 뇌영상검사 : 특이적인 소견은 없다.
- MIBG 심근신티그래피 : 파킨슨병에서는 [123]I의 심근에 대한 흡수가 현저히 저하된다.

진단 map p.141

치료
- 약물요법 : 도파민전구체보충제, 도파민수용체작용제의 단독사용 또는 병용을 기본으로 하며, 도파민방출촉진제, 항콜린제, 모노아민산화효소B 저해제를 개개 환자에게 맞추어 사용한다.
- 외과요법 : 약물요법으로 관리가 어려운 증례에 정위뇌수술, 도파민 생산조직의 뇌내이식술을 시행한다.

치료 map p.142

병태생리 map

파킨슨병은 뇌내의 도파민 부족과 상대적으로 과잉된 콜린작동성 자극으로 일어나는 운동기능장애를 주체로 한 신경변성질환이다.

- 파킨슨병의 가장 큰 원인은 도파민작동성 신경의 탈락이다. 중뇌 흑질의 신경세포 때문에, 신경종말인 선조체로의 투사로에 장애가 생긴다. 이 경로는 억제성 신경전달물질인 도파민을 생산·수송하는 것이며 (도파민작동성 신경), 파킨슨병의 병태는 선조체에서의 도파민 저하가 가장 큰 원인이다.
- 그 다음으로 중요한 파킨슨병의 병인은 콜린작동성 신경의 활동이 상대적으로 높아지는 것이다. 콜린작동성 신경에서 방출되는 아세틸콜린은 도파민과는 반대로 선조체신경을 흥분시키는 작용이 있다. 정상 선조체에서는 이 도파민작동성 경로와 콜린작동성 경로가 균형을 이루고 있다. 그러나, 파킨슨병에서는 도파민의 작용이 저하되어서, 선조체에서의 아세틸콜린의 작용이 상대적으로 높아지게 된다.

병인·악화인자

- 단일유전자 이상 (가족성파킨슨증)과 특발성 파킨슨병으로 분류된다.
- 압도적으로 특발성이 많은데, 특발성파킨슨병의 원인으로 유전적 요인이 80%, 환경요인이 20%라고 한다.
- 도파민작동성 신경이 변성 탈락되어 버리는 원인은 불분명하다.

역학·예후

- 일본에서는 10만명당 유병률 120~130명, 발생률 10~15명이라고 추정하고 있다. 여성이 남성보다 1.5~2배 호발하는 경향이 있다. 50세 이상에게 많고, 연령에 비례하여 발생빈도가 증가한다.
- 경과는 완만한 진행성으로 만성 경과를 밟는다. 개인차가 있지만 일반적으로 발생한 후 10년 정도는 독립된 일상생활이 가능하지만, 그 이후에는 간호가 필요한 경우가 많다.
- 고령자의 경우 탈수, 영양장애, 악성증후군을 주의한다. 생명예후는 와상생활을 시작한 후 발생한 합병증에 따른 경우가 많으며, 가장 높은 비율의 사인은 폐렴·기관지염이다.

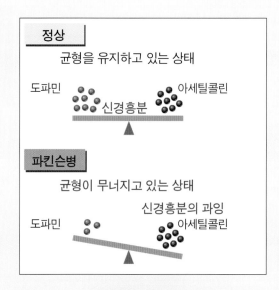

정상
균형을 유지하고 있는 상태
도파민 | 신경흥분 | 아세틸콜린

파킨슨병
균형이 무너지고 있는 상태
신경흥분의 과잉
도파민 | 아세틸콜린

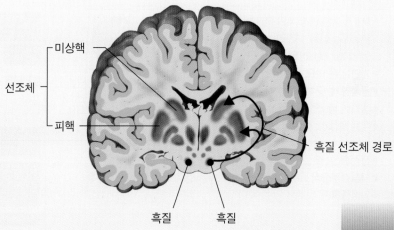

선조체 — 미상핵 / 피핵
흑질 선조체 경로
흑질   흑질

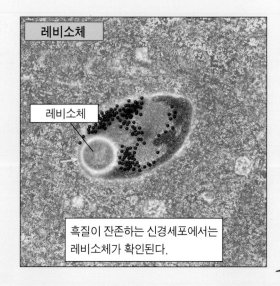

레비소체

레비소체

흑질이 잔존하는 신경세포에서는 레비소체가 확인된다.

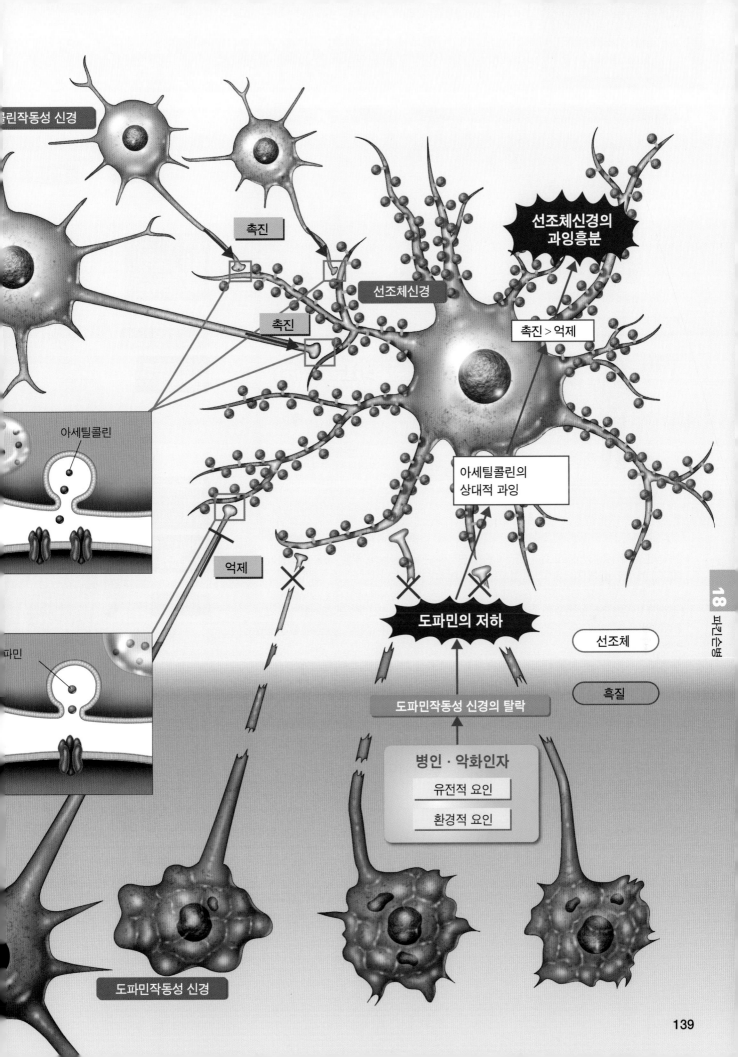

증상 map

4대 징후는 안정시 진전, 근경직, 무동 · 서동, 자세반사장애이다.

증상

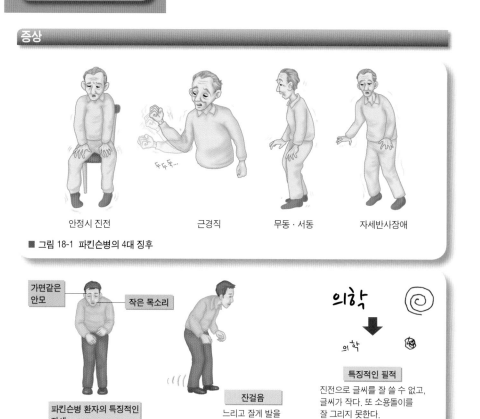

안정시 진전 ・ 근경직 ・ 무동 · 서동 ・ 자세반사장애

■ 그림 18-1 파킨슨병의 4대 징후

가면같은 안모 ・ 작은 목소리

파킨슨병 환자의 특징적인 자세

잔걸음
느리고 잘게 발을 끄는 보행

의학 → 의학

특징적인 필적
진전으로 글씨를 잘 쓸 수 없고, 글씨가 작다. 또 소용돌이를 잘 그리지 못한다.

■ 그림 18-2 4대 증상 이외의 특징적인 증상

- 주증상은 추체외로증상이라고 하며, 안정시 진전, 근경직 (근육이 굳는다), 무동 · 서동 (움직임이 적어진다), 자세반사장애 (자세유지장애, 쉽게 넘어진다)가 4대 징후이다.
- 그 밖에 특징적인 증상으로 가면 같은 안면 (표정 없는 안모), 특이한 자세 (굴곡자세, 앞으로 숙인 자세), 보행장애 (웅크린 발, 잔걸음, 돌진보행, 팔의 흔들림이 없음 등), 작은 목소리, 글씨를 작게 쓰는 증상이 나타난다. 연하장애, 유연증(salivation), 자율신경증상 (변비, 지루성안모, 방광장애 등)도 합병된다.
- 정신증상으로는 40%로 우울증이, 약 20%로 인지기능저하가 합병되는데, 초발증상 · 주증상은 아니다.

합병증

- 정신증상 : 우울증, 환각 · 망상 (파킨슨병 치료제의 부작용으로도 일어난다), 인지증
- 자율신경증상 : 기립성저혈압, 변비, 배뇨장애, 일레우스, 성기능장애, 발한장애, 수면장애
- 악성증후군

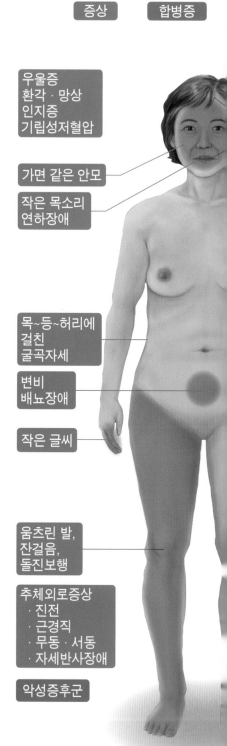

증상 ・ 합병증

우울증
환각 · 망상
인지증
기립성저혈압

가면 같은 안모

작은 목소리
연하장애

목~등~허리에 걸친 굴곡자세

변비
배뇨장애

작은 글씨

움츠린 발,
잔걸음,
돌진보행

추체외로증상
· 진전
· 근경직
· 무동 · 서동
· 자세반사장애

악성증후군

진단 map

파킨슨병의 4대 특징 확인, L-도파 (L-dopa)의 효과와 제외진단을 통해 진단한다.

진단   치료

외과적 치료

약물요법

CT
MRI

문진
신체진찰

MIBG 심근
신티그래피

진단·검사치

- 파킨슨증상 (파킨슨증)을 문진과 진찰로 확인하면, 파킨슨증을 일으키는 다른 질환을 제외한다. 감별해야 할 질환으로는 신경변성질환 (다계통위축증 등), 뇌혈관장애, 약제성파킨슨증이 있다. 도파민전구체보충제 (L-dopa, 레보도파)에 대한 반응성을 보고 판단한다(파킨슨병이면 L-도파에 반응하여 증상이 개선된다).
- 중증도 진단에는 Hoehn-Yahr의 중증도 분류를 사용한다.
- 검사치
- 혈액검사·수액검사에서는 특이한 이상이 나타나지 않는다. 뇌영상에서도 파킨슨병에서 특이적인 이상이 없다(이 점은 반대로 감별질환의 확인에 중요하다).
- 문진과 신체진찰에서의 특징적인 소견과 증상으로 진단이 거의 확정된다.
- 최근에는 파킨슨병과 다른 파킨슨증을 나타내는 질환의 진단에 MIBG (metaiodobenzylguanidine) 심근신티그래피를 사용한다. 일반인은 심근 전체에서 흡수가 나타나지만, 파킨슨병은 ^{123}I의 심근에 대한 흡수가 현저히 저하된다. 감별을 요하는 다계통위축증, 뇌혈관성파킨슨증 등에서는 심근에 대한 집적이 정상적인 패턴으로 나타난다.

■ 표 18-1 Hoehn-Yahr의 중증도 분류

Hoehn-Yahr의 중증도분류		생활기능장애도
Stage I	일측성 장애로 신체의 한쪽에만 진전, 경직을 나타내는 경증례이다.	I 도 일상생활, 통원에 보조가 거의 필요 없다.
Stage II	양측성 장애로, 자세의 변화가 상당히 명확해지고, 진전, 경직, 서동-무동 모두 양측에 있으므로 일상생활이 약간 불편하다.	
Stage III	확실한 보행장애가 나타나고, 방향전환의 불안정 등을 유발하는 회복반사장애가 출현한다. 일상생활 동작장애도 상당히 진행되고, 돌진현상도 확실히 나타난다.	II 도 일상생활, 통원에 보조가 필요하다.
Stage IV	기립이나 보행 등 일상생활동작의 저하가 현저하고, 노동능력이 상실된다.	
Stage V	완전한 폐질상태로, 타인의 도움을 얻어 휠체어로 이동하거나 자리에 눕게 된다.	III 도 일상생활에 전면적인 보조가 필요하고, 보행기립이 불가능하다.

■ 표 18-2 파킨슨병의 진단기준

1. 자각증상
   1) 안정 시의 진전
   2) 동작이 느리고 서툼
   3) 보행이 느리고 서툼

2. 신경소견
   1) 매초 4~6회의 안정시 진전
   2) 무동·서동
      가면 같은 안모
      낮고 단조로운 대화
      동작의 완만·서툼
      와상에서 행해지는 동작 시의 자세변환이 서툼
   3) 톱니바퀴현상을 수반하는 근경직
   4) 자세·보행장애
      전굴자세
      보행시 손의 흔들림이 적음
      돌진보행
      잔걸음
      회복반사장애

3. 임상검사소견
   1) 일반검사에서 특이적인 이상이 없다.
   2) 뇌영상 (CT·MRI)에서 확실한 이상이 없다.

4. 감별진단
   1) 뇌혈관장애
   2) 약물성
   3) 그 밖의 뇌변성 질환

판단의 기준
다음 (1)~(5)까지 모두 충족시키는 것을 파킨슨병이라고 진단한다
(1) 경과는 진행성이다
(2) 자각증상으로, 위 중에서 1가지 이상이 나타난다
(3) 신경소견으로, 위 중에서 1가지 이상이 나타난다
(4) 항파킨슨병제를 이용하여 치료하면 자각증상, 신경소견에서 확실한 개선이 보인다.
(5) 감별진단에서 위의 어느 증상도 아니다.

참고사항
진단상, 다음 사항이 참고가 된다.
(1) 파킨슨병에서는 신경증후에서 좌우차가 확인되는 경우가 많다.
(2) 심부반사의 현저한 항진, 바빈스키징후 양성, 초기부터 고도의 인지증, 급격한 발생은 파킨슨병의 소견이 아니다.
(3) 뇌영상소견에서 현저한 뇌실확대, 대뇌위축, 뇌간위축, 광범위한 백질병변 등은 파킨슨병의 부정적인 소견이다.

(후생성 특정질환 신경변성질환 조사연구반 1995년도 연구보고서에 의한다.)

도파민을 필요최소한으로 사용하고 다른 약물요법 · 외과요법을 병용한다.

치료방침

- 파킨슨병의 주치료제는 도파민 작동성 약제이며, 도파민을 보충하는 약제 (레보도파제), 도파민수용체작용제 (도파민작용제)의 단독사용 또는 병용이 기본이다.
- 레보도파의 장기사용으로, 운동이상증 (비트는 듯한 자세, 무도병 같은 불수의운동), 정신증상 (환각 · 망상), wearing-off현상 (레보도파의 약효시간이 단축되고, 증상의 일내변동이 출현한다) 등의 부작용이 출현하므로, 장기적으로 레보도파의 부작용을 얼마나 경감시키는가가 중요한 과제이다. 그 때문에 도파민수용체작용제, 외과요법을 초기부터 병용하여 레보도파 복용량을 필요최소한도로 하는 치료가 주류가 되고 있다.

■ 표 18-3 파킨슨병의 주요 치료제

분류	일반명	주요 상품명	약효발현의 메커니즘	주요 부작용
도파민전구체 보충제	레보도파	Dopaston, Dopasol,	부족한 도파민을 보충	악성증후군, 환각 · 우울, 오심 · 구토
도파민방출촉진제	아만타딘염산염	Symmetrel	도파민신경종말에 작용하여 도파민의 방출을 촉진	악성증후군, 각막염
도파민수용체 작용제	브로모크립틴메실산염	팔로델	선조체의 도파민수용체를 자극하여 도파민자극의 전달을 촉진	악성증후군, 환각, 흉막염
	카베르골린	Cabaser		
	페르골리드메실산염	Permax		
	타리펙솔염산염	Domin		
	프라미펙솔염산염수화물	BI · sifrol		
	염산로피니롤	리큅		
항콜린제	트리헥시페니딜염산염	Artane, Tremin	도파민작동성 자극에 길항하는 콜린작동성 자극을 억제	환각, 인지장애
모노아민산화효소 B저해제	세레길린염산염	에프피	도파민을 분해하는 모노아민산화효소B를 저해	환각, 섬망
다음의 약제는 파킨슨증후군을 일으키는 원인약제이기 때문에 투여하지 않는다.				
	할로페리돌	Serenace, Halosten, Linton	이 약제들은 도파민수용체를 차단하므로, 중지하면 도파민수용체의 활성이 부활하게 된다.	

약물치료

- 도파민전구체보충제, 도파민 방출촉진제, 도파민수용체작용제, 항콜린제, 모노아민산화효소B (MAO-B) 저해제를 사용한다. 모두 작용메커니즘, 적응, 부작용이 다르므로, 각 환자에게 맞추어 사용한다.

Px 처방례 조기 또는 경증례

- Dopasol정 (200mg) 1~3정 分1~分3 (식후) ←도파민전구체보충제
※이후 2~3일마다 200~400mg씩 증량하고, 2~4주 후에 2.0~3.6g으로 유지한다.
- 에프피정 (2.5mg) 1~4정 分1 (조식후)~分2 (조 · 주식후) ←MAO-B저해제
- Nauzelin정 (5mg) 3정 分3 (매 식후) ←건위제
※레보도파 투여 시에 에프피를 병용하면 wearing-off 현상의 억제를 기대할 수 있다.

Px 처방례 상기에서 효과가 불충분한 경우, 다음 중에서 병용한다.
- Artane정 (2mg) 1~3정 分1 (조식후)~分3 (매 식후) ←항콜린제
- Symmetrel정 (50mg) 1~3정 分1 (조식후)~分3 (매 식후) ←도파민방출촉진제
※처음부터 항콜린제나 아만타딘염산염을 병용하기도 한다.

Px 처방례 환각 · 망상을 수반하는 경우
- 순차적으로 약물을 감량 · 투여중지하고, 마지막으로 레보도파의 감량이 어려울 때는 비정형 항정신병제, 티아프리드염산염 (Gramalil), 정형 항정신병제를 투여한다.
- 쎄로켈정 (25mg) 1~6정 分1 (석식후)~分3 (매 식후) ←비정형 항정신병제

Px 처방례 움츠린 발을 수반하는 경우
- Dops캅셀 (100mg) 3~9캅셀 分3 (매 식후) ←노르에피네프린계 작용세

외과적 치료

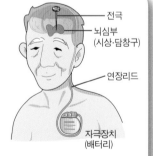

- 전극
- 뇌심부 (시상·담창구)
- 연장리드
- 자극장치 (배터리)

DBS에서는 뇌심부 (시상 등)에 유치한 전극에 고빈도로 전기를 흘려보내 신경세포의 활동을 정지시킴으로써, 파킨슨병의 증상을 개선한다. 신경세포를 파괴하는 다른 정위뇌수술에 비해 합병증이 적지만, 감염이나 리드의 단선 위험이 있다.

■ 그림 18-3 뇌심부전기자극 (DBS)

- 외과적 치료법에는 정위뇌수술과 도파민 생산조직의 뇌내이식술이 있다. 원칙적으로 약물요법으로 관리가 어려운 증례에 적용한다.
- 정위뇌수술은 뇌에 전극을 자입 · 유치하는 뇌심부전기자극 (DBS)이 행해지는 경우가 많으며, 진전, 근경직에는 시상을, 서동 · 잔걸음에는 시상하핵 · 담창구내절을 자극한다.
- 이식치료는 뇌 이외의 도파민 생산조직 (교감신경절, 부신)을 뇌내에 이식하는 방법인데, 일본에서는 행해지지 않는다.

Key word

● 조기 파킨슨병
L-dopa도 도파민작용제도 사용하지 않는 비교적 발생조기의 환자. Hoehn-Yahr의 중증도 분류에서 대개 stageIII이하에 해당되는데, stageIV에서도 치료하지 않는다면 조기 파킨슨병에 포함된다.
● 진행기 파킨슨병
이미 L-dopa를 복용하고 있고, 장기 투약에 수반하는 여러 문제가 출현한 환자.

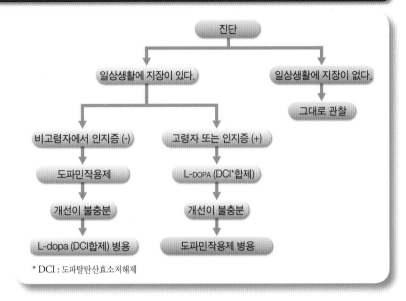

진단

일상생활에 지장이 있다. → 일상생활에 지장이 없다. → 그대로 관찰

비고령자에서 인지증 (-) → 도파민작용제 → 개선이 불충분 → L-dopa (DCI합제) 병용

고령자 또는 인지증 (+) → L-DOPA (DCI*합제) → 개선이 불충분 → 도파민작용제 병용

* DCI : 도파탈탄산효소저해제

■ wearing-off 현상 · on-off 현상

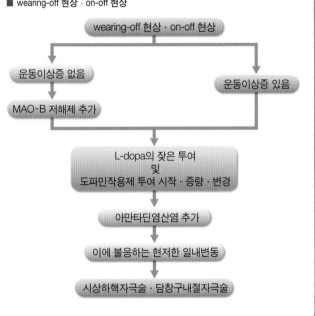

wearing-off 현상 · on-off 현상

운동이상증 없음 → MAO-B 저해제 추가

운동이상증 있음

L-dopa의 잦은 투여 및 도파민작용제 투여 시작 · 증량 · 변경

아만타딘염산염 추가

이에 불응하는 현저한 일내변동

시상하핵자극술 · 담창구내절자극술

■ no-on 현상 · delayed on 현상

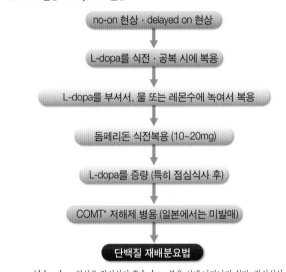

no-on 현상 · delayed on 현상

L-dopa를 식전 · 공복 시에 복용

L-dopa를 부셔서, 물 또는 레몬수에 녹여서 복용

돔페리돈 식전복용 (10~20mg)

L-dopa를 증량 (특히 점심식사 후)

COMT* 저해제 병용 (일본에서는 미발매)

단백질 재배분요법

no-on/delayed on 현상은 점심식사 후 L-dopa 복용 시에 나타나기 쉽다. 점심식사 후의 L-dopa 복용량을 늘려도 된다.

* COMT : 카테콜 O-메틸기전이효소

18 파킨슨병

■ off시 근긴장이상증의 치료

아침인 경우

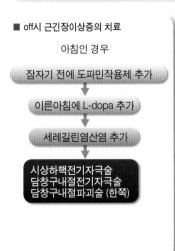

잠자기 전에 도파민작용제 추가

이른아침에 L-dopa 추가

세레길린염산염 추가

시상하핵전기자극술
담창구내절전기자극술
담창구내절파괴술 (한쪽)

■ 움츠린 발의 치료

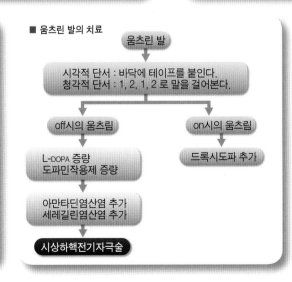

움츠린 발

시각적 단서 : 바닥에 테이프를 붙인다.
청각적 단서 : 1, 2, 1, 2 로 말을 걸어본다.

off시의 움츠림

L-DOPA 증량
도파민작용제 증량

아만타딘염산염 추가
세레길린염산염 추가

시상하핵전기자극술

on시의 움츠림

드록시도파 추가

Key word

● wearing-off 현상
L-dopa의 약효시간이 단축되고, L-dopa 복용 후 몇 시간이 경과되면 L-dopa의 효과가 사라지는 현상. 소모현상이라고도 한다.
● on-off 현상
L-dopa의 복용시간에 관계없이, 증상이 좋아지거나 (on), 돌연 나빠지는 (off) 현상.
● on-on 현상 : L-dopa를 복용해도 효과가 나타나지 않는 현상.
● delayed on 현상 : L-dopa의 효과가 나타나는데 시간이 걸리는 현상.

Key word

● 운동이상증
항파킨슨병제의 복용에 수반하여 사지나 체간에 생기는 불수의 운동의 총칭. 자신의 의지와 상관없이 신체가 움직이게 되는 증상.

Key word

● 악성증후군
항정신병제의 투약 중, 항파킨슨병제의 중지나 투약량의 변경에 수반하여 일어나는 부작용으로, 고열, 의식장애, 근경축이나 진전 등의 추체외로증상, 발한이나 빈맥 등의 자율신경증상이 나타난다. 방치하면 횡문근융해나 급성신부전, 혈관내응고증후군을 일으키고, 급속히 죽음에 이를 가능성이 있으므로, 조기발견, 조기치료가 필요하다.

■ 운동이상증의 치료

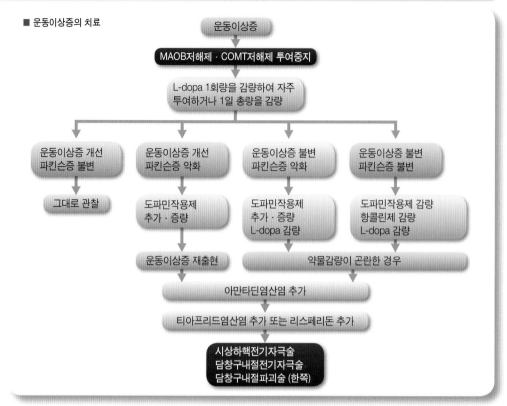

■ 환각 · 망상의 치료

환각 · 망상
↓
마지막으로 추가한 약물의 투여 중지
↓
항콜린약 감량 · 중지
↓
아만타딘염산염 감량 · 중지
↓
MAO-B저해제 중지
↓
도파민작용제 감량 · 중지
↓
L-dopa 감량
↓
L-DOPA 감량이 어려운 경우
↓
비정형 항정신병제 또는 티아프리드염산염 추가
↓
정형적 항정신병제 추가
↓
환각 · 망상상태 또는 섬망상태가 심한 경우는 항콜린제, 아만타딘염산염, MAO-B저해제를 동시에 투여중지한다.

■ 악성증후군의 치료

체액 보충으로 탈수 · 전해질이상의 시정
빙침(얼음베개) · 빙낭(얼음주머니)에 의한 전신냉각
↓
항파킨슨병제 투여
브로모크립틴 (15~22.5mg/일, 분3) (경관)
*L-dopa 정주 또는 L-dopa/DCI 합제 (경구 또는 경관)
↓
단트로렌나트륨의 점적 투여
(1~2mg/kg을 6시간마다 정주하고, 경구 투여가 가능해지면 100~200mg/일)
↓
범발성혈관내혈액응고 (DIC)에는
헤파린나트륨 10,000~15,000 단위를 24시간 지속정주
가벡세이트메실산염 (에프오와이) 20~39mg/kg을 24시간에 지속정주
혈소판수혈 (필요에 따라서)
↓
급성신부전에는 혈액투석

*L-doppa는 원칙적으로 악성증후군 발생 전의 양으로 사용한다. 경구 · 경관투여가 어려운 경우, L-dopa/DCI 합제 100mg에 관하여, L-dopa (Dopaston 정주용) 50mg의 비율로 개시하고, 50mg로는 부족하다고 생각되는 경우는 100mg의 비율로 환산한다. 경정맥투여는 1회량을 3시간에 지속정주하고, 1일 3~4회 반복한다.

(山脇正永)

파킨슨병

환자케어

확실한 복용과 부작용 출현 시의 대응, 운동장애로 인한 낙상이나 외상예방을 위한 동작 등, 중증도에 따라서 지지한다.

병기·병태·중증도에 따른 케어

Hoehn-Yahr의 중증도 분류에 의한 케어 포인트를 나타내었다.

【Stage Ⅰ·Ⅱ】 진단 당시는 증상이 경증이지만, 난치병인 까닭에 질환에 대한 불안을 가지기 쉬우므로, 올바른 이해를 촉구하는 것이 필요하다. 진행되면, 서서히 신체가동성이 저하되기 때문에 낙상하기 쉬우므로, 일상생활상의 주의점을 환자에게 이해하게 한다.

【Stage Ⅲ·Ⅳ】 기본적으로 가능한 한 환자가 자립하게 하는 일상생활상의 연구를 진행해 간다. 진행성으로 긴 경과를 밟는 질환이므로, 환자와 의료스태프가 협력하여 개개 환자에게 알맞은 케어를 실시한다. 복용에 수반하는 주의점 (약효의 감약, 부작용, 개개 환자에게 적합한 처방)을 환자에게도 이해하게 한다. 활동성의 저하 때문에 사회생활에 대한 자신감을 잃기 쉬우므로, 심리적인 케어도 충분히 배려한다.

【Stage Ⅴ】 감염, 욕창 등 합병증의 출현을 예방해야 한다. 또 사회생활에 대한 적응이 무리없이 진행되도록 지지한다. 가족의 수용태세를 배려함과 동시에, 사회자원의 유효한 활용을 검토한다.

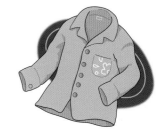

앞이 트인 헐렁하고 큼직한 옷을 착용한다.

케어의 포인트

약물요법의 부작용에 대한 대처
- 정해진 시간에 확실히 복용하도록 지도한다.
- 진전으로 약을 개봉하기가 어려운 경우가 있으므로, 필요에 따라서 복용을 돕는다.
- 약의 효과가 시간에 따라서 변화하고, 그에 따른 환자의 활동상황도 변하게 되므로, 활동상황에 맞추어 ADL을 지지한다.
- 부작용 발현 시에는 부작용의 특징을 관찰하고 신속히 의사에게 보고하여, 약의 양이나 시간을 조절한다.

셀프케어에 대한 지지
- 시간이 걸려도, 가능한 한 스스로 하도록 지도한다.
- 의복은 느슨하고 약간 큰 사이즈로, 앞이 트인 것으로 입는다.
- 자기 신변의 일을 스스로 할 수 있도록 한다.

낙상·외상의 회피
- 운동장애, 기립성저혈압, 신체의 휘청거림으로 낙상할 위험성이 높아지므로, 조심해야 하는데 특히 첫걸음을 내딛는 것에 주의한다.
- 잔걸음에는 바닥에 테이프를 붙이고, 그 위로 걷게 지도하면 잘 보행할 수 있다.
- 안전한 병실환경 (침대난간, 난간, 복도, 화장실, 세면대)을 조성한다.
- 환자·가족에게 질환의 특징을 설명하고, 생활상의 낙상예방책을 지도한다.

의사소통장애에 대한 대응
- 환자에게는 침착하게 천천히 얘기해도 된다고 전달하고, 재촉하지 않는다.
- 환자의 자존심을 배려하면서 의사소통을 도모한다.
- 경우에 따라서는 언어 이외의 의사소통도 검토한다.
- 가족에게 이해와 협력을 요청한다.

합병증의 예방
- 기도감염, 요로감염이 일어나지 않도록 예방한다.
- 욕창 또는 점막의 염증을 예방하기 위하여, 피부 (특히 욕창호발부위)나 점막 (음부나 구강내)을 청결히 하도록 지도·지지한다.
- 외상 (절상, 찰과상 등)으로 인한 감염을 예방하기 위해서 피부나 점막을 청결히 하도록 지도·지지한다.
- 배뇨장애, 변비에 대처한다.

환자·가족의 심리·사회적 문제에 대한 지지
- 질환이나 치료, 앞으로의 생활에 관한 인식이나 불안한 점을 환자·가족으로부터 듣는다.
- 질환이나 요양에 관하여 환자·가족에게 알기 쉽게 설명하고, 불안을 해소하도록 지지한다. 또 인식이 낮은 경우는 이해할 수 있도록 알기 쉽게 설명한다.
- 가족의 간호부담을 경감하기 위해서 자택의 환경을 배려한 ADL을 연구한다.
- 외부의 지지자의 협력을 구할 수 있는가를 확인하고, 간호환경을 지원하기 위해 돕는다.
- 지역관련기관과 연락을 취하여, 재택요양에 사회자원을 활용할 수 있도록 지지를 의뢰한다.
- 정신적·경제적 지원의 필요성을 파악하고, 필요에 따라서 지역 보건소, 같은 병원의 환자모임, 인터넷상 커뮤니티 등에 관한 정보를 제공한다.
- 사회보장제도 (특정질환, 보험, 장애자수첩 등)의 신청방법을 소개한다.

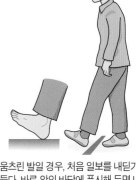

움츠린 발일 경우, 처음 일보를 내딛기가 힘들다. 바로 앞의 바닥에 표시해 두면 내딛기가 쉬워진다. 또 발꿈치부터 먼저 바닥에 닿도록 내딛고, "걷기 시작!" 하고 호령을 붙이면서 걸으면 좋다. L자형 지팡이를 이용하는 방법도 있다.

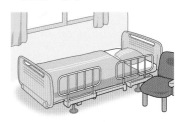

침대에는 낙상방지용 난간을 설치한다.

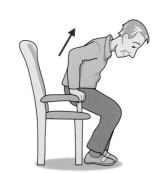

의자에서 일어날 때는 양손으로 팔걸이나 의자 옆을 잡고, 상반신을 앞으로 숙이듯이 하면 일어서기가 쉽다.

■ 그림 18-4 파킨슨병 환자의 케어 포인트

18 파킨슨병

● 환자 · 가족 모두 안정된 가정생활을 영위할 수 있도록, 환경조성을 지지한다.

● 가능한 ADL을 유지할 수 있도록 연구함과 동시에, 낙상으로 인한 외상이나 골절에 주의하도록 지도한다.

● 적절한 복용방법을 준수하는 한편, 부작용이 나타났을 때에는 바로 연락하도록 지도한다.

● 연하장애일 때 식사섭취의 내용 · 방법, 방광직장장애에 대한 대처방법 등에 관하여 지도한다.

● 긴 경과관찰이 필요한 질환이라는 점을 이해하게 하고, 계속적으로 내원하도록 격려한다.

● 가능한 신체도 움직이도록 할 뿐만 아니라, 가능하면 사회와의 접점도 계속 유지하도록 촉구한다.

● 사회자원의 활용에 관해서는 앞에서 기술한 「환자 · 가족의 심리 · 사회적 문제에 대한 지지」를 참조한다.

(秋山 智)

石田千穂・山田正仁/中山優季

전체 map

<table>
<tr><td>병인</td><td>

● 불분명하지만, 가설로 글루타민산 과잉설, 환경설, 신경영양인자 결핍설 등이 있다.
● 수퍼옥사이드디스무타제 1 (SOD1) 유전자의 돌연변이로 발생하기도 한다.

</td><td>역학</td><td>

● 유병률은 2~7명/10만명이고, 연간 발생률은 0.4~1.9명/10만명 이다.
● 남녀비는 2 : 1이고, 증상발생의 최다연령층은 50~60대이다.
[예후] 호흡부전 또는 와상상태에서의 전신합병증에 의해 달라진다.

</td></tr>
</table>

<table>
<tr><td>병태생리</td><td>

● 운동뉴런질환의 하나로서, 상위운동뉴런과 하위운동뉴런이 점차 탈락하여 전신의 근력저하, 근위축이 진행되는 신경변성질환이다. 병태생리 map p.148
● 운동신경세포가 변성·탈락하면, 사지·체간뿐 아니라 안면·인두·호흡 등 전신의 모든 수의근에서 근력저하가 일어난다.
● 운동계 이외의 계통은 침습되지 않으므로, 안구운동장애, 감각장애, 방광직장장애, 욕창은 나타나지 않는다(ALS의 4대 음성징후).

</td></tr>
</table>

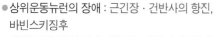

<table>
<tr><td>증상</td><td>

● 주증상은 근력저하이다.
● 상위운동뉴런의 장애 : 근긴장·건반사의 항진, 바빈스키징후 증상 map p.150
● 하위운동뉴런의 장애 : 근위축, 섬유다발성수축, 건반사의 소실·감소
● 연하장애, 구음장애, 호흡부전, 구마비, 가성구마비
[합병증]
● 유연증(salivation)
● 가성구마비증상 (본인의 의지와 상관없이 강제로 울거나 웃는) 증상
● 인지증

</td></tr>
</table>

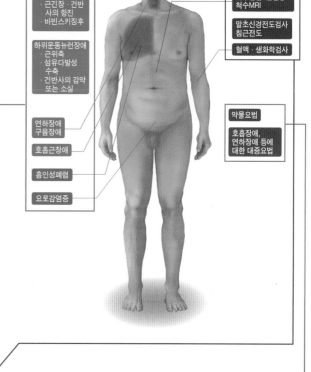

증상 | 합병증 | 진단 | 치료

근력저하 (상지말초에서 시작되어, 하지, 안면·인두·후두·혀의 근군)

상위운동뉴런의 장애
· 근긴장·건반사의 항진
· 바빈스키징후

하위운동뉴런장애
· 근위축
· 섬유다발성수축
· 건반사의 감약 또는 소실

연하장애 구음장애

호흡근장애

흡인성폐렴

요로감염증

두부 MRI
문진 신경학적 진찰
뇌척수액검사
척수단순X선촬영 척수MRI
말초신경전도검사 침근전도
혈액·생화학검사

약물요법
호흡장애, 연하장애 등에 대한 대증요법

<table>
<tr><td>진단</td><td>

● 전신의 근에서 상위·하위운동뉴런장애가 진행되고 있는 것을 확인하고, 유사질환은 제외하여 진단한다. 진단 map p.151
● 후생성 신경변성질환 조사연구반 진단기준 (2001년 개정)으로 진단을 확정한다.
● 혈액생화학검사 : 특이적인 소견이 부족하다.
● 말초신경전도검사 : 원칙적으로 전도속도는 정상이지만, 복합근활동전위는 저하된다.
● 침근전도 : 고진폭·다상성 전위 (신경원성 변화)를 확인한다.
● 두부 MRI, 척수단순X선, 척수 MRI를 시행한다.

</td><td>치료</td><td>

● 유효한 근본치료법이 없으므로 대증요법을 실시한다.
● 약물요법 : 치료제 (리루졸)을 사용하면 평균 3개월의 연명효과가 있다. 치료 map p.152
● 영양관리 : 식재의 형태 등의 연구, 경구섭취가 어려우면 내시경적위루조설술 (PEG)을 시행한다.
● 호흡관리 : 비침습적양압환기 (NPPV) 또는 침습적 양압환기 (TPPV)로 관리한다.
● 완화케어 : 항불안제, 오피오이드 등을 투여한다.

</td></tr>
</table>

병태생리 map

근위축성측삭경화증 (amyotrophic lateral sclerosis ; ALS)은 상위운동뉴런 (대뇌피질운동영역의 운동신경세포)과 하위운동뉴런 (척수전각·뇌간의 운동신경세포)이 점차 탈락됨으로써, 전신의 근력저하, 근위축이 진행되는 신경변성질환으로, 운동뉴런질환의 하나이다.

- 전신의 수의근운동은 대뇌피질운동영역에 있는 운동신경세포 (베츠세포)에서의 자극이 뇌간이나 척수전각에 있는 운동신경세포에 전달되어, 지배하는 근을 수축시킴으로써 제어되고 있다. 이 운동신경세포가 점차 변성·탈락되면, 사지, 체간의 근 뿐 아니라, 안면, 인두, 호흡 등, 전신의 모든 수의근에서 근력저하가 일어난다.
- 원칙적으로 운동계 (상위 및 하위운동뉴런) 이외의 계통은 침습되지 않는다. 즉, 감각계, 협조운동계, 자율신경계, 고차기능은 유지되므로, 감각장애, 자율신경장애, 지능장애는 수반되지 않는다. 소화관 평활근이나 심근은 수의근이 아니므로, ALS에 의한 장애가 발생하지 않는다.
- 병리상으로는 뇌간·척수전각의 운동신경세포의 탈락 (감소)과, 그것에 치환되는 신경아교세포의 증생 (신경아교증)이 보인다. 또 잔존하는 운동신경세포의 일부에 bunina소체가 확인된다. 근에서는 신경원성 변화와 지방변성을 확인한다. 추체로, 특히 척수측삭 (외측피질척수로)·전삭 (전피질척수로)에는 변성상 (축삭의 탈락, 신경아교증)이 보인다. 대뇌피질운동영역의 병리변화는 눈에 띄지 않지만, 베츠세포의 탈락이나 대식세포에 의한 탐식상이 확인되는 경우가 있다.

병인·악화인자

- 왜 운동계만 변성·탈락하는지 그 원인은 불분명하다. 뇌내의 글루타민산 과잉상태가 운동신경세포사를 일으키는 것이 아닐까 하는 글루타민산 과잉설, 괌이나 기이(紀伊)반도 등에 발생자가 많다는 점에서 환경에 원인이 있는 것이 아닐까 하는 환경설, 뇌내의 신경영양인자의 결핍이 원인이 아닐까 하는 신경영양인자 결핍설 등의 가설이 있다.
- 일부 상염색체 우성유전의 ALS에서는 제21번 상염색체에 있는 수퍼옥사이드디스무타제1 (Cu/Zn SOD1)의 유전자의 돌연변이가 증명되고 있다. 실제, SOD1 유전자변이를 가진 유전자변이실험쥐에게 ALS가 발생한다. 그러나 SOD1활성과 관련성이 없어서, 왜 이 유전자변이가 ALS를 발생하는가는 불분명하다.
- 고발성ALS (가족에게 같은 병이 발생하지 않은 경우를 고발성이라고 한다)이나 일부 가족성 ALS에서는 하위운동뉴런의 세포질이나 일부 대뇌피질의 신경세포에 TDP-43 (transactivation responsive region DNA-binding protein-43)이 이상 축적되어 있는 것이 최근 증명되었다. 이 점이 운동신경의 세포탈락의 원인으로 연결될 가능성이 지적되고 있다.

역학·예후

- 일본의 유병률은 2~7/10만명이고, 연간 발생률은 0.4~1.9/10만명이며, 남녀비는 약 2 : 1

로 남성에게 더 호발한다. 50~60대가 발생의 최다연령층이며, 5~10%가 가족성이라고 한다 (SOD1 유전자변이 포함).
- 초발증상은 상지 또는 하지의 근력저하, 연하장애, 구음장애 등 여러 가지이며, 그 후 서서히 진행되어 증상이 전신의 근에 이르게 된다. 진행방법이나 그 속도도 다양하지만, 일반적으로 발생부터 1~5년 (대부분의 증례는 2~3년)에 호흡근마비로 인한 호흡부전을 일으키는 경우가 많아서, 인공호흡기를 사용하지 않으면 죽음에 이른다. 인공호흡기 장착례에서는 수 년부터 십수년의 생존을 기대할 수 있으며, 그 경우, 생명예후는 와상상태에서의 전신합병증에 따른다.

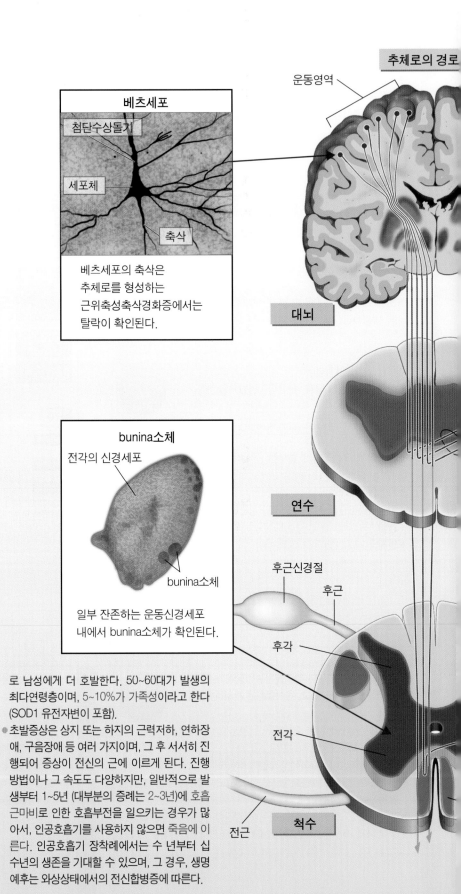

추체로의 경로

운동영역

베츠세포

첨단수상돌기

세포체

축삭

베츠세포의 축삭은 추체로를 형성하는 근위축성축삭경화증에서는 탈락이 확인된다.

대뇌

bunina소체

전각의 신경세포

bunina소체

일부 잔존하는 운동신경세포 내에서 bunina소체가 확인된다.

연수

후근신경절

후근

후각

전각

척수

전근

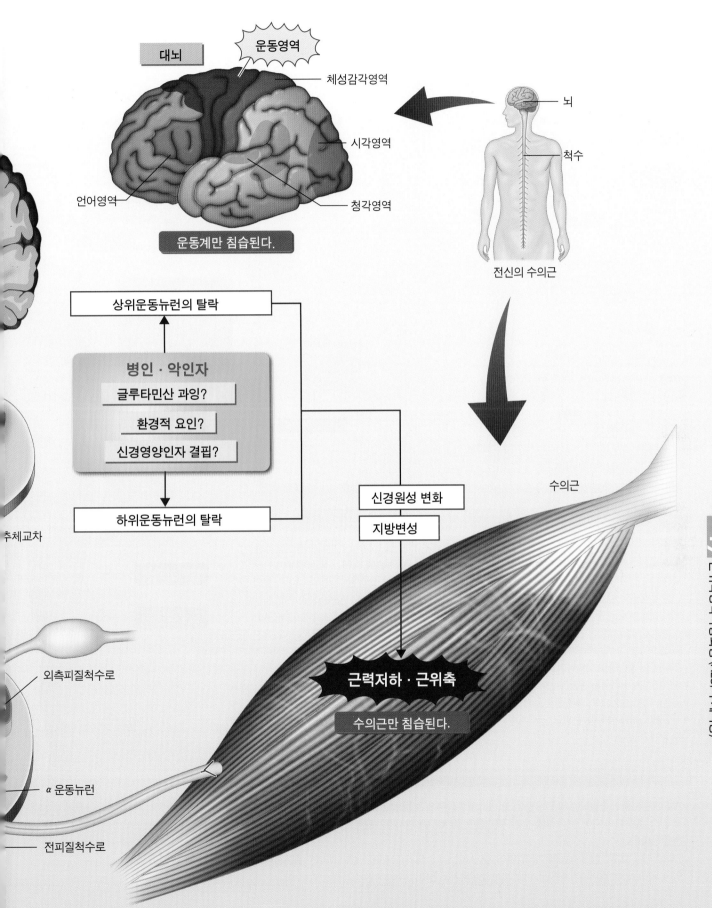

대뇌

운동영역

체성감각영역

시각영역

언어영역

청각영역

운동계만 침습된다.

뇌

척수

전신의 수의근

상위운동뉴런의 탈락

병인·악인자

글루타민산 과잉?

환경적 요인?

신경영양인자 결핍?

하위운동뉴런의 탈락

추체교차

외측피질척수로

α 운동뉴런

전피질척수로

신경원성 변화

지방변성

수의근

근력저하·근위축

수의근만 침습된다.

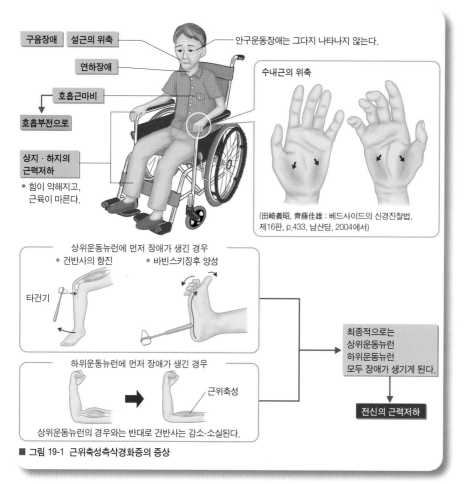

상위운동뉴런장애로 인한 증상과 하위운동뉴런장애로 인한 증상이 조합되어 출현한다.

구음장애　설근의 위축

연하장애

호흡근마비

호흡부전으로

상지 · 하지의 근력저하
● 힘이 약해지고, 근육이 마른다.

안구운동장애는 그다지 나타나지 않는다.

수내근의 위축

(田崎義昭, 齊藤佳雄 : 베드사이드의 신경진찰법, 제16판, p.433, 남산당, 2004에서)

상위운동뉴런에 먼저 장애가 생긴 경우
● 건반사의 항진　　● 바빈스키징후 양성

타건기

하위운동뉴런에 먼저 장애가 생긴 경우

근위축성

상위운동뉴런의 경우와는 반대로 건반사는 감소-소실된다.

최종적으로는
상위운동뉴런
하위운동뉴런
모두 장애가 생기게 된다.

전신의 근력저하

■ 그림 19-1 근위축성측삭경화증의 증상

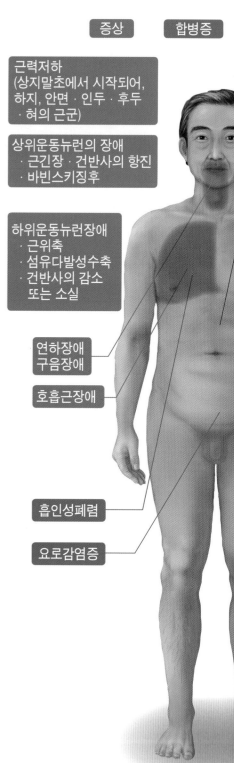

증상　　합병증

근력저하
(상지말초에서 시작되어, 하지, 안면 · 인두 · 후두 · 혀의 근군)

상위운동뉴런의 장애
· 근긴장 · 건반사의 항진
· 바빈스키징후

하위운동뉴런장애
· 근위축
· 섬유다발성수축
· 건반사의 감소 또는 소실

연하장애
구음장애

호흡근장애

흡인성폐렴

요로감염증

증상

● 주증상은 근력저하이지만, 상위운동뉴런에 장애가 생긴 경우에는 근긴장이나 건반사가 항진됨과 동시에 바빈스키징후 등의 병적반사가 양성으로 나타난다. 하위운동뉴런에 장애가 생긴 경우에는 근위축이나 섬유다발성수축이 나타나고(그림 19-1), 건반사는 감소 또는 소실된다. 인두 · 후두 · 설의 근군에 침습이 발생하면, 연하장애나 구음장애가 나타나고, 설근의 위축, 혀의 섬유다발성수축, 인두반사의 소실 등의 증후가 나타난다(구마비, 가성구마비). 호흡근장애가 추가되면 호흡부전에 빠진다.
● 운동계 이외의 계통은 원칙적으로 장애를 받지 않는다. 안구운동장애, 감각장애, 방광직장장애, 욕창을 일으키는 경우는 적으며, 이를 4대 음성징후라고 한다. 그러나 인공호흡기를 장착한 장기생존례에서는 이 증상들이 나타나기도 한다.
● 타액연하가 어려워서 유연이 눈에 띄기도 한다.
● 가성구마비 증상으로, 강제울음, 강제웃음을 확인한다.
● 자유롭게 몸을 움직일 수 없고, 근력저하, 저산소혈증 때문에 신체의 통증이나 전신권태감을 호소하는 경우가 많다.

합병증

● ALS에 인지증이 합병되는 일군이 있다. 그 인지증 증상은 알츠하이머병과는 달리, 성격변화, 자발어의 감소, 집중력의 저하, 보속(保續) 등이 주증상인 전두측두형 인지증인 경우가 많다. 예후는 ALS의 진행에 따른다.
● 연하장애나 호흡근장애 때문에 기도감염이 일어나기 쉽다. 또 와상상태가 장기화되면, 흡인성폐렴이나 요로감염이 일어나기 쉬워서, 이것이 사인이 되기도 한다.

진단 map

문진, 신경학적 소견에서 상위 · 하위운동뉴런증후를 확인하고, 경추증이나 뇌 · 척수종양, 다소성운동신경병증 등의 유사질환은 제외한다.

진단   치료

두부 MRI

문진
신경학적 진찰

뇌척수액검사

척수단순X선촬영
척수 MRI

말초신경전도검사
침근전도

혈액 · 생화학검사

약물요법

호흡장애,
연하 장애 등에
대한 대증요법

진단 · 검사치

● 상위운동뉴런장애와 하위운동뉴런장애가 전신의 근에서 진행되고 있는 점을 확인하고, 유사질환은 제외한다.
● 문진과 신경학적 진찰로 상위 및 하위운동뉴런증후를 확인한다.
● 제외해야 할 질환으로, 경추증 (변형성경추증, 경추추간판탈출증 등), 뇌 · 척수종양, 말초신경장애 (특히 다소성운동신경병증) 등이 있다. 치료가 가능한 이 질환들을 간과하지 않는 것이 중요하다.
● 진단을 확정하기 위한 진단기준으로는 후생성 신경변성 질환 조사연구반 진단기준 (2001년 개정)이 있다(표 19-1). 진단의 확실성을 분류하는 국제적 EI Escorial 개정 Airlie House진단기준 (1998년)이 있으며, ①임상적으로 확실한 ALS, ②임상적으로 가능성이 큰 ALS, ③임상적으로 가능성이 크고 검사소견으로 뒷받침되는 ALS, ④임상적으로 ALS일 가능성이 있음, ⑤임상적으로 ALS 의심으로 분류되며, ⑤는 기준에서는 제외된다.
● 검사치
● 혈액 · 생화학검사에서는 근일탈효소 (CK, ALT, LDH)의 높은 수치, 호흡부전으로 인한 저염산염혈증과 중탄산혈증, 근량저하로 인한 혈청 Cr의 낮은 수치 등이 확인되는데, 특이적인 소견은 아니다. 뇌척수액 검사에서는 단백질이 경도 상승하는 경우가 있는데 진단적 의의는 부족하다.
● 말초신경전도검사 : 운동신경에서는 원칙적으로 전도속도는 정상이지만, 복합근활동전위가 저하되는 경우에 한하여 속도가 경도 저하된다. 감각신경에서는 속도도 진폭도 정상이다.
● 침근전도 : 안정 시에 섬유자발전위나 양성예파 등의 탈신경전위가 확인된다. 또 근수축 시의 운동단위는 감소되고, 고진폭 · 다상성 전위 등의 신경원성 변화가 확인된다.
● 두부 MRI : 증후의 원인이 되는 뇌내병변 (종양이나 혈관장애 등)이 없는 것을 확인한다. ALS에서는 내포에서 연수의 추체로에 걸친 변성이 T_2 강조영상상 고신호역으로 나타나는 수가 있다. 또 대뇌피질운동영역의 변성이 T_2 강조영상에서 저신호역으로 나타나는 경우가 있다.
● 척수 단순X선 · 척수 MRI : 증후의 원인이 되는 척추병변이나 척수병변이 없는 것을 확인한다.

■ 표 19-1 후생성 신경변성 질환 조사연구반 진단기준 (2001 개정)

1. 신경소견
1) 구마비소견 : 혀의 마비, 위축, 섬유다발성수축, 구음장애, 연하장애
2) 상위뉴런징후 (추체로징후) : 경축, 건반사항진, 병적반사
3) 하위뉴런징후 (전각세포징후) : 근위축, 근력저하, 섬유다발성수축

2. 임상검사소견
1) 침근전도에서
(1) 고진폭전위
(2) 다상성전위
2) 신경전도검사에서
(1) 운동 · 감각신경 전도속도는 원칙적으로 정상
(2) 복합근활동전위의 저하

3. 감별진단
1) 하위운동뉴런장애만을 나타내는 변성질환 : 척수성진행성근위축증
2) 상위운동뉴런장애만을 나타내는 변성질환 : 원발성측삭경화증
3) 뇌간병변으로 인한 것 : 종양, 다발성경화증 등
4) 척수병변으로 인한 것 : 경추증, 후종인대골화증, 추간판탈출증, 종양, 척수공동증, 척수염 등
5) 말초신경병변으로 인한 것 : 다소성운동신경병증(Lewis-Sumner증후군), 다발신경병증(유전성, 비유전성)
6) 근병변으로 인한 것 : 근긴장이상증, 다발근염 등
7) 가성 구마비

[진단의 판정]
다음 1)~5) 전부를 충족시키는 것을 근위축성측삭경화증이라고 진단한다.
1) 성인발생이다.
2) 경과가 진행성이다.
3) 신경소견에서, 상기 1)~3) 중 2가지 이상이 나타난다.
4) 근전도에서 위의 소견이 나타난다.
5) 감별진단에서 위의 어느 것도 아니다.

증상이나 장애에 대한 대증요법이 치료의 중심이 된다.

치료방침

● ALS에는 유효한 근본치료법이 없다. 따라서 환자 본인이 병이나 그 예후에 관하여 충분히 이해하고 동의한 후에 대증요법을 실시하는 것이 중요하며, 개개인의 QOL을 존중해야 한다.

■ 표 19-2 근위축성측삭경화증의 주요 치료제

분류	일반명	주요 상품명	약효발현의 메커니즘	주요 부작용
ALS 치료제	리루졸	리루텍	글루타민산 유리저해로 인한 신경보호작용	무력감, 오심, 현기증, 변비, AST나 ALT 등의 상승
파킨슨병 치료제	트리헥시페니딜염산염	Artane, Tremin	항콜린작용에 의한 타액분비억제	구갈, 정신착란, 환각, 섬망, 오심·구토, 배뇨장애, 안구조절장애
소화성궤양 치료제	로트엑기스	스코폴리아 추출물	항콜린작용에 의한 타액분비억제	구갈, 산동, 빈맥, 배뇨장애, 두통
항우울제	아미트리프틸린염산염	Tryptanol	노르아드레날린·세로토닌재흡수 저해작용	구갈, 변비, 배뇨장애, 기립성저혈압, 악성증후군
	플루복사민말레인산염	Depromel, Luvox	선택적 세로토닌재흡수저해에 의한 세로토닌수용체자극작용	오심·구토, 구갈, 변비, 졸음, 현기증, 경련

약물요법

● 유효한 근본치료법은 없다. 뇌내의 글루타민산 과잉상태가 원인, 또는 악영향을 미치고 있다는 가설에서 리루졸 (리루텍)을 이용하기도 한다. 평균 3개월의 수명연장효과가 있다고 하지만, 근력·호흡 등의 진행에 변화가 없고, 또 노력성 폐활량이 60% 이하인 경우는 효과가 없다. 부작용으로 극히 소수례에서, 오심·구토, 설사, 식욕부진 등의 소화기증상, 무력감, 현기증, 착감각증 등의 신경증상, 간기능장애, 빈혈, 호중구감소 등이 나타난다. 그 밖에는 대증요법을 실시한다.

Px 처방례 노력성 폐활량이 60% 이상인 경우
● 리루텍정 (50mg) 1~2정 分1~2 (아침·저녁식전) ←ALS 치료제
Px 처방례 유연이 많은 경우, 다음 중에서 병용할 수 있다.
● Artane정 (2mg) 2~5정 分2~3 (식후) ←파킨슨병치료제
● 스코폴리아 추출물산 10% (100mg/g) 20~45mg 分3 (식후) ←소화성궤양 치료제
Px 처방례 가성구마비가 있는 경우, 다음 중에서 병용할 수 있다.
● Tryptanol정 (10mg) 3~5정 分2~3 (식후) ←항우울제 (삼환계)
● Depromel정 (25mg) 2~6정 分2 (식후) ←항우울제 (선택적세로토닌재흡수저해제)

양양관리

● ALS에서는 연하기능에 장애가 생기므로, 식재의 형태를 연구 (크기, 형태, 연도, 점도 등)하거나, 먹는 자세나 타이밍을 연구해야 한다.
● 또 진행되어 경구섭취가 어려워지면, 경구섭취 이외의 영양·수분의 확보가 필요하다. 일반적으로 경관영양, 특히 내시경적위루조설술 (PEG)을 실시하는 증례가 많다. 내시경을 안전하게 시행하기 위해서는 노력성 폐활량이 50% 이상인 경우가 바람직하다. PEG를 시행할 수 없는 경우에는 경비위관, 수술적위루성형술을 선택하기도 한다.

호흡관리

● 호흡근장애에 대한 호흡보조 (인공호흡)의 방법으로서, 비강마스크 또는 얼굴마스크에 의한 비침습적양압환기 (NPPV)와 기관절개를 실시한 침습적양압환기 (TPPV)가 있다. 어느 정도 자발호흡과 연하나 발화기능이 유지되고 있는 경우에는 통상적으로 NPPV의 간헐적 사용이 도입된다. 그러나 기도분비물이나 흡인물의 객출이 어려워지거나 호흡근마비가 더욱 진행되면, NPPV로는 충분한 환기량을 확보할 수 없어서 생명유지에 TPPV가 필요하다.

완화케어

● 영양관리, 호흡관리를 어느 정도 대증적으로 하는가는 병의 예후를 충분히 이해한 후에, 환자 본인이 결정할 사항이다. 특히 인공호흡기를 장착하지 않겠다는 의사가 있는 경우에는 호흡곤란이나 권태감에 항불안제나 오피오이드 등을 투여하기도 한다.

재택케어, 간호, 복지, 지원네트워크

● 진행성 질환으로, 전신의 근력저하와 함께 간호량이 증가하게 된다. 또 경관영양, 보조호흡을 도입하면 필요한 의료행위의 수준도 높아진다. QOL의 면에서 장기요양 환자라고 반드시 입원생활이 최적이라고는 할 수 없다. 재택케어의 필요성 향상과 더불어 지원네트워크 등의 정비가 진행되고 있다.

152

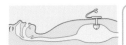

내시경을 사용하여, 복벽에서 위내로 만든 작은 구멍. 경구섭취를 할 수 없는 사람을 위하여 이곳으로 영양분을 주입한다.

경루카테터의 종류와 특징

외부 형상에는 버튼형과 튜브형의 2종류, 위내부의 형상에는 풍선형과 범퍼형의 2종류, 도합 4종류의 위루카테터가 있다.

버튼형

장점
- 사고발관의 위험이 낮다.
- 청결을 유지하기 쉽다.
- 재활요법이 쉽고, 외관이 좋다.

단점
- 손가락 끝으로 버튼을 개폐하기 어렵다.
- 영양튜브에 연결하기 어렵다.

튜브형

장점
- 영양튜브에 연결하기 쉽다.

단점
- 사고발관의 위험이 높다.
- 카테터 내로 위내용물이 역류하므로, 청결을 유지하기 어렵고, 열화되기 쉽다.
- 외관이 나쁘고, 재활요법이 어렵다.

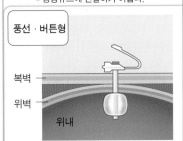 풍선 · 버튼형

복벽
위벽
위내

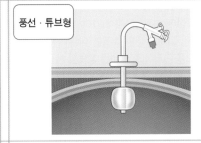 풍선 · 튜브형

풍선형

장점
- 카테터를 교환하기 쉽고, 고통이 없다.

단점
- 내구성이 낮아서 카테터의 교환빈도가 높다.
- 주1회 풍선 내의 증류수를 교환해야 한다.
- 사고발관의 위험이 높다.

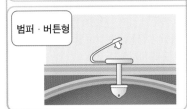 범퍼 · 버튼형

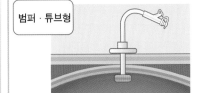 범퍼 · 튜브형

범퍼형

장점
- 내구성이 높아서 카테터의 교환빈도가 낮다.
- 사고발관의 위험이 낮다.

단점
- 카테터의 교환이 어렵다.

■ 그림 19-2 위루와 카테터의 종류

근위축성측삭경화증의 병기 · 병태 · 중증도별로 본 치료흐름도

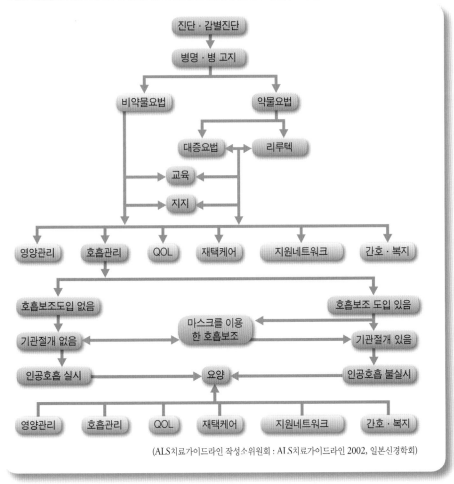

(ALS치료가이드라인 작성소위원회 : ALS치료가이드라인 2002, 일본신경학회)

(石田千穗·山田正仁)

153

증상의 진행에 수반하는 심신의 고통을 완화시켜서, 자기 나름대로 생활할 수 있도록 지지한다.

병기·병태·중증도에 따른 케어

【발생초기】「손을 올리기 힘들다」「계단을 오르기 힘들다」등의 증상으로 발생하는 경우가 많아서 처음에 정형외과를 수진하거나, 원인불명으로 여러 의료기관을 전전하여, 진단확정에 이르기까지 시간이 걸리는 경우가 있다. 원인불명·예후불명이어서, 고지로 인한 쇼크는 이루 헤아릴 수 없는 정도이다. 진단시 심리적 동요를 지지하고, 올바른 정보를 제공하여 요양생활을 주체적으로 계획할 수 있도록 조기부터 케어팀의 형성을 지지한다.

【증상진행기 (의료처치 도입전)】초발증상, 연령, 진행의 경과에 따라서 여러 가지 진행패턴을 나타내므로, 어느 진행패턴으로 증상이 경과되는가를 확인하고, 다음에 어떤 문제가 일어나는가를 예측하면서 시기를 놓치지 않도록 지원해야 한다. 그러나 대부분의 경우, 환자가 질환 수용을 어려워하고 의료처치를 뒤로 미루고 싶어하기 때문에 예측적 지지를 제공하기 어렵다. 흔들리는 마음을 이해하고, 특히 생명유지에 직결되는 호흡장애, 구마비 증상에 대응하면서, 자기결정을 지지하는 지원이 요구된다.

【증상중증기】각 장애에 의료처치의 개입이 필요한 시기이다. 환자의 자기결정에 따른 대응이 요구되며, 각 장애에 대한 케어를 실시한다. 또 그 후의 요양의 방침 등이 검토되는 시기이기도 하며, 사회자원을 활용하여 자기 나름대로 생활할 수 있도록 지지한다.

케어의 포인트

증상, 장애에 대한 지지
- 상실되어 가는 기능에 대해서 비탄에 빠질 것이 아니라 잔존기능으로 눈을 돌려서, 생활상의 방법을 제안하여 할 수 있는 것을 가능한 해 나가는 자세가 중요하다.
- ALS의 재활요법이 훈련이나 기능회복을 의미하는 것이 아니라는 점을 이해하게 하고, 폐용증후군을 예방하기 위해서 피로하지 않을 정도에서 운동을 하고 일상생활 속에서 관절가동역을 유지한다.
- 흉곽의 가동역 유지는 호흡기 장착의 유무를 불문하고, 어느 단계에서나 중요하며, 각 단계에 따른 호흡재활요법을 도입한다.
- 연하장애의 경우 환자의 식사에 대한 의사나 집착을 이해하면서, 흡인위험을 최소한도로 하도록 지지한다. 영양불량이 예후에 악영향을 미치므로, 진행기에는 가능한 조기에 대체영양법을 도입하여, 부족분을 보충하고 영양불량이나 체중저하를 방지한다. 또 인공호흡기 장착 후에는 활동의 저하로 인한 지방축적이 문제시되므로, 필요에너지의 재평가가 필요

해지는 등 병기에 따른 적절한 영양관리를 실시한다.
- 통증이나 마비 등의 불쾌증상에 관해서, 병의 원인에 대한 정보를 공유하고, 호소를 경청하며, 완화책을 함께 검토한다.

의사소통장애에 대한 대응
- 환자의 「전달하고자」하는 기분을 소중히 하고, 침착하게 천천히 얘기할 수 있는 환경을 조성한다. 가족의 이해와 협력도 요청한다.
- 언어 이외의 의사소통을 검토한다.
- 너스콜은 환자의 생명선이다. 불안으로 인해 과하게 자주 콜하는 경우도 있지만, 기분을 이해하고, 잔존기능을 살려서 다양한 콜벨 수단을 확보한다.
- 최근, 고집이나 성격변모, 가성구마비 등, ALS에서도 정동운동계에 장애가 생기는 경우가 지적되고 있다. 지금까지 그 사람이 쌓아 온 관계가 파괴되지 않도록 주위의 이해가 요구된다.

환자·가족의 심리·사회적 문제에 대한 지지
- 질환이나 증상에 관하여 환자·가족에게 알기 쉽게 설명하고, 불안을 해소하도록 지지한다.
- 다양한 선택사항이 있기 때문에 그로 인한 부담으로, 환자는 불안, 갈등 속에 있다. 흔들리는 마음을 이해하고, 한번 한 선택이 절대적인 것이 아니라 상황에 따라서 변경할 수 있는 점을 전달한다.
- 간호의 부담을 경감하도록, 가정내 환경이나 사회자원의 활용, 지역사회 팀의 협조 등, 필요한 지지를 제공한다.
- 환자모임 등을 소개하거나, 고민을 서로 얘기하며 간호에 대해 배울 수 있는 모임의 정보를 제공한다.

퇴원지도·요양지도

- 환자·가족 모두 안정된 가정생활을 할 수 있도록, 환경의 정비, 사회자원의 조정을 지지한다.
- 연하장애일 때 식사섭취의 방법을 지도, 흡인 시의 주의점, 대체방법에 관한 정보를 제공한다.
- 의료처치 (인공호흡기나 위루 등)를 실시하고 있는 경우는 그 관리나 케어방법에 관하여 지도한다.
- 환자·가족에게 장애가 다양하게 발생하는 진행성 질환이라는 점을 이해하게 하고, 계속적으로 진료를 받을 수 있도록 격려한다.
- 질환이 진행되면 사회생활이나 일상생활에 자신감을 잃게 되므로, 아직 할 수 있는 것에 눈을 돌리도록 촉구하여, 자신의 인생 이야기를 계속 써 나갈 수 있도록 지지한다.
- 사회와의 접점을 여러 형태로 계속 가지도록 촉구하고, 가능한 신체노 움직이도록 지도한다.

(中山優季)

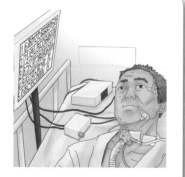

요양자가 의사를 전달하는 방법을 계속 할 수 있는 것은 중요한 지지 과제이다. 여러 가지 수단을 진행에 따라서, 사용하기 쉽게 변경해 가는 지원이 요구되며, 여러 직종에 의한 팀 접근이 필요하다. 장애를 잘 받지 않는 안검의 개폐나 안구운동을 이용하는 경우가 많지만, 잔존하는 기능을 확인하고, 복수의 수단을 확보하는 것이 중요하다.

■ 그림 19-3 ALS요양자의 의사전달

중증 근무력증 (myasthenia gravis)

赤座實穗·橫田隆德 / 中山優季

전체 map

병인

- 자가항체가 생기는 원인은 불분명하지만, 흉선에서 면역의 관여가 의심스럽다.

역학

- 유병률은 11.8명/10만명이다.
- 남녀비는 1 : 1.7이다. 발생의 최다연령층으로 남성은 10세 이하와 50대, 여성은 10대 이하와 30대이다.
- [예후] 1/3~1/2이 완화된다. 사망률은 몇 % 정도이다.

병태생리

- 골격근세포막 위의 아세틸콜린수용체 (ACh-R)의 자가항체에 의해서 신경근접합부의 전달이 저해되어, 근위축이 일어나지 않게 되는 병태이다.
- 안검하수나 복시 등의 안구증상만을 나타내는 안근형과, 사지근력 저하, 연하장애, 호흡장애를 일으키는 전신형으로 나뉜다.
- 환자의 80%는 ACh-R항체 양성이지만, 음성례의 70%에서 근특이적티로신인산화효소 (MuSK)에 대한 자가항체가 확인된다.

병태생리 map p.156

증상

- 근의 피로도 증가가 특징이며, 일내변동이 있다.
- 초발증상은 안검하수, 복시 (안근형)가 많다.
- 전신의 근력저하, 구음장애, 연하장애, 호흡근장애 (전신형)

[합병증]

- 자가면역성 질환 (갑상선기능항진증, 만성갑상선염, 홍반성루푸스, 류마티스 관절염)
- 흉선종
- 폐렴
- 면역억제제에 의한 기회감염증

증상 map p.156

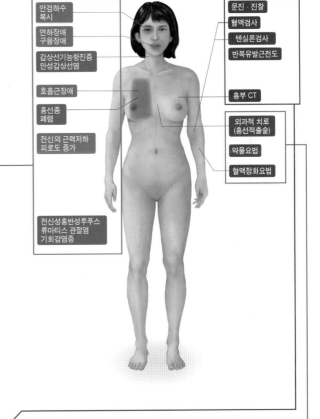

증상　합병증　진단　치료

안검하수 복시
연하장애 구음장애
갑상선기능항진증 만성갑상선염
호흡근장애
흉선종 폐렴
전신의 근력저하 피로도 증가
전신성홍반성루푸스 류마티스 관절염 기회감염증

문진 · 진찰
혈액검사
텐실론검사
반복유발근전도
흉부 CT
외과적 치료 (흉선적출술)
약물요법
혈액정화요법

진단

- 문진 : 일내변동의 유무를 확인한다.
- 진찰 : 근력저하의 분포, 다른 신경질환과의 감별, 다른 근질환의 제외, 근의 피로도 증가 여부 등을 확인한다.
- 혈청검사 : 항ACh-R 항체 및 항MuSK 항체가 양성으로 나타난다.
- 텐실론검사 : 콜린에스테라아제 (Ch-E) 저해제의 에드로포늄 투여로 일과성으로 근력이 회복된다.
- 반복근전도 : 연속적인 자극을 가하면 근육의 전기활동의 진폭이 점감된다.

진단 map p.159

치료

- 안근형, 전신형, 흉선종의 유무, 항MuSK 항체의 유무, 연령 등에 따라서 치료방침이 다르므로, 다음의 치료법을 병용한다.
- 대증요법 : 콜린에스테라제저해제, 혈액정화요법, 면역글로불린 대량요법을 시행한다.
- 근치요법 : 항ACh-R 항체, 항MuSK 항체 생산의 억제를 목적으로, 흉선적출술 (항MuSK 항체 양성례는 부적응)을 실시하거나, 부신피질호르몬제, 면역억제제를 투여한다.

치료 map p.160

20 중증 근무력증

병태생리 map

중증 근무력증은 골격근세포막 위의 아세틸콜린수용체의 자가항체에 의해서 신경근 접합부의 전달이 저해되어, 근수축이 생기지 않게 되는 병태이다.

- 정상인 경우에는 운동신경의 종말에서 아세틸콜린 (ACh)이 방출되어, 골격근의 세포표면 위에 있는 아세틸콜린수용체 (ACh-R)에 결합함으로써, 근육이 수축하게 된다. 중증 근무력증에서는 골격근의 ACh-R에 대한 자가항체가 만들어지고, 이것이 ACh-R에 결합하여 신경말단에서 방출되는 ACh를 방해하므로 근수축이 일어나지 않게 되어 근력이 저하된다.
- 약 20%의 환자에서 항ACh-R 항체가 음성으로 나타나며, 그 중 약 70%에서 ACh-R과 복합체를 형성하는 근특이적티로신인산화효소 (muscle-specific tyrosine kinase ; MuSK)에 대한 자가항체가 확인된다.
- 운동신경이나 근육 자체에는 병변이 없고, 신경근 접합부에 이상이 나타나는 질환이다.
- 안검하수나 안구운동장애로 인한 복시 등의 눈에 관한 증상만을 나타내는 안근형과 사지근력 저하, 연하장애, 호흡장애도 일으키는 전신형으로 나뉜다.

병인·악화인자

- 자가항체가 생기는 원인에 관해서는 정확히 알 수 없다.
- 중증 근무력증환자의 10~25%에서 흉선종이, 70%에서 흉선의 과형성이 확인되므로, 흉선에서의 면역 관여가 의심스럽게 여겨지고 있다.

역학·예후

- 유병률은 11.8명/10만명이다.
- 남녀비 1 : 1.7로 여성에게 많다. 여성은 10세 이하와 30대, 남성은 10세 이하와 50대가 최다 발생 연령대이다.
- 중증 근무력증의 첫 보고는 1672년이며, 그 이름대로 당시는 갑자기 호흡부전에 빠지는 중증 근무력증위기(myasthenic crisis)에 의해서 목숨을 잃는 경우도 있었다. 그러나 치료법과 인공호흡기의 진보로 1980년대 이후 중증근무력증위기가 감소되었고, 이에 빠진 경우라도 구명이 가능해졌다.
- 비교적 예후가 양호하고, 1/3에서 절반이 완화 (근무력증상이 확인되지 않는다)되기 때문에, 사망률이 몇 %이다.

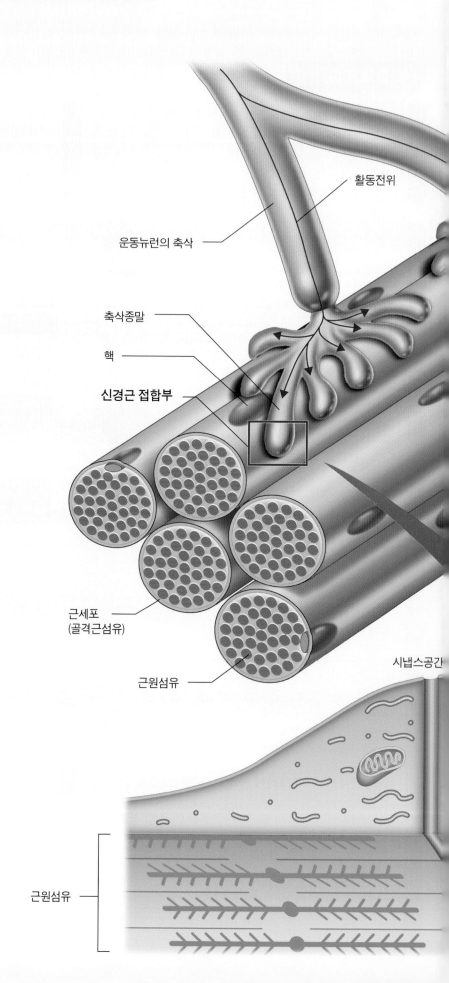

활동전위

운동뉴런의 축삭

축삭종말

핵

신경근 접합부

근세포
(골격근섬유)

근원섬유

시냅스공간

근원섬유

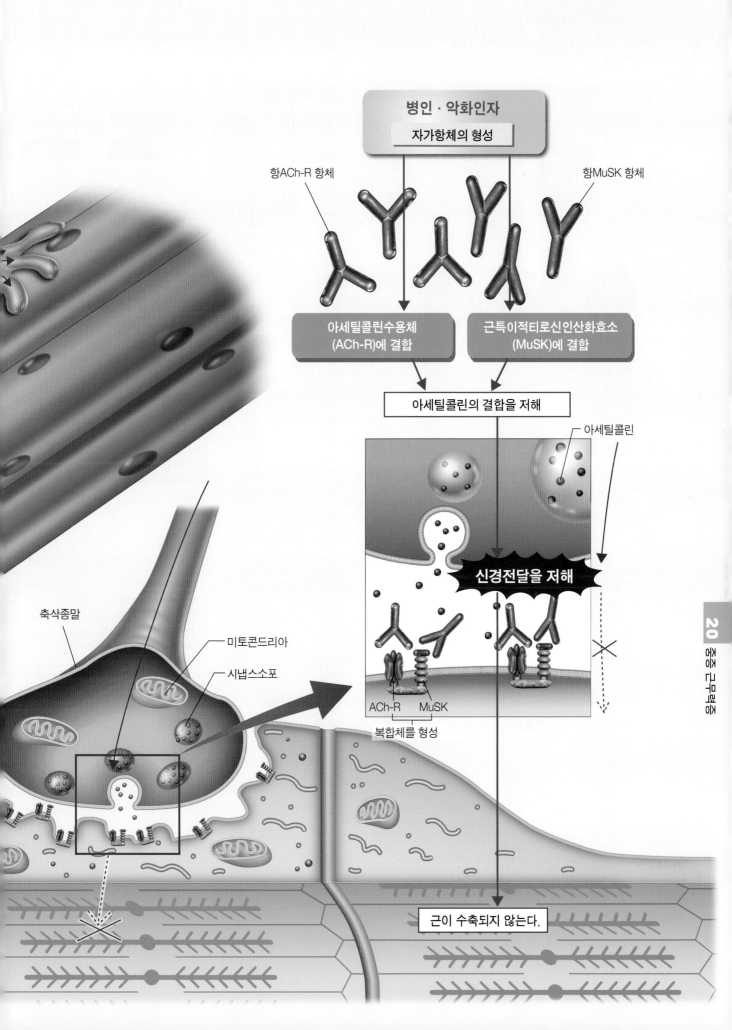

병인 · 악화인자

자가항체의 형성

항ACh-R 항체

항MuSK 항체

아세틸콜린수용체
(ACh-R)에 결합

근특이적티로신인산화효소
(MuSK)에 결합

아세틸콜린의 결합을 저해

아세틸콜린

신경전달을 저해

ACh-R   MuSK

복합체를 형성

축삭종말

미토콘드리아

시냅스소포

근이 수축되지 않는다.

증상 map

근의 피로도 증가가 중요하다. 증상이 눈에 국한되는 안근형과 전신에 증상이 나타나는 전신형이 있다.

증상

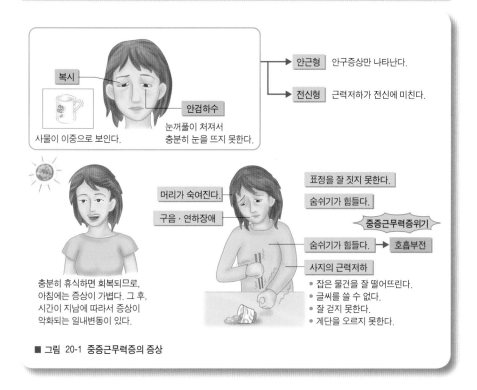

안근형 — 안구증상만 나타난다.

전신형 — 근력저하가 전신에 미친다.

복시
사물이 이중으로 보인다.

안검하수
눈꺼풀이 처져서 충분히 눈을 뜨지 못한다.

충분히 휴식하면 회복되므로, 아침에는 증상이 가볍다. 그 후, 시간이 지남에 따라서 증상이 악화되는 일내변동이 있다.

머리가 숙여진다.
구음 · 연하장애

표정을 잘 짓지 못한다.
숨쉬기가 힘들다.

중증근무력증위기

숨쉬기가 힘들다. → 호흡부전

사지의 근력저하
● 잡은 물건을 잘 떨어뜨린다.
● 글씨를 쓸 수 없다.
● 잘 걷지 못한다.
● 계단을 오르지 못한다.

■ 그림 20-1 중증근무력증의 증상

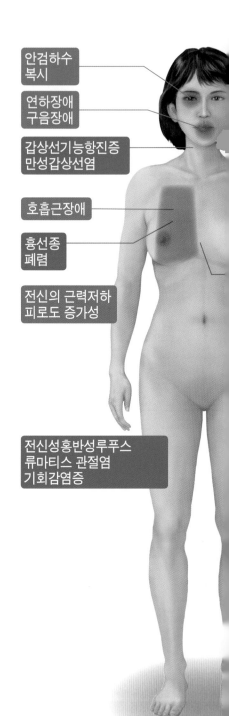

증상 　 합병증

안검하수
복시

연하장애
구음장애

갑상선기능항진증
만성갑상선염

호흡근장애

흉선종
폐렴

전신의 근력저하
피로도 증가성

전신성홍반성루푸스
류마티스 관절염
기회감염증

- 자가항체로 인해 신경근 접합부의 전달에 장애가 생겨서, 근력저하가 나타난다.
- 초발증상은 외안근마비로 인한 안검하수나 복시인 경우가 많고, 안구증상만 나타나는 안근형과 전신의 근력저하, 구음장애 (코로 새는 듯한 목소리), 연하장애 (잘 삼키지 못한다)나 호흡근장애도 나타나는 전신형으로 분류된다.
- 운동을 계속하면 근육이 피로해져 다시 근력이 저하되는 근의 피로도 증가성이 특징이며, 휴식하면 회복된다. 이 때문에 아침에는 증상이 가볍고, 오후부터 저녁에 근력저하가 눈에 띄는 증상의 일내변동이 생기게 된다.
- 감염 등을 계기로 갑자기 증상이 악화되는 것을 중증근무력증위기라고 하며, 중증인 경우에는 호흡을 제대로 할 수 없게 되어, 기관내삽관을 시행하는 인공호흡이 필요해지는 경우가 있다.
- 증상과 콜린에스테라아제 (Ch-E) 저해제의 효과에 따른 Osserman분류를 이용한다(표 20-1).

합병증

- 자가면역성 질환 [갑상선기능항진증, 만성갑상선염, 전신성홍반성루푸스 (SLE), 류마티스 관절염 등]
- 흉선종
- 폐렴 (연하장애로 인한 흡인이 원인)
- 면역억제제의 사용으로 인한 기회감염증

■ 표 20-1 Osserman분류 (성인형)

I 형	안근형
IIA형	경증 전신형 : Ch-E저해제에 반응 충분
IIB형	중등 전신형 : Ch-E저해제에 반응 불충분
III형	급성극증형 : 갑자기 전신증상으로 진행. 중증근무력증위기
IV형	만기 중증형 : I 형 또는 II형으로 발생하여 2년 이내에 III형에 이르는 경우
V형	근위축형

진단 map

근의 피로도 증가성 · 근력저하의 일내변동 여부, 텐실론검사, 반복유발근전도,
항ACh-R 항체 · 항MuSK 항체의 유무를 확인하여 진단한다.

진단   치료

문진 · 진찰
혈액검사
텐실론검사
반복유발근전도

흉부 CT

외과적 치료
(흉선적출술)

약물요법

혈액정화요법

진단·검사치

● 문진 : 증상의 일내변동의 유무를 확인한다.
● 진찰 : 근력저하의 분포를 확인한다.
　　다른 신경질환과 감별하기 위하여, 감각장애나 상위운동신경 증상 (근긴장이나 심부 건반사의 항진 등)의 유무
　　를 확인한다.
　　근염 등의 다른 근질환을 제외하기 위해서, 자발적인 근통이나 파악통의 유무를 체크한다.
　　근의 피로도 증가성 여부 (악력 10회 연속이나 스쿼트 10회 연속 등을 하면 된다)를 확인한다.
● 검사치
● 혈액검사 : CK, 갑상선기능 (TSH, fT3, fT4), 전해질 (Na, K, Ca 등)은 정상치이다.
　　　　　　 항ACh-R 항체 (80%의 증례에서 양성이다), 항MuSK 항체의 양성화가 확인된다
● 텐실론검사(Tensilon test): Ch-E저해제인 에드로포늄염화물 (Antirex)을 투여하면 신경근 접합부의 ACh가 증
　가하므로, 중증 근무력증이면 일과성으로 근력이 회복된다. 효과발현까지는 30초로 짧지만, 효과의 지속은 5
　분 정도이다. 부작용으로 무스카린작용의 오심, 유연증, 서맥, 실신, 심실세동 등이 있으며, 검사 시에는 안트로
　빈유산염수화물 등을 충분히 준비해 두어야 한다 (그림 20-2).
● 반복유발근전도 : 골격근을 지배하고 있는 운동신경에 연속적으로 자극을 가하면, 근육의 전기활동의 진폭이
　점감되어 간다(그림 20-3).
● 흉부CT : 흉선종의 유무 (그림 20-4)를 확인한다.

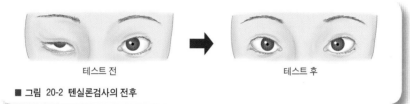

테스트 전　　　　　　　　　　　　　테스트 후

■ 그림 20-2 텐실론검사의 전후

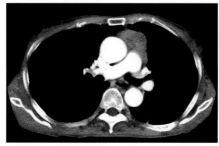

■ 그림 20-3 반복유발근전도

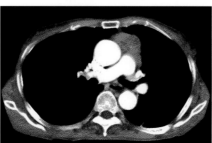

상행대동맥　　　　　　흉선종
폐　　　　　　폐
폐동맥　　　　　　하행대동맥

■ 그림 20-4 흉선종의 CT영상

안근형, 전신형, 흉선종의 유무, 항MuSK 항체의 유무, 연령 등에 따라서 치료방침이 달라지며, 다음의 치료법을 병용하여 치료한다.

치료방침

〈대증요법〉

① 콜린에스테라아제 (Ch-E)저해제 : 신경근 접합부의 ACh양을 늘리고, 시냅스 전달기능을 회복시킨다.

② 혈액정화요법 : 혈액 속의 항ACh-R 항체나 항MuSK 항체를 감소시킨다.

③ 면역글로불린 대량요법 : 항ACh-R 항체나 항MuSK 항체와 경합하여, ACh-R 또는 MuSK 등과의 결합을 방해한다고 여겨지고 있다.

〈근치요법〉

● 항ACh-R 항체나 항MuSK 항체 생산을 억제한다.

① 흉선적출술 : 항ACh-R 항체 생산에 관여한다고 생각하는 흉선을 적출한다. 항MuSK 항체 양성례에서는 적용하지 않는다.

② 부신피질호르몬제 (스테로이드)의 점적 또는 내복 : 면역능을 저하시켜서 자가항체의 생산을 억제한다.

③ 면역억제제 : 면역능을 저하시켜서 자가항체의 생산을 억제한다.

· 안근형에서 흉선종 (-) : Ch-E 저해제를 내복한다. 효과가 불충분하면 스테로이드나 면역억제제를 추가로 내복한다. 흉선적출술은 적용하지 않는다.

· 안근형에서 흉선종 (+) : Ch-E 저해제를 투여하고, 흉선적출술을 적용한다.

· 전신형 : 흉선적출술을 적용한다(단, 항MuSK 항체 양성례는 제외한다). 증상이 심한 (특히 호흡근장애가 있는 경우) 증례에서는 수술 후에 발관이 어려워지는 경우가 예상되므로, Ch-E 저해제의 내복에 추가하여 혈액정화요법, 면역글로불린 대량요법, 스테로이드 투여 등으로 증상의 경감을 도모한 후에 수술하기도 한다.

· 중증근무력증위기 : 전신관리에 추가하여 즉효성이 있는 혈장교환 또는 면역글로불린 대량정주요법 (IVIg)을 실시한다. 증상이 개선되지 않는 경우는 스테로이드를 투여하거나 증량한다.

■ 표 20-2 중증 근무력증의 주요 치료제

분류	일반명	주요 상품명	약효발현의 메커니즘	주요 부작용
중증 근무력증 치료제	피리도스티그민취화물	메스티논	ACh를 분해하는 효소인 Ch-E를 저해하여 신경근 접합부의 ACh농도를 증가시킨다	소화기증상, 발한, 유연증, 호흡근마비
	암베노늄염화물	Mytelase		
부신피질 호르몬제	프레드니솔론	Predonine, 프레드니솔론, Predohan	자가항체생산억제	감염성 증가, 당뇨병, 고혈압, 골다공증, 불면, 우울, 불온
	메틸프레드니솔론 호박산에스텔나트륨	솔루메드롤, Decacort, Pridol		
면역억제제	아자티오프린	이무란, Azanin	자가항체생산억제	골수억제, 출혈경향, 간장애, 신부전
	타크로리무스수화물	프로그랍		

약물요법

Px 처방례 부작용이 없으면 거의 전례에 투여한다.

● 메스티논 (60mg) 1~3정 分1~3 ←중증 근무력증 치료제

Px 처방례 위의 효과가 불충분한 경우

● Predonine정 (5mg) 10~20mg/알부터 개시하여, 1일 1mg/kg까지 서서히 증량 ←부신피질호르몬제 (스테로이드)

※갑자기 다량의 스테로이드를 내복하면 초기악화가 발생하므로, 점증하는 경우가 많다.

※부작용 경감을 위해서 격일로 투여하기도 한다.

Px 처방례 난치증례나 스테로이드 감량이 어려운 증례에서는 1) 또는 2)의 어느 하나를 사용한다. 혈중농도를 보면서 증감한다.

● 프로그랍캅셀 (1mg) 3~5캅셀 分1 ←면역억제제

외과적 치료

● 흉선적출술 : 흉선을 주위의 지방조직과 함께 적출하는 확대흉선적출술이 일반적이다. 수술의 접근법은 흉골정중절개나 흉강경인 경우가 많다.

중증 근무력증의 병기 · 병태 · 중증도별로 본 치료흐름도

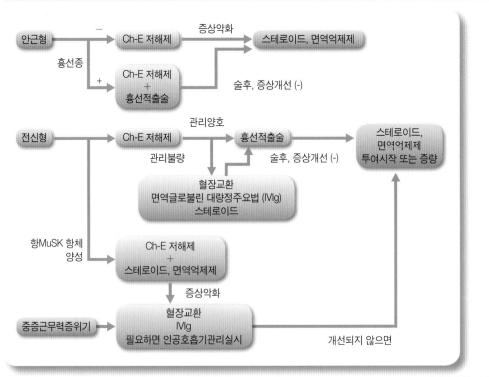

(赤座實穂·橫田隆德)

환자케어

근력의 저하, 피로도 증가성, 증상의 일내변동이 있는 점 등의 질환의 성질을 환자가 이해하고, 위험에의 노출을 회피하며, 감염을 예방하면서 상태에 맞추어 일상생활동작을 할 수 있도록 지지한다.

병기·병태·중증도에 따른 케어

【발생초기】 특히 발생초기나 안근형에서는 진단확정에 이르기까지 시간이 걸리는 경우도 있으며, 피로도 증가나 일내변동 등 질환의 특징을 신속히 파악하여, 전문기관에서의 진찰을 촉구해야 한다. 치료로 증상을 완화시키고, 증상에 따른 대처법을 이해할 수 있도록 질환에 대한 교육을 실시한다. 감염·스트레스 등 악화유인에 유의하여 일상생활을 하도록 지지한다.

【급성악화기】 증상의 급격한 변동을 특징으로 하는 질환이므로, 중증근무력증위기의 전구증상을 조기발견하여 대처하는 것이 지원의 중요한 포인트가 된다. 피로도 증가, 휴식으로 회복 가능이라는 질환의 특징에 따른 지지가 필요하다. 흉선적출술, 스테로이드제나 면역억제제 등의 약물요법 외에 각 치료법에 따른 케어를 실시해야 한다.

【완화기】 사회생활에 대한 적응이 무리없이 진행되도록 지지한다. 중증근무력증위기를 예방하고 증상의 일내변동에 대한 자기관리능력을 높인다. 사회자원의 효과적인 활용을 검토한다.

케어의 포인트

진찰·치료의 간호
● 자기판단으로 약을 증감하면 증상이 악화될 수 있다. 증상에 따른 효과적인 복용관리가 가능하도록, 약에 의한 몸상태의 변화를 파악하고, 진찰 시에 피드백할 수 있는 셀프케어능력을 높이는 지원이 중요하다.
● 부작용 발현 시에는 그 특징을 관찰하여, 약의 양이나 시간 등 복용을 조정할 수 있도록 신속히 의사에게 보고한다.
● 호흡장애나 구마비증상이 있는 경우에는 긴급연락처나 대응을 미리 정해 둔다.

셀프케어에 대한 지지
● 피로도 증가, 일내변동이라는 질환의 성질을 파악하고, 그에 맞추어 생활할 수 있도록 한다.

낙상의 회피
● 안검하수, 복시에 의해 시계가 매우 나빠져서, 낙상할 위험성이 높으므로, 움직이는 경우에는 테이프거상 (테이프로 안검을 들어올리는 것) 등으로 시야를 좋게 한다.
● 안전한 병실환경 (침대난간, 난간, 복도, 화장실, 세면대)을 조성한다.
● 환자·가족에게 질환의 특징을 설명하고, 생활상의 낙상예방책을 지도한다.

의사소통장애에 대한 대응
● 환자에게는 침착하게 천천히 얘기해도 된다고 전달하고, 재촉하지 않는다. 가족에게 이해와 협력을 요청한다.
● 환자의 자존심을 배려하면서 의사소통을 도모한다.
● 언어 이외의 의사소통도 검토한다.

환자·가족의 심리·사회적 문제에 대한 지지
● 대부분은 성인기 이후에 돌연 발생하므로, 심리적으로 불안정해지며 사회생활의 수행에 불안이 많다. 난치병이지만, 최근 치료법이 확립되고 있어서, 적절한 치료로 사회복귀가 가능하다는 점을 충분히 설명하여, 불안을 해소하도록 한다.
● 간호의 부담을 경감하도록, 가정내 환경이나 사회자원의 활용 등에 관한 지지를 제공한다.
● 「환자모임」 등을 소개하거나, 고민을 서로 얘기하여 간호를 배울 수 있는 모임에 관해 정보를 제공한다.

퇴원지도·요양지도

● 환자·가족 모두 안정된 가정생활을 영위할 수 있도록 하는 환경을 조성한다.
● 연하장애의 경우 식사섭취의 방법을 지도한다.
● 부작용이 발현했을 때에는 바로 연락하도록 지도한다.
● 낙상으로 인한 외상이나 골절에 주의를 촉구한다.
● 장기간 경과관찰이 필요한 질환이라는 점을 이해하게 하고, 계속적으로 진찰받도록 격려한다.
● 사회와의 접점을 여러 가지 형태로 계속 유지하도록 촉구하고, 가능한 신체도 움직이도록 지도한다.

(中山優季)

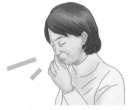

원인

감염, 월경, 임신, 외과수술, 심신의 피로, 금기약제의 사용, Ch-E 저해제의 증량, 스테로이드제의 급속한 감량

전구증상
· 침이 흐른다(유연증).

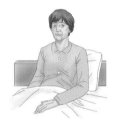

· 음식을 섭취하지 못한다.

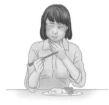

· 머리를 들지 못하고, 고개가 숙여진다.

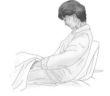

주의점
근무력증위기와 콜린작동성위기의 증상이 유사하므로, 감별이 필요하다.
근무력증위기 : Ch-E 저해제의 부족
산동, 오한 ⇒ 교감신경 자극상태
콜린작동성위기 : Ch-E 저해제의 과잉투여
축동, 타액분비 과다 ⇒ 부교감신경 자극상태

■ 그림 20-5 중증근무력증위기의 원인과 전구증상

Memo

_____
_____
_____
_____
_____
_____
_____
_____
_____
_____
_____
_____
_____
_____
_____
_____
_____
_____
_____
_____

21 인지증
(혈관성인지증, 알츠하이머병; dementia)

渡邊睦房·水澤英洋/內野聖子

전체 map

병인
- 혈관성인지증은 뇌혈관장애가 원인이다.
- 알츠하이머병에서 아밀로이드 β 단백질의 침착메커니즘은 불분명하다.
- [악화인자] 고혈압, 당뇨병, 지질이상증, 흡연, 연령, 두부외상

역학
- 65세 이상에서의 유병률은 4~6%로, 거의 반수가 알츠하이머병이고, 나머지가 혈관성인지증이다.
- [예후] 알츠하이머병으로 자리에 눕게 되면, 폐렴, 요로감염증 등이 치명적인 요소가 된다.

병태생리
- 정상적으로 발달한 지적기능이 후천적 뇌장애로 저하된 상태이다.
- 원인에 따라서 뇌혈관장애 (뇌경색, 뇌출혈)로 인한 혈관성인지증과, 뇌조직내에서 아밀로이드 β 단백질의 침착 (노인반)과 타우단백질의 응집 (신경원섬유변화)에 의해서 신경기능장애나 신경세포사가 일어나는 알츠하이머병으로 크게 나뉜다.
- 인지증의 전단계로, 경도인지장애 (MCI)라는 개념이 있다.

병태생리 map p.164

증상　합병증　　진단　치료

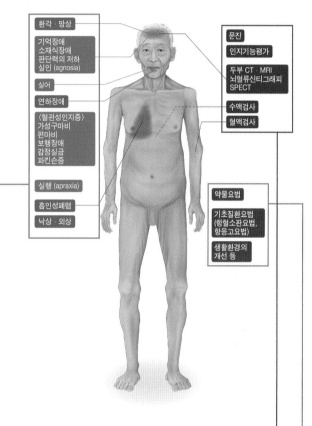

환각 · 망상

기억장애
소재식장애
판단력의 저하
실인 (agnosia)

실어

연하장애

〈혈관성인지증〉
가성구마비
편마비
보행장애
감정실금
파킨슨증

실행 (apraxia)

흡인성폐렴

낙상 · 외상

문진
인지기능평가

두부 CT · MRI
뇌혈류신티그래피
SPECT

수액검사
혈액검사

약물요법

기초질환요법
(항혈소판요법,
항응고요법)

생활환경의
개선 등

증상
- 기억장애를 주체로 하는 중핵증상과 그에 수반하는 배회, 환각, 불면 등의 주변증상이 있다.
- 혈관성인지증 : 가성구마비, 편마비, 보행장애, 감정실금, 파킨슨증
- 알츠하이머병 : 기억장애
- [합병증]
- BSPD (인지증에 의한 행동이상, 심리변화), 환각, 망상, 배회 등
- 연하장애로 인한 흡인성폐렴
- 보행장애로 인한 낙상 · 외상

증상 map p.166

진단
- 인지기능의 평가에는 개정 하세가와(長谷川)식 간이인지증스케일 (HDS-R)이 이용된다.
- 혈액검사 : 다른 「치료 가능한 인지증」을 감별하기 위해서 실시한다.
- 두부 CT, MRI : 혈관성인지증에서는 뇌혈관장애병변이, 알츠하이머병에서는 해마의 위축이 확인된다.
- 조기진단 : 알츠하이머병은 수액검사 (알츠하이머병에서는 인산화타우단백질의 상승, 아밀로이드 β 단백질의 저하)와 뇌혈류신티그래피 (두정엽의 혈류저하)의 조합으로 조기진단이 가능하다. 특수검사인 아밀로이드이미징도 조기진단에 도움이 될 것이라고 기대되고 있다.

진단 map p.167

치료
- 생활환경의 개선과 뇌의 활성화를 도모한다.
- 약물요법 : 알츠하이머병에서는 장애가 생긴 아세틸콜린에스테라아제작동성뉴런을 활성화할 목적으로 도네페질염산염을 투여한다. 혈관성인지증에서는 원인에 따른 치료 (항혈소판요법, 항응고요법, 혈류개선제)+기초질환의 치료를 실시한다.

치료 map p.168

병태생리 map

인지증은 원인에 따라서 혈관성인지증과 알츠하이머병으로 크게 나뉜다.

- 혈관성인지증은 뇌혈관장애, 즉 뇌경색 또는 뇌출혈로 인한 인지증의 총칭이다. 주로 뇌 색전증 등에 의한 광범위한 뇌경색, 다발성 뇌경색, 시상·기저핵의 열공성경색의 다발, 대뇌백질이 광범위하게 침윤되는 빈스방거 (Binswanger)병 등의 다양한 뇌경색으로 생기는데, 똑같은 부위에 장애가 발생하면, 뇌출혈에 의해서도 생긴다.
- 알츠하이머병 (Alzheimer's disease ; AD)은 뇌조직 내에서 아밀로이드 β 단백질의 침착 (노인반점) 및 타우단백질의 과잉 인산화에 기인하는 응집 (신경원섬유 변화)에 의한 신경기능장애나 신경세포사에 의해서 발병한다.
- 그 밖에 레비소체형(Lewy body)인지증이나 타우단백질의 이상을 일으키는 질환 등, 대부분의 원인이 알려져 있다.

병인·악화인자

- 혈관성인지증에서는 고혈압, 당뇨병, 지질이상증 (고지혈증) 또는 흡연 등, 뇌혈관장애의 위험인자가 악화인자가 된다.
- 알츠하이머병에서는 위험인자로 연령, 두부외상, 가족력, 노산 및 아폴리포단백 E4 (Apo E4) 등이 보고되어 있다.

역학·예후

- 65세 이상에서 노년기 인지증의 유병률은 4~6%이다. 그 중에서 거의 반수가 알츠하이머병이며, 나머지 대다수는 혈관성인지증이다.
- 인지증의 진행만으로 생명에 관련되는 경우는 거의 없다. 알츠하이머병에서는 일반적으로 6~7년에 걸친 증상의 진행에 따라서, 가벼운 파킨슨증을 일으킨다. 더욱 진행되면 자리를 보전하고 눕게 되며, 폐렴·요로감염증 등으로 인해 치명적인 상태가 되는 경우가 많다.

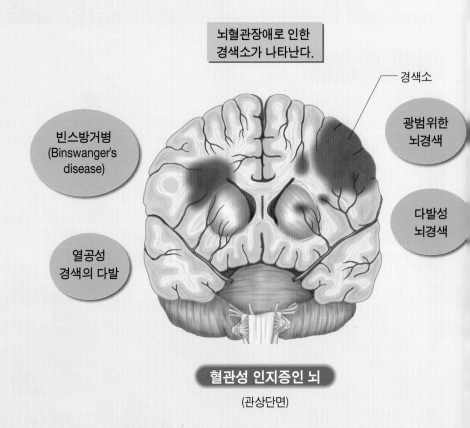

뇌혈관장애로 인한 경색소가 나타난다.

경색소

빈스방거병 (Binswanger's disease)

광범위한 뇌경색

열공성 경색의 다발

다발성 뇌경색

혈관성 인지증인 뇌
(관상단면)

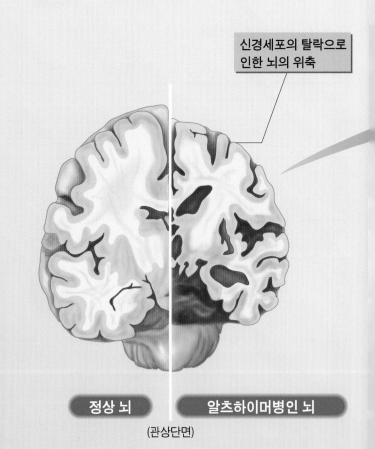

신경세포의 탈락으로 인한 뇌의 위축

정상 뇌   **알츠하이머병인 뇌**
(관상단면)

대뇌피질의 기능 국재

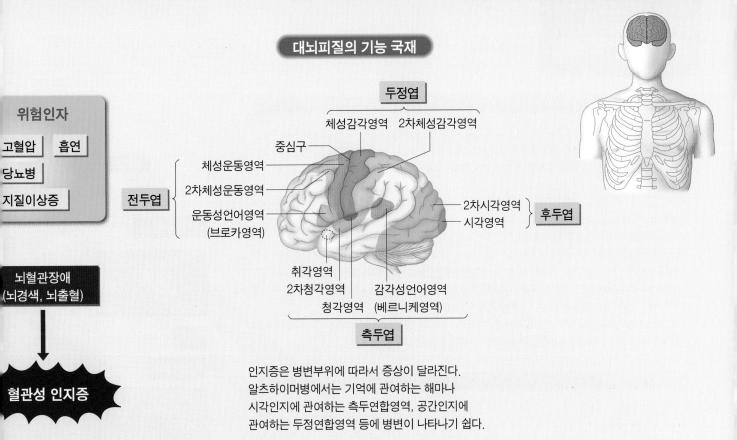

위험인자

고혈압	흡연
당뇨병	
지질이상증	

전두엽

두정엽

체성감각영역　2차체성감각영역

중심구

체성운동영역

2차체성운동영역

운동성언어영역
(브로카영역)

2차시각영역

시각영역

후두엽

취각영역

2차청각영역

청각영역

감각성언어영역
(베르니케영역)

측두엽

뇌혈관장애
(뇌경색, 뇌출혈)

↓

혈관성 인지증

인지증은 병변부위에 따라서 증상이 달라진다.
알츠하이머병에서는 기억에 관여하는 해마나
시각인지에 관여하는 측두연합영역, 공간인지에
관여하는 두정연합영역 등에 병변이 나타나기 쉽다.

위험인자

연령	가족력
두부외상	노산(老産)
아폴리포단백E4	

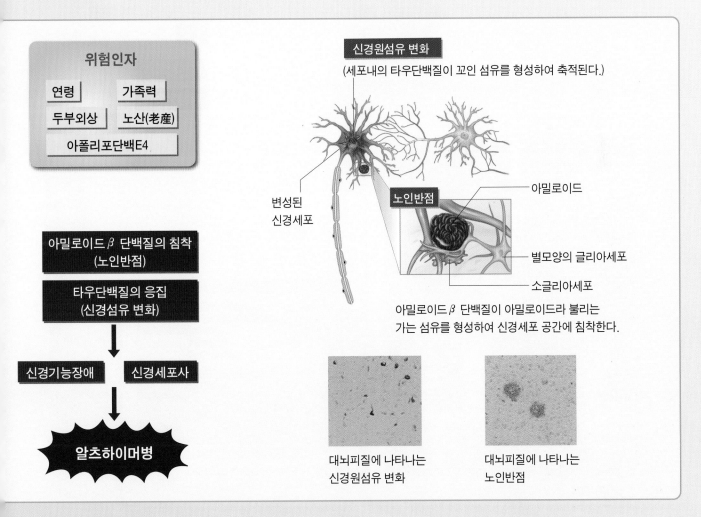

신경원섬유 변화
(세포내의 타우단백질이 꼬인 섬유를 형성하여 축적된다.)

변성된
신경세포

노인반점

아밀로이드

별모양의 글리아세포

소글리아세포

아밀로이드β 단백질이 아밀로이드라 불리는
가는 섬유를 형성하여 신경세포 공간에 침착한다.

아밀로이드β 단백질의 침착
(노인반점)

타우단백질의 응집
(신경섬유 변화)

↓

신경기능장애	신경세포사

↓

알츠하이머병

대뇌피질에 나타나는
신경원섬유 변화

대뇌피질에 나타나는
노인반점

21

인지증 (혈관성인지증, 알츠하이머병)

증상 map

인지증에서는 지적기능이 현저하게 저하된다. 임상증상은 중핵증상과 주변증상으로 크게 나뉜다.

증상

- 인지증이란 「정상으로 발달한 지적 기능이 후천적 뇌장애로 인해 일상생활 또는 사회생활에 지장을 초래할 정도로 저하된 상태」라고 정의된다. 단, 의식장애나 우울상태 등의 정신질환은 제외한다.
- 임상증상에서는 기억장애를 주체로 하는 중핵증상 및 그에 수반하는 주변증상 (수반증상)으로 나뉜다(그림 21-1).
- 주변증상의 대부분은 치료나 간호상의 문제가 되고, 최근에는 BPSD (behavioral and psychological symptoms of dementia)라고 한다.
- 병상의 진행에 따른 증상의 변화를 그림 21-2에 나타냈다.
- 혈관성인지증에서는 인지증에 추가하여, 가성구마비, 편마비, 보행장애, 감정실금, 파킨슨증 등의 증상을 수반하는 경우가 많다. 경과는 알츠하이머병은 완만진행성인데 비해, 혈관성인지증은 두부 CT나 MRI에서 뇌경색 또는 뇌출혈의 존재가 결정적이며, 계단상의 악화를 나타낸다는 점에서 차이점이 있는데, 실제로는 양자의 감별이 어려운 경우도 있다.
- 또 혈관성인지증과 알츠하이머병 양자가 합병되기도 하므로, 병력이나 진찰 또는 검사소견에 주의를 요한다. 표 21-1에 혈관성인지증과 알츠하이머병의 주요 감별점을 나타냈다.

합병증

- 수반증상의 환각 · 망상
- 연하장애로 인한 흡인성폐렴
- 보행장애로 인한 낙상이나 그에 따른 외상 (인지증이 있으면 전도의 위험이 더욱 높아진다)

증상 　 합병증

환각 · 망상

기억장애
소재식장애
판단력의 저하
실인

실어

연하장애

〈혈관성인지증〉
가성구마비
편마비
보행장애
감정실금
파킨슨증

실행

흡인성폐렴

낙상 · 외상

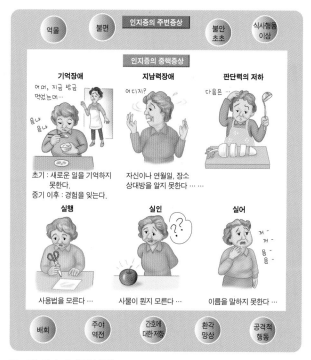

■ 그림 21-1 인지증의 증상

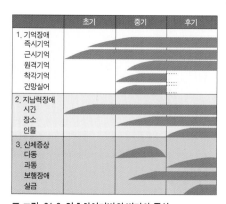

■ 그림 21-2 알츠하이머병의 병기와 증상

(三好功峰 : 노년기치매의 중증도분류, 치료70 : 707-712, 1988에서)

병력이나 개정 하세가와(長谷川)식 간이지식평가스케일을 이용하여 인지기능을 평가함과 동시에, 혈액검사나 뇌CT · MRI, SPECT 등에서 혈관성인지증, 알츠하이머병, 다른 질환과 감별한다.

진단·검사치

■ 표 21-1 혈관성인지증과 알츠하이머병의 주요 감별점

	혈관성인지증	알츠하이머병
경과	계단상, 돌연 발생	완만한 진행형
인지증의 특징	반점상	기억장애가 주체
진찰소견	구음장애, 편마비, 감정실금	진행례에서는 파킨슨증
CT나 MRI	대뇌에서 광범위하게 다발하는 뇌경색 또는 뇌출혈의 존재	측두엽 및 두정엽의 위축 (대뇌 이외의 부위에서 뇌혈관장애나 소수의 열공성경색이 나타나기도 한다)
SPECT	혈관장애부위에 일치하는 혈류저하	두정엽에서의 혈류저하
기초질환	고혈압, 당뇨병, 심방세동 등	없음

- 병력을 잘 청취하고 진찰한 후, 인지증이 있는가를 판단하는 것이 중요하다. 환자 자신보다 가족으로부터 병력을 청취해야 하는 경우도 자주 있으며, 가능한 가족으로부터도 병력을 청취한다. 「같은 것을 몇 번이고 묻게 된다」「산책하러 나갔는데, 길을 잃었다」「중요한 것을 잃어버려서 허둥대는 경우가 많아졌다」 등의 호소가 많다.
- 지식기능을 간단히 평가하기 위해, 개정 하세가와(長谷川)식간이인지증스케일 (HDS-R)을 이용하는 경우가 많다(표 21-2). 이 테스트에서는 20점 이하로 인지증이 있다고 거의 판단할 수 있지만, 그 이상이라도 인지증이 없다고는 할 수 없으므로 주의를 요한다. 최근, 인지증의 전단계로, 경도인지장애 (mild cognitive impairment ; MCI)라는 개념이 주목받고 있다.
- MCI는 인지기능의 저하는 보이지만, 자립적인 일상생활을 하고 있고, 사회적인 문제행동이 보이지 않는 상태를 말한다.

진단   치료

문진

인지기능평가

두부 CT · MRI
뇌혈류신티그래피
SPECT

수액검사

혈액검사

약물요법

기초질환의 요법
(항혈소판요법,
항응고요법)

생활환경의
개선 등

■ 표 21-2 개정 하세가와(長谷川)식 간이지능평가스케일 (HDS-R)

(검사일 : 년 월 일)			(검사자 :)

성명 :　생년월일 :　년　월　일　연령 :　세

성별 :　남/여　교육연수(연수로 기입) :　년　검사장소

DIAG :　(비고)

	검사내용		배점
1	몇 살입니까? (2년까지의 오차는 정답)		0,1
2	오늘은 몇 년 몇 월 며칠입니까? 무슨 요일입니까? (연월일, 요일이 정답이면 각각 1점씩)	년	0,1
		월	0,1
		일	0,1
		요일	0,1
3	우리들이 지금 있는 곳은 어디입니까(자발적으로 말하면 2점, 5초 있다가 집입니까? 병원입니까? 시설입니까? 중에서 맞는 선택을 하면 1점)?		0,1,2
4	지금부터 말하는 3가지 단어를 말해 보십시오. 나중에 또 물어보니 잘 기억하십시오(다음 중에서 한 가지씩 선택하고, 선택한 것에 ○표한다). 1. a) 벚꽃　b) 고양이　c) 전차　2: a) 매화　b) 개　c) 자동차		0,1
			0,1
			0,1
5	100에서 7을 순서대로 빼 보십시오(100-7은? 또 7을 빼면? 라고 질문한다. 처음 답이 오답인 경우, 중단한다).	(93)	0,1
		(86)	0,1
6	내가 지금부터 말하는 숫자를 거꾸로 말해 보십시오(6-8-2, 3-5-2-9를 거꾸로 말하게 한다. 3번 실패하면 중단한다).	2-8-6	0,1
		9-2-5-3	0,1
7	조금 전 기억하게 한 단어를 다시 한번 말해 보십시오(자발적으로 답을 말하면 2점, 만일 대답하지 못하는 경우는 다음의 힌트를 주어 맞히면 1점). a) 식물　b) 동물　c) 탈것		a : 0,1,2
			b : 0,1,2
			c : 0,1,2
8	지금부터 5개의 물건을 보여 드리겠습니다. 이것을 감출테니 무엇이었는가 말해 보십시오(시계 · 열쇠 · 담배 · 펜 · 동전 등 반드시 서로 관계가 없는 것).		0,1,2
			3,4,5
9	알고 있는 채소 이름을 가능한 많이 말해 보십시오(대답한 채소 이름을 오른쪽칸에 기입한다. 중간에 약 10초간 기다려도 대답하지 못하는 경우에는 중단한다). 0~5=0점, 6=1점, 7=2점, 8=8점, 9=4점, 10=5점		0,1,2
			3,4,5

합계득점 :

(加藤伸司 외 : 개정 하세가와(長谷川)식간이지능평가스케일 <HDS-R> 의 작성. 노년정신의학잡지2, 1991 제공)

21
인지증 (혈관성인지증, 알츠하이머병)

- 검사치
- 혈액검사
  - 갑상선기능저하증, 비타민결핍증, 간성뇌증, 신경매독 등의 「치료 가능한 인지증」을 감별하기 위해서 시행한다.
  - 혈관성인지증이나 알츠하이머병에서 특이적인 사항은 없지만, 전자에서는 당뇨병, 지질이상증 (고지혈증)이라는 위험인자의 소견이 나타나기도 한다.
- 두부 CT 또는 MRI
  - 혈관성인지증에서는 뇌경색이나 뇌출혈 등의 뇌혈관장애병변을 확인한다.
  - 알츠하이머병에서는 전체적인 뇌위축, 특히 해마 (측두엽 내측)의 위축이 눈에 띈다.
  - 뇌종양·만성경막하혈·정상압수두증 등, 인지증상을 일으키는 기질적인 이상도 감별한다. 특수한 사항으로 MRI확산강조영상에서의 대뇌피질에 따른 고신호는 프리온병을 의심하는 소견임을 유의한다.
- 수액검사
  - 알츠하이머병 : 인산화타우단백질의 상승 및 아밀로이드 β 단백질의 저하가 나타난다.
- 뇌혈류신티그래피, SPECT
  - 알츠하이머병 : 두정엽 (초기에는 후두대상회)에서 혈류저하가 보인다.
- 최근에는 인지증에 대한 관심도 높아져서, 뇌혈류신티그래피나 수액검사, 또 아밀로이드화상을 조합하여 알츠하이머병의 조기진단이 가능하다.
- 아밀로이드화상을 통해 뇌내의 아밀로이드 단백 침착을 조기에 검출할 수 있다. 장래 알츠하이머병의 조기진단방법으로 기대되고 있다.

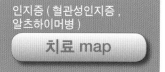
인지증 (혈관성인지증,
알츠하이머병)
치료 map

증상의 진행억제를 목적으로 알츠하이머병에는 도네페질염산염을, 혈관성인지증에는 혈소판응집억제제를 투여한다.

■ 표 21-3 인지증의 주요 치료제

분류	일반명	주요 상품명	약효발현의 메커니즘	주요 부작용
알츠하이머형 인지증치료제	도네페질염산염	아리셉트	아세틸콜린을 분해하는 효소인 콜린에스테라제의 작용을 저해	흥분성 증가, 식욕부진, 추체외로증상 (전율, 마비)의 출현
혈소판응집억제제	아스피린	Bayaspirin	혈소판응집을 억제	위궤양 등 소화관출혈, 신기능장애, 출혈경향, 천식의 유발
비정형 항정신병제	쿠에티아핀푸마르산염	Seroquel	뇌내 도파민수용체 (D_2수용체)를 선택적으로 차단하고, 흥분을 억제	고혈당, 추체외로증상의 출현
정형 항정신병제	티아프리드염산염	Gramalil	뇌내 도파민수용체를 차단하고, 흥분을 억제	추체외로증상의 출현, 드물게 악성증후군

치료방침

- 생활환경의 개선이나 「일기를 쓴다」「말을 많이 한다」등 뇌를 활성화시키는 행위를 시도하는 것이 유용하다.
- 약물치료에서는 알츠하이머병으로 인해 아세틸콜린작동성뉴런의 장애가 나타나므로, 그것을 활성화할 목적으로 아세틸콜린에스테라아제저해제인 도네페질염산염을 투여한다. 혈관성인지증에서는 원인에 따라서 대처하는데, 뇌경색의 재발예방을 위해 항혈소판요법 또는 항응고요법을 시행함과 동시에, 기초질환이 되는 고혈압, 당뇨병, 지질이상증 등을 치료한다.

알츠하이머병 환자의 대뇌피질에서의 신경전달

전시냅스

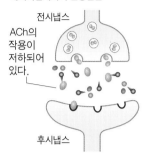

ACh의 작용이 저하되어 있다.

후시냅스

도네페질염산염 투여 시의 신경전달

전시냅스

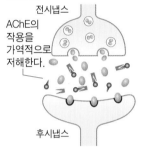

AChE의 작용을 가역적으로 저해한다.

후시냅스

- ⬮ ACh : 아세틸콜린. 기억 · 학습에 영향을 미친다.
- ⬤ AChE : 아세틸콜린에스테라아제. ACh를 엽산과 콜린으로 분해하는 효소
- ⬳ 도네페질염산염 : 뇌내의 시냅스공간의 아세틸콜린 농도를 상승시키는 약. 뇌내 콜린작동성 신경계를 활성화시킨다.
- ⬤ 엽산
- ⬤ 콜린
- ⌣ ACh수용체

■ 그림 21-3 도네페질염산염의 작용메커니즘

약물요법

Px 처방례 증상의 진행을 억제할 목적으로, 알츠하이머병에는 1)을, 혈관성인지증에는 2)를 투여한다.

1) 아리셉트정 (5mg) 1~2정 分1 ←알츠하이머형인지증치료제
2) Bayaspirin 장용정(100mg) 1정 分1 ←혈소판응집억제제 (출혈의 부작용에 주의)

Px 처방례 환각 · 섬망 등 정신증상에 대해서

- Seroquel정 (25mg) 1~6정 分1~3 ←비정형 항정신병제
- Gramalil (25mg) 3~6정 分3 ←정형 항정신병제

인지증의 병기 · 병태 · 중증도별로 본 치료흐름도

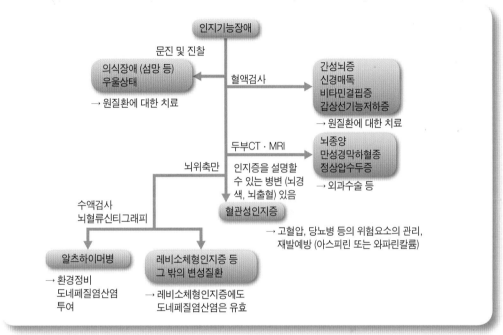

(渡邊睦房·水澤英洋)

환자케어

마비나 연하장애, 의사소통장애로 인해 환자의 심신이 불안정해지므로 이를 파악하여 지지한다.

병기·병태·중증도에 따른 케어

【급성기】 뇌혈관질환의 발작이 발생할 때마다, 단계적으로 악화된다. 그 때문에 생명유지 및 재발작 예방이 치료의 중심이 된다.

【만성기】 발작 후에 생긴 후유증 및 마비나 연하장애 등에 대한 재활요법, 재발작 예방, 셀프케어능력 및 ADL유지·향상이 중요한 포인트가 된다. 또 비관적인 언동, 우울상태도 나타나는 경우가 많으므로, 언어뿐 아니라, 표정 등에서도 심정을 파악하여 케어해 간다. 초기단계에서는 반점상태인 증상이 출현하여, 환자의 불안이 강해지기도 하므로, 심신 모두 안정되도록 돕는다. 또 시간의 경과와 더불어 ADL이 저하되고, 흡인, 전도 등의 위험이 높아질 가능성이 있다.

케어의 포인트

진찰·치료시의 간호
●약을 정해진 시간에 복용하는 것이 어려운 경우는 필요에 따라서 지지한다.
●부작용 발현 시에는 부작용의 특징을 관찰하고 신속히 의사에게 보고하여, 약의 양이나 시간을 조절한다.
낙상의 회피
●편마비, 주야역전, 약물복용으로 휘청거림 등이 있는 경우 낙상할 위험성이 높으므로, 낙상요인을 분석하여 주의하도록 지지한다.
의사소통장애에 대한 대응
●의사소통장애로 자신의 생각이나 의견 등을 타인에게 전달하기 어려운 상황이므로, 환자가 그때 그때 느끼는 점을 물어서, 가능한 환자의 의사에 맞추어 간호한다.
셀프케어에 대한 지지
●모든 것을 할 수 없는 것이 아니라, 질환이나 장애에 따라서 할 수 없게 된 것이 있는 상황이다. QOL이나 자존심의 유지를 위해서도 환자가 가능한 것, 할 수 있다고 생각하는 것은 환자 스스로 하도록 한다.
환자·가족의 심리·사회적 문제에 대한 지지
●질환에 관하여 환자·가족에게 알기 쉽게 설명하고, 불안을 해소하도록 지지한다.
●간호부담을 경감하도록 가정내 환경이나 사회자원의 활용 등 필요한 지지를 제공한다.
●인지증 환자와 가족의 모임 등을 소개하거나 고민을 서로 얘기하여 간호 방법을 배우도록 지지한다.

퇴원지도·요양지도

●퇴원 후에 큰 환경변화를 일으키지 않도록, 입원 전후에 똑같은 환경을 조성한다. 다른 병원으로 이전하거나 시설을 바꾸더라도 환자가 즐겨 사용하던 거울이나 브러시, 가족의 사진 등을 방안에 장식하도록 한다.
●지시대로 복용을 하도록 지도한다. 환자 스스로 복용하기 어려운 경우에는 가족에게 협력을 의뢰한다.
●편마비가 있어도 가능한 셀프케어능력이 저하되지 않도록 보조기구를 활용하도록 하고, 보조기구의 소개, 렌탈이나 구입방법 등에 관하여 정보를 제공한다.

· 의사소통

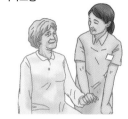

환자의 페이스에 맞춘 대화

· 낙상의 예방

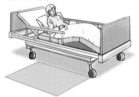

낙상으로 인한 사고를 방지하기 위하여 매트 등을 이용

· 복용의 확인

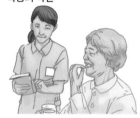

■ 그림 21-4 혈관성인지증 환자의 케어 포인트

환자케어

낙상예방, 의사소통장애에 대한 대응, 셀프케어에 대한 지지 포인트를 두고 지지한다.

병기·병태·중증도에 따른 케어

【급성기】 초기에는 물건에 집착하는 망상, 사물과 사람의 오인 등이 많다. 자택에서 생활하는 환자인 경우, 단순한 건망증이라고 생각했는데, 갑자기 변화가 나타나고, 급속히 행동장애가 나타나는 환자도 있다. 여느 때와 다른 상황을 관찰했을 때에는 건망증 외래 등, 인지증을 진단·치료할 수 있는 병원에서 진찰받아야 한다. 그 때 환자·가족도 포함하여, 막대한 쇼크를 일으키지 않도록 배려해야 한다. 또 입원환자인 경우, 골절 등으로 장기에 걸쳐서 안정을 필요로 하는 상황에서는 섬망이 출현하는 수가 있다. 섬망인지 인지증인지에 관하여 감별진단하고, 적절한 대응을 취하는 것이 중요하다.

【만성기】 인지증에 수반하여 일어나는 행동장애, 그 밖의 신체합병증 등에는 의학, 간호의 측면에서 대응한다. 치료제를 복용하여 질환의 진행을 늦추면서, 흥분, 불안, 수면장애, 우울 등에 대해서 증상별로 대응함으로써 생활의 안정을 도모한다. 경도에서 중증도로 진행될 때에는 배회 등의 행동장애가 많아지는데, 중등도, 중증으로 진행되어 가는 과정에서, 행동장애가 적어지고 ADL저하가 눈에 띄며 폐용증후군에 가까워진다. 연하장애 등의 일상생활상의 위험요소도 출현하므로, 심신의 안정을 유지하도록 배려하면서 일상생활 전반에 걸친 지지가 필요하다. 또 신체적 증상에 관하여 자각하고 호소하는 경우가 거의 없으므로, 작은 변화를 간과하지 않도록 대응한다. 알츠하이머병은 한번 발생하면 완치되지 않는다. 그 때문에 특히 가족이 질환에 대한 불안해 하기 쉬우며, 치료에 대해 적극적인 자세를 취하기 어렵다. 질환에 대한 올바른 지식을 갖기 위해서는 심리적 케어와 올바른 정보 제공이 중요하다.

케어의 포인트

낙상의 회피
- 근력이 저하될 뿐 아니라, 약물의 영향으로 휘청거림이 나타나서 낙상의 위험성이 있게 된다. 환경을 정비하고, 환자의 신체능력을 관찰하면서, 일상생활을 조정해 간다. 환자 자신이 위험한 행동을 삼가함으로써 위험성을 줄인다.

의사소통장애에 대한 대응
- 의사소통장애로 자신의 생각, 의견 등을 타인에게 전달하는 것이 어려운 상황이므로, 환자가 그 당시에 느꼈던 점 등을 묻고, 가능한 환자의 의사에 맞추어 간호한다.
- 환자 자신이 처해 있는 상황을 말로 설명하기가 매우 어려운 상황이므로, 말로 표현할 수 있는 내용에 더하여 언어 이외의 방법으로 표현하는 정보도 수집하여 상황, 호소를 이해할 수 있도록 한다.

셀프케어에 대한 지지
- 단어, 인명 등의 언어를 서서히 잊어가는 상황이라도, 타인에 대한 배려를 나타내면서 이야기 하는 등, 중증 알츠하이머병 환자라도 사회성을 발휘하려는 노력을 한다(예를 들어, 병원 내에서 모르는 사람을 만났을 때에 정중하게 인사하는 등). 환자가 표현하는 배려를 존중하면서, 환자가 할 수 있는 것, 하려고 하는 것을 가능한 많이 찾아내도록 한다.

※그 밖에 「혈관성인지증」 참조

퇴원지도·요양지도

「혈관성인지증」 참조

(內野聖子)

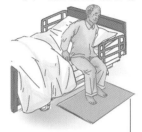

- 배회로 인한 위험을 예방한다.

- 이상(ambulation)센서의 이용

- 셀프케어를 원조한다.

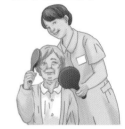

■ 그림 21-5 알츠하이머병 환자의 케어 포인트

Memo

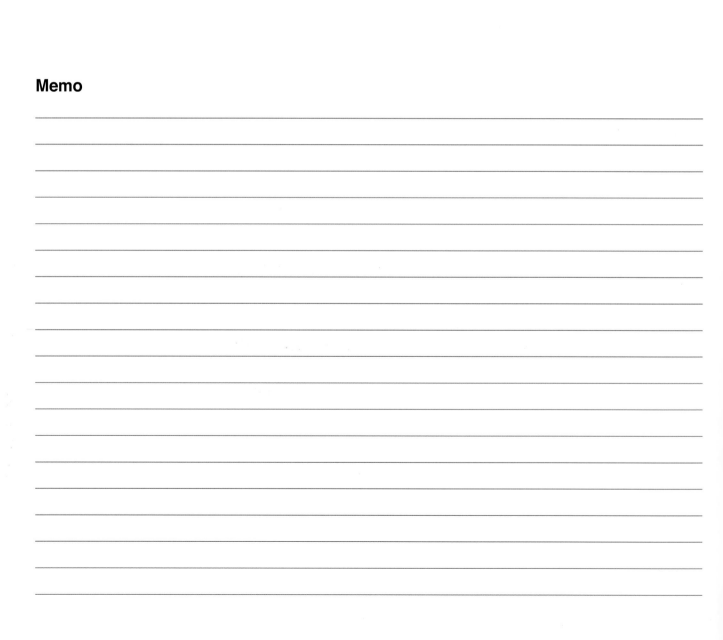

22 물질 (알콜, 약물) 관련장애
(substance-related disorder)

太田克也·松島英介 / 佐久間エリカ

전체 map

병인
- 도파민신경의 활성화
- [악화인자] enabling행동, 귀가공포증, 지역사회의 환경

역학
- 금주의 의지가 없는 사람은 음주를 반복한다.
- 각성제의존에서는 자주 검거되어 복역을 반복하는 증례가 많다.
- 마약·각성제 사범의 검거자가 1995년에는 연간 2만명에 육박했지만, 2009년에는 거의 반감 (11,688명) 되었다.
- [예후] 예후는 불량하다.

병태생리
- 약물남용을 반복하여 약물의존이 되면, 급성의식장애 (급성중독)나 베르니케-코르사코프증후군이나 간경변 (만성중독)을 나타낸다.
- 약물남용으로 뇌내 보수계가 활성화되어, 의존 (정신의존, 신체의존)이 형성된다. 이 의존형성에 관여하는 것이 측좌핵이며, 측좌핵에 투사되는 경로 (중뇌변연계 도파민경로)가 보수계의 마지막 공통과정이다.

병태생리 map p.174

증상

[알콜의존증]
- 알콜환각증 (환각, 피해망상)
- 알콜이탈 조기 : 진전, 경도 발한, 환시, 전신경련발작
- 알콜이탈 후기 (진전섬망) : 의식혼탁, 발한, 발열, 빈맥, 전신의 거친 진전, 환시

[각성제정신병]
- 조현병과 유사한 환각·망상, 플래시백현상

[합병증]
- 베르니케-코르사코프(Wernicke-Korsakoff)증후군
- 펠라그라(pellagra)뇌증
- 당뇨병, 췌장염, 간경변, 간성뇌증
- 우울증, 조현병
- HIV, C형 간염바이러스 감염

증상 map p.176

증상　합병증　　　진단　치료

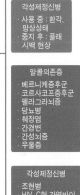

알콜의존증
- 음주 중 : 환각 (환청, 환시), 피해망상
- 이탈조기 : 진전, 발한, 전신경련, 발작, 환시
- 이탈 후기 : 이탈, 섬망, 불면, 의식장애, 발한, 발열, 빈맥, 전신의 진전, 환시

각성제정신병
- 사용 중 : 환각, 망상상태
- 중지 후 : 플래시백 현상

알콜의존증
- 베르니케증후군
- 코르사코프증후군
- 펠라그라뇌증
- 당뇨병
- 췌장염
- 간경변
- 간성뇌증
- 우울증

각성제정신병
- 조현병
- HIV, C형 간염바이러스에 대한 감염

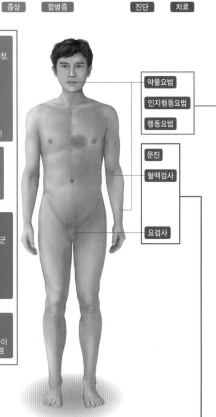

약물요법
인지행동요법
행동요법

문진
혈액검사

요검사

진단
- 본인의 진술, 요검사·혈액검사에 의한 객관적 분석 (본인의 동의 필요), 본인의 약물소지, 본인의 임상징후와 증상, 제3자로부터의 보고 등에 근거하여 진단한다.
- 알콜환자에게는 간기능이상, 저영양이 나타나는 경우가 많다.
- 신 구리하마(久里浜)식 알콜의존증 스크리닝테스트 (남성판 : KAST-M, 여성판 : KAST-F) : 사이트상의 질문에 답하는 것만으로 간단히 결과가 나온다.

진단 map p.177

치료
- 약물남용을 조기에 발견하여, 조기에 의료팀이 정신적·사회적으로 개입해야 한다.
- 희망자 또는 정신증상·문제행동 등이 있는 경우에는 입원치료가 필요하다.
- 약물요법 : 급성기 정신증상에는 항정신병제, 진전섬망의 출현이 예측되면 항불안제, 습관음주인 경우는 수면제, 절주·금주를 맹세한 경우에는 항주제를 투여한다.
- 자조그룹 (금주모임, AA, DARC)에 참가하도록 한다.
- 인지행동요법, 행동요법을 실시한다.

치료 map p.178

병태생리 map

물질관련장애에는 사람이 물질을 섭취함으로써 일어날 수 있는 모든 정신과 행동의 장애가 포함된다.

- 남용, 의존, 중독은 다음과 같이 구별한다.
- 약물남용이란 사회규범에서 일탈한 목적이나 방법으로, 약물을 자가섭취하는 것이다.
- 약물의존이란 남용을 반복한 결과 초래된 만성적인 상태이며, 약물의 사용을 그만두려 해도, 갈망에 저항하지 못하고 자기제어가 불가능해진 상태이다.
- · 의존은 정신의존과 신체의존으로 나뉜다.
- · 정신의존은 약물섭취에 대한 강한 욕구를 가지는 것이다.
- · 신체의존이란 신체가 약물에 익숙해지는 (내성이 생기는) 것을 말하며, 예를 들어 약물사용을 정지하면 이탈증상이 나타나게 된다.
- 약물중독이란 약물이 심신에 독성물질로 작용하는 것으로, 급성중독과 만성중독으로 나뉜다.
- · 알콜을 한번 마시고 급성의식장애를 나타내는 것은 급성중독이다.
- · 알콜을 장기간 섭취하여 베르니케-코르사코프증후군이나 간경변이 되는 것이 만성중독이다.
- 의존형성에는 보수계의 중심핵인 측좌핵이 크게 관여한다.
- 중뇌의 복측 피개영역인 A10뉴런군에서 도파민을 분비하는 신경이 측좌핵에 축삭을 보내고 있다.
- 흡연이든 약물에 의한 쾌락이든, 이 중뇌변연계 도파민 경로가 보수계의 마지막 공통과정이다.
- 항정신병제가 조현병을 개선하는 것은 이 중뇌변연계 도파민경로에 대한 작용이다. 약물중독에 의한 정신병증상에 조현병에 대한 약물 (항도파민제)을 사용하는 것은 이러한 이유 때문이다.
- 중뇌의 흑질에 있는 A9뉴런군에서 대뇌기저핵의 선조체로 축삭을 보내고 있으며, 흑질 선조체계를 형성하고 있다. 이 경로는 파킨슨병에 관여하고 있으며, 항도파민제를 복용하면 부작용으로 추체외로증상이 출현하는 것이 이 경로이다.

병인·악화인자

- enabling행동 : 가족이 의존증자의 요구에 응하는 것으로, 오히려 의존증을 악화·지속하게 되는 행동.
- 귀가공포증 (「알콜로 쫓아보내는 아내」) : 아내가 심하게 질책하거나 또는 자녀와 함께 혐오감을 나타내거나 무시하게 되면, 귀가 자체에 공포를 갖게 되어 바로 집으로 귀가하지 않고, 단골들이 있는 술집으로 가게 된다.
- 지역사회 : 도시는 약물을 입수하기 쉬운 편이다(예를 들어 신주쿠(新宿)라는 이름만 들어도 약물을 사용하고 싶어지는 사람이 있다). 또 지방에서는 다량음주, 음주 후의 문제행동에 관대한 경향이 있다.

역학·예후

- 예후가 불량하다. 의료기관에서 나가는 경우가 많아서, 정확한 예후조사는 하지 못하고 있다. 알콜은 베르니케-코르사코프증후군에 이르지 않은 수준이라면, 금주만 하면 예후가 비교적 양호하다.
- 금주를 할 의지가 없는 환자는 음주를 반복한다.
- 각성제의존은 자주 검거되어, 복역을 반복하는 증례가 눈에 띈다.

【알콜】
① 알콜정신병 및 의존증으로 입원·통원하는 환자 2만명 (0.02%)
② 알콜성 만성간경변 3만명 (0.03%)
③ 알콜의존증 예비군 240만명 (2%)
- WHO는 사회에 미치는 영향으로 수가 많은 ③의 「알콜의존증 예비군」이 일으키는 음주운전 사고나 폭력사건 등이 오히려 심각하다고 제언하고 있다.

【마약 · 각성제】
- 연간 검거자는 1995년에 약 2만명에 육박했지만, 2009년에는 거의 반감 (11,688명) 되었다. 그 대부분은 각성제이며, 나머지는 마약, 아편류, 대마 등이다. 물론, 실제 사용자수는 그 이상을 상회한다.

전두전영역

쾌감

측좌핵

복측피개영역

복측피개영역에서 측좌핵을 연결하는 중뇌변연계 도파민 경로가 여러 보수계의 마지막 공통과정

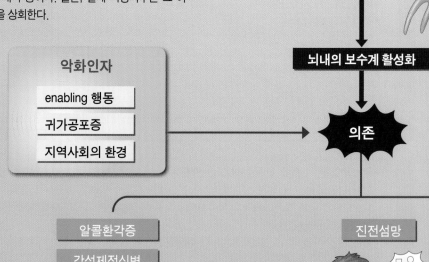

악화인자

enabling 행동

귀가공포증

지역사회의 환경

남용

뇌내의 보수계 활성화

의존

알콜환각증

각성제정신병

진전섬망

환각을 수반하는 의식장애

발한
빈맥

손가락의 떨림

벌레를
쫓는
동작

보수계의 분포

보수계는 쾌감·각성을 일으키는
신경계로, 욕구가 충족되었을 때에
활성화되므로 이 이름이 붙여졌다.
사람에게는 도파민 신경인 A10신경이
보수계이다. 의존형성에는 보수계의
중심핵인 측좌핵이 크게 관여한다.

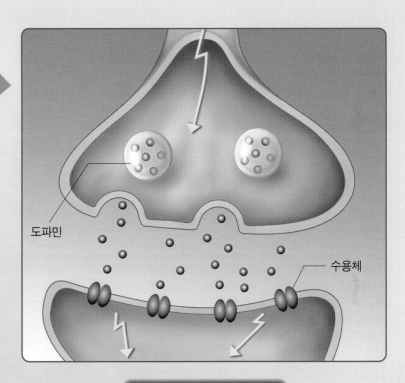

도파민

수용체

도파민신경의 활성화

베르니케-코르사코프증후군

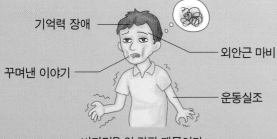

기억력 장애

외안근 마비

꾸며낸 이야기

운동실조

비타민B$_1$의 결핍 때문이다.

알콜의존증에서는 대량음주 중에 환각에 지배되어, 피해망상이 현저히 나타나게 된다. 각성제중독에서는 피해망상, 추적망상, 주찰망상 등의 환각 · 망상상태를 나타낸다.

증상

[알콜의존증]

● 알콜환각증
· 대량음주 중에 의식이 청명함에도 불구하고 활발한 환각 (환청 또는 환시)에 지배되어, 피해망상이 현저해진다.
● 알콜이탈 조기 (그림 22-1)
· 마지막 음주 후 1~2일째부터 시작되는 진전, 경도 발한 등의 자율신경증상, 환시 (소동물환시). 전신경련발작
● 알콜이탈 후기 (진전섬망) (그림 22-1)
· 마지막 음주 후 2~4일째부터 시작되는 이탈섬망으로, 불면이 1~2일 가량 계속될 무렵부터 의식혼탁이 일어나며, 발한, 발열, 빈맥과 함께 전신에 거친 진전이 출현한다. 또 다양한 환시 (소동물환시)가 나타난다.
· 환시로 인해 마치 바닥이나 벽을 기어 다니는 작은 동물을 필사적으로 잡으려는 동작이나 쫓아버리려는 동작을 볼 수 있다.
· 조현병과 달리, 환시가 개선되면 바로 병식 (그것이 병증상이라는 인식)을 갖게 된다.
· 환시는 통상 3~7일간에 치료되는 경우가 많다.

[각성제정신병]

· 조현병과 유사한 환각 · 망상상태를 나타낸다. 피해망상, 추적망상, 주찰망상 등이 많지만, 다음과 같은 조현병에서 특징적인 슈나이더 1급증상이 출현하기도 한다.
→사고화 음성, 회화성 환청, 자신의 행동에 일일이 말참견하는 음성, 신체적 피영향체험, 사고탈취, 사고간섭, 사고전파, 망상지각, 감정 · 의욕 · 의지영역에서 다른 작위
· 조현병으로 정신운동흥분이 극심한 경우가 많다.
· 조현병과 달리, 소통성이 유지되고 있다(치면 울리는 듯한 「반응」 이라고 한다). 의욕 · 활동성의 저하, 자폐적 경향, 감정의 평판화 등의 조현병에서 말하는 음성증상이 비교적 경도이다.
· 각성제 투여를 중지하고 환각 · 망상이 개선된 지 한참 후에, 각성제를 사용하지 않음에도 불구하고, 다시 똑같은 환각 · 망상상태가 출현하는 수가 있다. 이것을 플래시백현상 (그림 22-1)이라고 한다. 조현병이 증상악화기를 반복하는 것과 유사하다. 참고로 심적외상후스트레스장애 (PTST)에서도 플래시백현상이 일어난다.

합병증

[알콜의존증]

● 베르니케증후군 : 의식장애, 보행장애, 안구운동장애 등의 증상이 출현한다. 비타민B,의 부족 때문이다.
● 코르사코프증후군 : 기억장애, 지남력상실, 이야기 꾸며내기 등의 증상이 출현한다.
※상기 2가지 증후군은 동시에 출현하는 경우가 많으며, 정리하여 베르니케-코르사코프증후군이라고 한다.
● 펠라그라뇌증 : 의식장애, 피부염 (피부 노출부에 홍반, 색소침착, 설염), 소화기증상, 안진 (nystagmus), 실조 등의 증상이 출현한다. 니코틴산의 부족 때문이다.
● 당뇨병 : 고혈당이 35%, 2주간 금주하면 그 1/2이 개선된다.
● 췌장염 : 남성은 만성췌장염의 72%가 알콜이 원인이다.
● 간경변 : 알콜의존 환자의 사망원인의 30%는 간경변이다. 말기에는 식도정맥류나 간성뇌증이 나타난다.
● 간성뇌증
· 간기능장애로 유독한 물질의 혈액농도가 상승하여, 뇌기능에 장애가 생긴 상태.
· 간경변의 비대상기, 특히 소화관출혈일 때 등에 일어나기 쉽다.
· 초기증상으로 인격변화나 수면각성 리듬의 혼란이 나타나며, 진행되면 의식장애나 착란을 일으키게 된다.
· 자세고정불능증, 뇌파에서는 서파나 3상파 (그림 22-2), 혈액검사에서는 암모니아 등의 혈중 질소산화물의 상승이 나타난다.
● 우울증 : 금주 후, 사회에 복귀하고 나서 우울해하는 경우가 있다.

[각성제정신병]

● 조현병 : 각성제정신병에서는 조현병과 달리, 소통성이 유지되고 있다. 그러나 재사용으로 인한 정신병증상의 재발이나 플래시백을 반복하면 소통성이 저하되고, 의욕 · 활동성의 감퇴, 자폐적 경향, 감정의 평판화가 나타나 조현병의 잔유상태와 유사한 상태가 되기도 한다. 최근에는 이와 같은 경우, 조현병이라고 진단하게 되었다.
● HIV, C형간염바이러스감염 : 주사기를 계속 사용하는 것이 원인이다.

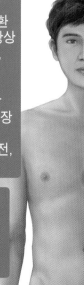

증상　　　합병증

알콜의존증
· 음주 중 : 환각 (환청, 환시), 피해망상
· 이탈조기 : 진전, 발한, 전신경련발작, 환시
· 이탈 후기 : 이탈섬망, 불면, 의식장애, 발한, 발열, 빈맥, 전신의 진전, 환시

각성제정신병
· 사용 중 : 환각, 망상상태
· 중지 후 : 플래시백현상

알콜의존증
· 베르니케증후군
· 코르사코프증후군
· 펠라그라뇌증
· 당뇨병
· 췌장염
· 간경변
· 간성뇌증
· 우울증

각성제정신병
· 조현병
· HIV, C형 간염바이러스에 대한 감염

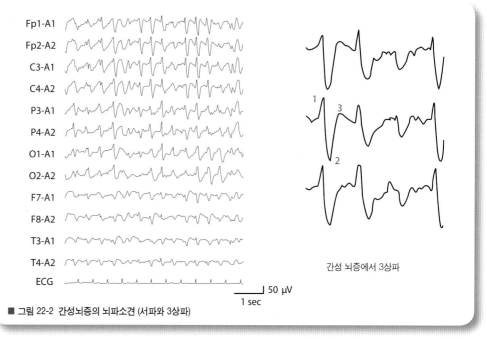

알콜의 사용

각성제의 사용

알콜이탈 조기

알콜이탈 후기
(진전섬망)

중지

중지

플래시백

환각 · 망상상태　　　　환각 · 망상상태

■ 그림 22-1 알콜이탈증상과 약물중지 후의 플래시백현상

진단

치료

약물요법

인지행동요법

행동요법

문진

혈액검사

요검사

물질 (알콜 , 약물) 관련장애
진단 map

알콜의존 · 약물의존 모두 문진, 증상, 임상소견을 통해 진단한다. 또 약물의존인 경우, 혈액 · 요검사에는 환자 본인의 동의가 필요하다.

진단 · 검사치

● 알콜환자인 경우는 간기능이상 및 저영양이 나타나는 경우가 많다.
● 신 구리하마(久里浜)식 알콜증 스크리닝테스트 (KAST) : 구리하마(久里浜) 알콜증 센터의 사이트 중에 스크리닝 테스트 페이지 (www.kurihama-alcoholism-center.jp/J-2-5c.html)가 있으며 (남성판 : KAST-M, 여성판 : KAST-F),「예」「아니요」라는 대답만으로 간단히 결론이 나온다. 남성의 26%가 중증 문제음주이다.
● 본인으로부터 진술, 요검사나 혈액검사를 통한 객관적인 분석, 본인의 약물소지, 임상징후와 증상 또는 정보를 알고 있는 제3자로부터의 보고에 근거하여 진단한다.
● 요검사나 혈액검사를 시행하는 경우에는 본인의 동의가 필요하다.

Fp1-A1
Fp2-A2
C3-A1
C4-A2
P3-A1
P4-A2
O1-A1
O2-A2
F7-A1
F8-A2
T3-A1
T4-A2
ECG

50 µV
1 sec

간성 뇌증에서 3상파

■ 그림 22-2 간성뇌증의 뇌파소견 (서파와 3상파)

■ 표 22-1 ICD-10에 의한 알콜 (물질) 의존증의 진단기준

과거 1년 중 특정 시기에 다음의 6항목 중 3항목 이상을 동시에 경험하였다.
1. 음주하고자 하는 강렬한 욕구, 강박감 (음주갈망).
2. 음주관리가 불가능하다 (전형적으로는 연속음주).
3. 이탈증상이 나타난다.
4. 내성이 생긴다 (술에 강해진다).
5. 음주나 숙취회복으로 하루 중 대부분의 시간을 소비한다. 음주 이외의 오락은 무시한다 (음주 중심의 생활).
6. 정신적 육체적 문제가 악화되고 있음에도 불구하고, 금주하지 못한다(부담강화에 대한 저항).

22

물질 (알콜, 약물) 관련장애

급성기 정신증상에는 약제투여로 대증요법을 시행하고, 알콜·약물에서의 이탈기를 거친 후 금주·금약을 지도한다.

치료방침

● 약물남용을 조기에 (약물의존이 되기 전에) 발견하여, 치료시설로 연결한다.

● 조기에 의료자·사회복지사·카운슬러 등으로 구성된 팀이 정신적·사회적으로 개입한다.

● 금약의 의지가 있어서 입원치료를 희망하는 환자나 정신병증상 (환각·망상)이 있고, 그 영향으로 사회적응을 할 수 없거나 문제행동이 있는 경우에는 입원치료를 한다.

● 자조그룹에 참가한다.

● 직장에서는 상사, 산업의, 산업보건사 등으로 팀을 만들어, 재음주를 예방한다. 실수로 술좌석에서 술을 권하지 않도록 직장에 철저히 주지한다.

■ 표 22-2 물질관련장애의 주요 치료제

분류	일반명	주요 상품명	약효발현의 메커니즘	주요 부작용
항정신병제	리스페리돈	리스페달	항세로토닌, 항도파민작용	파킨슨증후군, 졸음, 권태감 (중대)악성증후군
	할로페리돌	Serenace	항도파민작용	
항불안제	로라제팜	Wypax	정동과 관계되는 대뇌변연계에 분포하는 벤조디아제핀수용체에 결합	졸음, 휘청거림, 현기증 (중대)의존성, 자극흥분
	디아제팜	Cercine, Horizon		
수면제	Rilmazafone염산염수화물	Rhythmy	정동과 관계되는 대뇌변연계에 분포하는 벤조디아제핀수용체에 결합	낮의 졸음, 휘청거림, 권태감 (중대)의존성, 호흡억제
	브로티졸람	Lendormin		
항주제	시안아미드	Cyanamide	알데히드탈수소효소저해	권태감, 불면, 두통, 오심

약물요법

● 급성기 정신병증상에는 조현병 치료제 (항정신병제)를 투여한다.

● 매일 과음하다가 갑자기 중단한 경우, 그 후에 진전섬망이 출현할 가능성이 높다. 그 경우에는 항불안제를 미리 투여한다.

● 자기 전에 마시는 술이 습관이 된 경우에는 수면제를 투여한다.

● 절주나 금주를 본인이 맹세한 경우에는 항주제를 투여한다(복용시간과 장소, 누가 동석해 있는가 등의 조건을 구체적으로 결정하는 것이 바람직하다). 이것을 복용하고 나서 음주하면 안면홍조, 발한, 심계항진, 혈압저하, 오심·구토 등이 일어난다.

Px처방례 환각망상상태
● 리스바달액 (2mL/포) 2포 分2 (식후) ←항정신병제

Px처방례 갑작스런 금주 후, 진전섬망이 예상될 때
● Wypax정 (1mg) 3정 分3 (식후) ←항불안제

Px처방례 영양상태가 나쁘고 (안주도 먹지 않고 술만 마셨을 때 등), 의식장애가 확인되고, 베르니케증후군이나 펠라그라뇌증이라고 진단된 경우
● Metabolin주 (20mg/1mL/A) 3앰플 점적정주 ←비타민B₁제
● Nyclin주 (50mg/1mL/A) 2앰플 점적정주 ←니코틴산

Px처방례 진전섬망이 출현한 경우
● Horizon주 (5mg/1mL/A) 1~2앰플 점적정주 ←항불안제
● Serenace주 (5mg/1mL/A) 1~2앰플 점적정주 ←항정신병제

Px처방례 자기 전의 음주가 습관이 된 증례에서 재음주 예방
● Rhythmy정 (2mg) 1정 分1 (잠자기전) ←수면제

Px처방례 충동적으로 음주욕구가 생기기 쉬운 금주 후 몇 개월간
● Cyanamide액 100mg 分1 (아침) ←항주제

자조그룹

● 금주회, AA (Alcoholics Anonymous : 익명 알콜의존증환자모임), DARC (Drug Addiction Rehabilitation Center)가 있다. 이 그룹들은 의존자에 의해서 의존자에 대한 회복지지를 하는 민간 약물의존 회복지원시설이다.

〈자조그룹의 효력〉
· 그룹 전체로부터 지지를 받는다.
· 알콜이나 약물사용이 초래하는 파멸적인 결과 및 약물을 복용하지 않거나 취하지 않았을 때의 상태가 갖는 이점에 관하여 반복하여 생각하게 된다.
· 그룹으로부터 재발을 피하기 위한 유용한 조언과 격려를 받는다.
· 회복 중인 스폰서 (새로운 멤버를 회복시키기 위한 조언자 또는 상담상대)로부터 개별적인 지지를 받는다.
· 약물이 개입되지 않은 사회적인 모임이나 상호작용의 기회를 제공받는다.

인지행동요법

● 대인관계가 서툴고 자신의 의견을 주장하지 못하며, 화가 나도 분노를 표현하지 못하고 음주로 해결하려 하는 환자에게 자기주장훈련이나 분노 시의 대처법을 훈련한다.

● 괴로운 문제를 해결하지 못하고 적정한 대응을 취하지 못하여 음주하는 환자에게는 음주 이외의 방법으로 문제를 해소하도록 지도한다.

● 불안 · 긴장이 심하여 음주를 하는 환자에게 긴장완화훈련을 실시한다.

행동요법

● 금주나 금약 및 치료준수 등 바람직한 행동에는 보상을 준다(주위로부터 긍정적인 반응).

● 바람직하지 않은 행동에는 벌칙을 준다(고용주나 재판소에 요검사결과를 근거로 보고를 한다).

● 갈망을 유발하는 Cue exposure (더운 날 밤에 야구를 관전하면 맥주가 마시고 싶어지는 경우, 예전에 함께 술을 마시던 친구를 만나면 단골술집에 가고 싶어지는 경우 등을 갈망을 유발하는 Cue exposure라고 한다)에 대한 반응을 저해시켜, 조건이 부여된 갈망을 소거한다.

물질 (알콜, 약물) 관련장애의 병기 · 병태 · 중증도별로 본 치료흐름도

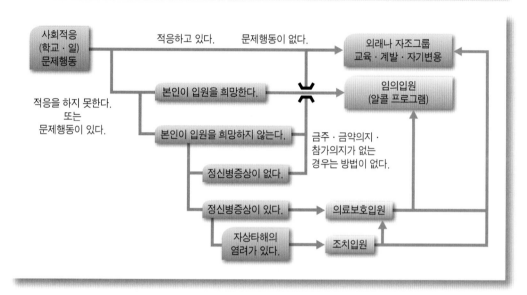

(太田克也·松島英介)

이탈기에는 환자의 안전확보와 극단적으로 저하된 셀프케어능력에 대하여 지지하는 것이 중요하다.

병기·병태·중증도에 따른 케어

【이탈기】 알콜/약물의 해독은 관리하의 환경에서 안전하게 극복하는 것이 중요하다. 한번 의존증에 걸리면 치유가 없다고 하며, 이 경우의 「회복」이란 금주/금약을 계속하는 것이다. 특히 중요한 점은 치료를 받고 물질을 끊는 것을 환자 자신이 결정하는 것이다.

【회복기】 사회생활에 맞추어 금주/금약을 계속하고, 알콜/약물이 없는 생활을 재구축해 가는 시기이다. 자조그룹 (Self help group이라고도 한다. AA, 금주회, DARC 등이 해당된다)에 참가를 촉구한다. 또 환자가 행동의 책임을 부담하는 새로운 가족관계를 구축하기 위한 가족케어가 중요하다.

케어의 포인트

이탈기를 안전하게 극복하기 위한 지지

- 이탈증상을 안전하게 극복할 수 있도록 신체를 관리하고, 정신증상에 대응한다.
- 환자가 안전하고 보다 편안하게 이탈기를 극복하고, 충분히 휴식을 취할 수 있도록 지지한다.
- 셀프케어능력이 매우 저하되므로, 셀프케어를 지지한다.
- 환각 시에는 환자의 불안을 경감할 수 있도록 대응한다.
- 병실환경을 조성하고, 위험을 제거하는 배려를 제공한다.

부인(否認)에 대한 대응

- 환자의 행동이 지금까지 생활상의 문제를 유발하여 가족을 곤란하게 했다는 것을 환자 자신이 인식할 수 있도록 조언하면서 이야기를 듣는다.
- 환자가 문제를 합리화하거나, 타인의 탓으로 돌리거나 변명을 하는 것을 인정하지 않는다.
- 알콜/약물섭취의 시비를 따지는 것이 아니라, 섭취를 그만두지 못하는 자신의 상황을 환기하도록 돕는다.
- 알콜/약물의 치료를 받는 것에 관하여 스스로 결정하도록 돕는다.
- 같은 고민을 가진 사람끼리의 알콜·그룹미팅이나 자조그룹 (AA, 금주모임, DARC 등)에 참가를 촉구한다.

물질을 끊는 방법, 물질에 의존하지 않고 어려운 문제에 대처하는 방법을 재구축하는 지지

- 스트레스나 어려운 상황에 대처하기 위한 대체방법을 찾도록 격려한다.
- 환자가 할 수 있는 범위에서 자신의 감정을 인식하고 표현할 수 있도록 촉구하고, 이것에 관하여 긍정적으로 피드백한다.
- 「지금의 상태」, 물질섭취를 중지하려고 하는 「지금의 자신」에게 주의를 기울이도록 촉구한다.
- 환자가 자신의 생활을 고려하고, 또 실행 가능한 기간 (예를 들어 오늘 하루 등)을 구획하여 알콜/약물 섭취를 중지하려고 노력하는 것을 돕는다.
- 같은 고민을 가진 사람끼리의 알콜·그룹미팅이나 self help group (AA, 금주모임, DARC 등)에 참가를 촉구한다.

가족의 회복을 위한 지지

- 가족이 지금까지 환자의 물질섭취를 중지시켜서 평화로운 가정을 회복하려고 노력해 온 마음가짐을 듣고 그를 이해한다. 천천히 얘기를 듣고, 가족에게 다시 한번 해보자는 기분이 들면, 어떻게 대응할지 함께 생각해 본다.
- 의존증에 관한 올바른 지식을 제공하고, 질환의 증상이라는 관점을 인식시킴으로써, 감정적으로 안정적인 상태에서 환자의 행동을 이해하고, 지금까지와 다른 대응방법을 찾는 것을 돕는다.
- 물질섭취를 관리하기 위해서, 가족이 지금까지 시도한 효과를 재평가한다. 환자의 책임을 부담하는 것을 중지하고, 지켜볼 수 있도록 지지한다.
- 가족도 환자의 물질섭취에 빠져 듦으로써 자신의 불안이나 어려운 과제에 대처하는 것을 회피하고 있었던 점을 깨닫도록 지지한다.
- 가족모임이나 금주회 등을 소개하고, 의존증에 관하여 배울 기회, 고민을 서로 얘기할 수 있는 모임을 가질 수 있도록 지지한다.

퇴원지도·요양지도

퇴원 후에도 알콜/약물을 계속 끊도록 돕는 간호

- 환자와 가족이 서로 얘기하는 자리를 만들고, 서로 어떤 역할을 하고, 그 책임을 어떻게 분담하는가 얘기한다. 문제가 생겼을 때에는 그 문제가 누구의 책임인가를 서로 얘기하도록 한다.
- 환자, 가족이 서로 역할과 책임을 다했을 때에는 긍정적인 피드백을 한다.
- 퇴원 후의 금주모임이나 AA 등의 활동에 참가하도록 촉구한다.

(佐久間エリカ)

23 조현병 (schizophrenia)

野口正行·加藤　敏 / 岡田佳詠

전체 map

<table>
<tr><td>병인</td><td>●발병 전의 성격, 서툰 사회생활기능, 「발단」 상황 등, 여러 가지 요인이 겹쳐서 발생한다.
[악화인자] 직업, 학업, 연애, 대인관계, 가족, 복용중단</td></tr>
</table>

●발병 전의 성격, 서툰 사회생활기능, 「발단」 상황 등, 여러 가지 요인이 겹쳐서 발생한다.
[악화인자] 직업, 학업, 연애, 대인관계, 가족, 복용중단

역학
●발생빈도는 연간 1만명당 1~2명이다.
●사춘기~청년기의 발생이 많다.
[예후] 1/3 정도는 예후가 양호하다.

병태생리
●사고, 감정, 행동을 통합하는 능력에 장애가 생긴 정신질환이다.
●환각·망상 등의 「양성증상」은 도파민의 과잉전달로 일어난다.
●의욕저하, 활동성저하, 자폐 등 「음성증상」의 메커니즘이 복잡하고, 글루타민산 수용체를 비롯한 여러 가지 신경전달물질의 관여가 고려되는데, 심리적 측면도 무시할 수 없다.
●병형 : 망상형, 긴장형, 해체형

병태생리 map p.182

증상
●양성증상으로는 슈나이더 1급증상이 가장 유명하다.
●환청, 체감환각
●피해관계망상, 과대망상
●피영향체험, 작위체험
[합병증]
●항정신병제의 부작용·합병증 : 파킨슨증상, 급성근긴장이상증, 좌불안석증(akathisia), 악성증후군, 부정맥, 기립성저혈압, 심부정맥혈전 등, 폐색전, 장폐색, 흡인, 지발성운동이상증, 고프로락틴혈증, 체중증가, 고지혈증, 당뇨병, 성기능장애

증상 map p.184

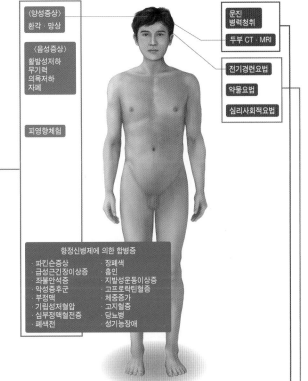

증상　합병증　　　진단　치료

〈양성증상〉
환각·망상

〈음성증상〉
활발성저하
무기력
의욕저하
자폐

피영향체험

문진
병력청취
두부 CT·MRI

전기경련요법
약물요법
심리사회적요법

항정신병제에 의한 합병증
・파킨슨증상　　・장폐색
・급성근긴장이상증　・흡인
・좌불안석증　　・지발성운동이상증
・악성증후군　　・고프로락틴혈증
・부정맥　　　　・체중증가
・기립성저혈압　・고지혈증
・심부정맥혈전증　・당뇨병
・폐색전　　　　・성기능장애

진단
●ICD-10의 진단기준에 의한다. 환각이나 망상 등의 양성증상이 1개월 이상 계속되면 진단을 확정하는데, 실제 진찰 시에는 기간을 채우지 않아도 종합적인 임상진단으로 치료를 시작한다.
●두부 CT·MRI : 측뇌실의 확대, 측두엽의 위축이 보이지만, 특이적 소견은 아니다.
●인지·신경심리학검사 : 기억, 주의력, 판단력 등의 장애가 확실해진다.

진단 map p.186

치료
●약물요법 : 항정신병제를 투여한다. 양성증상을 개선하기 위해서는 도파민수용체의 차단이 효과적이다. 음성증상에 충분히 효과가 있는 항정신병제는 아직 없다.
●심리사회적 요법 : 정신요법, 사회생활지능훈련, day care·night care, 작업장, ACT, IPS, 가족교육, 환자모임, 가족모임 등
●전기경련요법 : 약물요법으로 개선이 불충분한 경우, 문제행동이 개선되지 않는 경우에 한하여 시행한다.

치료 map p.187

23 조현병

181

조현병

병태생리 map

조현병은 사고, 감정, 행동을 통합하는 능력에 장애가 생긴 정신질환이다.

- 증상을 환각·망상 등의 양성증상과 의욕저하·자폐 등의 음성증상으로 나누어 생각하면 알기 쉽다.
- 환각·망상 등의 양성증상에 관해서는 도파민수용체(특히 도파민D$_2$ 수용체)가 관여하고 있는 사실이 확인되고 있다. 도파민 과잉전달으로, 환각·망상 등이 일어나게 된다.
- 이에 반해서, 의욕의 감퇴, 활동성의 저하, 자폐 등의 이른바 음성증상의 메커니즘은 복잡하여, 정신약리학적으로 글루타민산수용체를 비롯한, 여러 가지 정신전달물질의 관여가 고려되는데, 어려운 사회생활상황에서 자기를 방어하는 심리 등 심리적 측면도 무시할 수 없다.
- 병형으로는 긴장형, 망상형, 해체형 등으로 크게 분류된다(증상map, 표 23-1). 선진국에서 많은 병형으로 망상형을 들 수 있다. 또 종래에는 서구에서도 긴장형이 많았는데, 최근에는 망상형이 증가하는 경향이 있다. 이것은 조현병이 사회의 영향을 강하게 받는 것을 시사한다.

병인·악화인자

- 조현병 환자의 발병 전의 성격은 본래 사람 사귀는 것을 그다지 좋아하지 않고, 순종적이고 소극적이며 반항기도 없는 등의 내향적인 성격이 많은 편이다. 노력형 중에 외교적인 성격도 확인되지만, 종합적으로 대인관계를 비롯한 사회생활지능(social skill)이 서툴다.
- 발병의 최다연령층은 10대 후반에서 20대이다. 이것은 자립과 사회활동에 대한 참여가 이 시기 라이프사이클의 과제라는 점과도 밀접하게 관여하고 있다. 발병상황으로는 진학·진급 등의 학업상의 과제, 취직 등의 직업상의 과제, 연애 등 새로운 타인과의 인간관계상의 과제 등이 많다. 이와 같은 과제에 직면하여, 환자는 오로지 공부에만 집중하고, 눈에 띄지 않게 진학만을 목표로 집중하여 공부한다. 또는 대학에 들어가 혼자 생활하기 시작한다. 이와 같은 상황은 「발단」 상황으로 정리되며, 조현병에서 특징적인 발병상황으로 지적되고 있다.
- 이 상황은 일반인에게도 하나의 과제로, 상당한 노력이나 연구에 압박받는 사태인 것이 확실하다. 그러나 조현병 환자에게는 자립과 사회생활에 대한 참여가 극복하기 어려운 과제로 출현하게 된다. 환자는 지금까지 익숙하게 살아오고 보호받아온 세계에서 독립하여, 혼자서 사회에 적응하게 되는 것에 압박을 받게 된다. 환자들은 이 압박을 쉬이 극복하지 못한다. 진학을 목표로한 집중과 노력은 환자 나름의 과제에 대한 대처로서 이해할 수 있지만, 본래 서툰 사회생활기능으로 인하여 일찌감치 환자의 노력은 헛돌기 시작한다. 그와 동시에 환자는 더욱 분발하며 초조해지고, 그 초조가 다른 초조를 부른다는 악순환에 빠지게 된다. 이러한 상태에서 결국 자립과 사회참여에 안착하지 못하여 발병에 이른다. 이와 같이 사춘기·청년기의 라이프사이클과제의 좌절로 발병을 파악할 수 있다.
- 직업, 학업, 연애, 대인관계의 문제 등으로 재발이 일어나는 경우도 많다. 또 가족이 환자에게 비판적이거나, 적의를 가지고 있거나, 너무 참견을 하면 재발의 위험이 높아진다고 가족의 감정표출의 연구에서 밝혀졌다. 이 밖에 약을 제대로 복용하지 않는 것도 재발의 큰 요인이다.

역학·예후

- 인구 1만명에 연간 1~2명 정도의 비율로 발생한다. 사춘기부터 청년기에 걸쳐서 발생이 많다. 발생률에는 남성과 여성에서 그다지 차이가 없지만, 발생연령은 여성이 남성보다 5세 정도 높다. 중노년기에는 남성보다 여성의 발생이 높다.
- 전 세계적으로 발생빈도의 차이가 없다고 하지만, 다른 학설이 없는 것은 아니다. 특히 사회적 스트레스가 가해지는 이민 시에 발생률이 상승한다고 보고되어 있다.
- 조현병이라는 질환개념을 정리한 크레페린은 결과에 관하여 매우 비관적이었다. 그리고 이 결과 불량이라는 결론이 그 후 조현병의 이미지를 결정하였다. 그러나 그 후 장기 경과관찰로 결과가 불량한 환자도 있지만, 양호한 결과를 나타내는 환자도 1/3 정도 있다는 것을 알게 되었다. 국제적인 연구에서는 발전도상국, 예를 들어 나이지리아가 있는 도시에서는 56%의 사람이 양호한 결과였지만, 선진국인 덴마크의 도시에서는 14%에 불과했다. 이 연구를 통해 조현병의 결과가 본래 상당히 좋을 것이라 추측된다. 그와 동시에 근대의학이 발달되어 있는 곳에서는 결과가 오히려 불량하다는 점에서, 의학 이외의 요인이 결과에 매우 중요한 역할을 하고 있는 점이 강하게 추측되고 있다. 예를 들어, 가족의 지원이나 사회의 환자에 대한 수용자세라는 요인이 흔히 지적된다. 대표적인 결과예측인자를 표 23-2 (증상map)에 정리하였는데, 본인의 본래 취약성 등의 요인 외에 약물의 지속적인 복용, 가족의 지원 등의 외적요인도 중요하다는 것을 알 수 있다.

중뇌-피질계

도파민의 감소

↓

음성증상

누두-하수체계

정형 항정신병제로 수용체를 차단

↓

고프로락틴혈증

세로토닌신경의 종말

비정형 항정신병제

도파민D$_2$ 수용체와 세로토닌 수용체를 차단

① 비정형 정신병제가 세로토닌수용체에 결합
 ⇒ 도파민의 방출이 증가한다.
② 나머지 비정형 항정신병제가 도파민 수용체에 결합
 ⇒ 도파민수용체를 차단해도 이미 도파민의 방출이 증가하고 있으므로, 추체외로증상이 잘 일어나지 않는다.

흑질-선조체계

도파민의 방출을 세로토닌이 조절

(세로토닌이 세로토닌 수용체에 결합하면 도파민의 방출이 억제된다.)

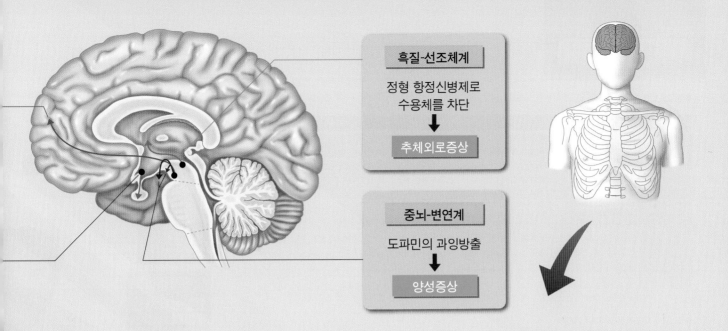

흑질-선조체계
정형 항정신병제로 수용체를 차단
↓
추체외로증상

중뇌-변연계
도파민의 과잉방출
↓
양성증상

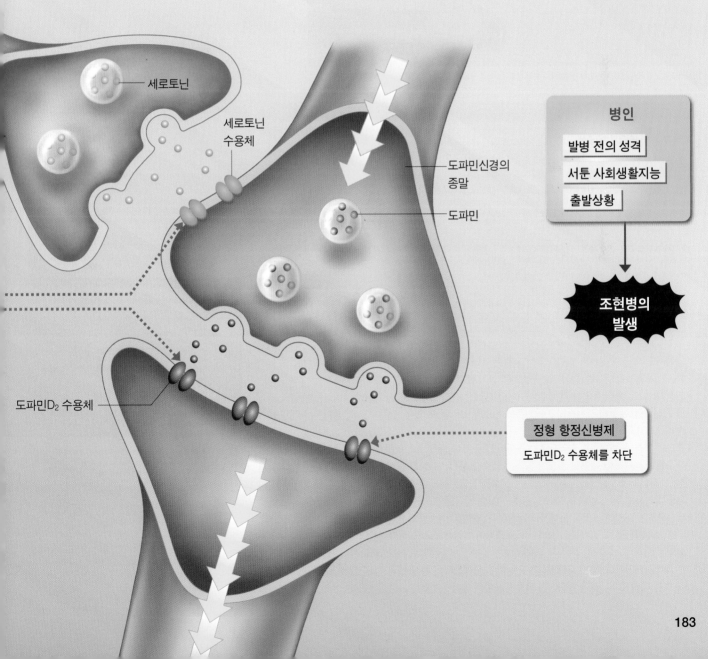

세로토닌

세로토닌
수용체

도파민신경의
종말

도파민

도파민D₂ 수용체

병인
발병 전의 성격
서툰 사회생활지능
출발상황

↓

조현병의
발생

정형 항정신병제
도파민D₂ 수용체를 차단

23

조현병

183

조현병

증상 map

환각 · 망상이라는 양성증상과 활발성 저하 · 무기력 · 의욕저하 · 자폐 등의 음성증상이 있다.

■ 표 23-1 조현병의 병형

	망상형	긴장형	해체형
증상	환각이나 망상이 전면에 나타나지만, 인격의 해체는 비교적 눈에 띄지 않는다. 환각 · 망상은 대게 체계적으로 발전하여, 망상구축이 강고해진다.	극심한 흥분을 나타내거나, 반대로 자극에 전혀 반응하지 않는 등 운동, 표출면이 특징적이다. 수동적으로 취한 체위를 그대로 계속하는 등의 강경증도 특징적이다.	행동, 사고, 언어가 해체되어 정리되지 않는다. 감정도 평판화되어 있다. 환각 · 망상은 있어도 단편화되어 있으며, 그다지 전면에는 나타나지 않는다.
증상 발생	비교적 연령이 높다.	급격한 발생이 많다.	대게 10대 등의 젊은층에서 천천히 발생한다.
경과, 결과	만성적으로 계속되지만, 사회적 기능수준은 유지되는 경우도 많다.	비교적 양호한 상태로 회복되지만, 재발을 반복하는 경우도 적지 않다.	그다지 완화되지 않고, 만성적인 경과를 밟는다.
지역 · 시대별 차이	선진국에 많다. 선진국에서는 증가하고 있다.	개발도상국에 많다. 선진국에서는 감소되고 있다.	

■ 표 23-2 대표적인 결과예측인자

양호한 결과의 지표	불량한 결과의 지표
양호한 병전적응 기혼 여성 돌발성 발생으로 다채로운 정신병성 표출 감정증상 또는 감정장애의 가족력 낮은 「감정표출」의 가족과 생활 계속적인 약물요법	남성에게서의 조기 발생 조현병의 가족력 장기에 걸친 미치료기간 두부CT나 MRI에 있어서 구조상의 이상 소아기 사회기능의 부족 소아기의 저조한 IQ 및/또는 저조한 교육도달도

(中根允文 : 경과와 결과, 정신의학강좌담당자 회의 감수 : 조현병 치료가이드라인, p.35, 의학서원, 2004)

증상

■ 표 23-3 슈나이더의 1급증상

1. 고상화 음성 : 자신의 생각이 음성 또는 울림으로 들리게 되는 것
2. 묻고 대답하는 형식의 환청 : 복수의 환청의 주체가 환자에 관해서 이것 저것 서로 얘기하는 것
3. 자신의 행위를 끊임없이 평가하는 음성의 환청 : 환자의 행위에 일일이 환청이 「젓가락을 집었다」, 「밥을 먹었다」라는 식으로 참견하는 것
4. 신체의 피영향체험 : 「몸에 전기가 통했다」 등 신체가 타인으로부터 영향을 받으면 느끼게 되는 체험
5. 고상탈취 : 자신의 생각이 타인에게 읽히는 체험
6. 사고에 대한 간섭 : 자신의 생각이 타인에게 간섭을 받고 있다고 느끼는 체험. 외부로부터 생각에 압력을 받고 있다(고상흡입)는 증상도 있다.
7. 고상전파 : 자신의 생각이 타인에게 알려진다고 느끼는 체험
8. 망상지각 : 지각은 정상이지만, 그에 대한 이상한 의미부여를 직접적인 계시로서 확신하는 것
9. 감정, 욕망, 의사영역에서 타인에 의한 행위나 피영향 전부 : 감정, 욕망, 의사 등이 자신의 것이 아니라, 타인에 의한 영향 때문이라고 느끼는 체험

- 앞에서도 언급하였듯이, 환각 · 망상과 같은 기묘한 양성증상과 활발하지 못함 · 무기력 · 의욕저하 · 자폐 등과 같은 음성증상으로 구별하면 알기 쉽다.
- 양성증상으로 가장 유명한 것이 슈나이더의 1급증상이다(표 23-3). 참고로 슈나이더는 독일의 저명한 정신과의로, 현재 조현병의 진단기준의 원조라고도 할 수 있는 인물이다. 이 증상은 후에 기술하는 ICD-10 (국제질병분류, 제10판)의 진단기준에서 대폭적으로 수용되고 있다.
- 증상의 특징을 정리하면, 환각으로는 환청이 많은 것이 특징이다. 예를 들어 「『죽어』라고 욕을 한다」 등의 피해적인 내용의 환청이 많다. 1급증상 중의 「고상화 음성」, 「묻고 대답하는 형식의 환청」, 「자신의 행위를 끊임없이 비평하는 음성의 환청」 등도 환청에 포함된다. 또 환청 외에 체감환각도 많아서, 「뇌가 반이 녹아버렸다」 등 기묘한 감각을 호소하는 경우도 흔히 있다.
- 망상으로는 타인이나 조직 등에서 따돌림이나 공격을 받는 등의 망상을 피해관계망상이라고 한다. 「경찰이 자신을 쭉 감시하고 있다」 「폭력조직이 자신을 노리고 있다」 등의 호소이다. 「자신이 천황의 아들이다」 등처럼, 자신을 과대시하는 듯한 망상은 과대망상이라고 한다. 급성기 증상으로는 피해관계망상이 많다. 과대망상은 만성화가 염려스러운 증상이다. 1급증상에 포함되는 「망상지각」이란 예를 들어 「집에 돌아가면 가족의 신발이 이상하게 제대로 정리되어 있었다. 이것은 자신을

증상   합병증

〈양성증상〉
환각 · 망상

〈음성증상〉
활발성저하
무기력
의욕저하
자폐

피영향체험

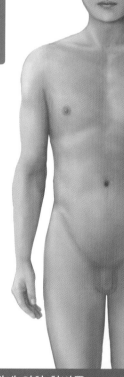

항정신병제에 의한 합병증
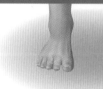

- 파킨슨증상
- 급성근긴장이상증
- 좌불안석증
- 악성증후군
- 부정맥
- 기립성저혈압
- 심부정맥혈전증
- 폐색전
- 장폐색
- 흡인
- 지발성운동이상증
- 고프로락틴혈증
- 체중증가
- 고지혈증
- 당뇨병
- 성기능장애

죽이려는 신호라는 것을 확실히 알았다」 등과 같은 것이다.

● 이 밖에 피영향체험 또는 작위체험이라는 증상도 많다. 이것은 「신체의 피영향체험」, 「사고에 대한 간섭」, 「감정, 욕망, 의사영역에서 타인에 의한 작위나 피영향」 등을 포함하는 증상이다. 예를 들어, 전파가 환자에게 영향을 미치거나, 통과한다(사고탈취)는 체험도 있다. 본래, 환자가 생각하고 느끼고 행동하고 있는 것이 「자신이 하고 있다」는 실감을 하지 못하거나, 「생각을 읽힌다」(사고간섭)고 느끼는 증상도 있다. 또 사고에 관계되는 증상으로는 자신이 생각하고 있는 것이 「TV에서 세계적으로 보도되고 있다」(사고전파)라는 증상도 있다.

| 진단 | 치료 |

| 문진 병력청취 |
| 두부 CT · MRI |
| 전기경련요법 |
| 약물요법 |
| 심리사회적요법 |

합병증

● 조현병에서는 항정신병제의 부작용 · 합병증이 큰 문제가 된다. 각 합병증을 표 23-4에 정리하였다.

■ 표 23-4 항정신병제의 부작용 · 합병증

	부작용 · 합병증	메커니즘	치료법
급성기	파킨슨증상	도파민수용체 차단	비정형 항정신병제를 사용한다. 항파킨슨제를 병용한다.
	급성근긴장이상증		
	좌불안석증		
	악성증후군		비정형 항정신병제를 사용한다. 급격히 약물량을 변경하지 않는다. 탈수를 개선한다.
	부정맥	심전도상의 QT 연장	심전도를 관찰한다. 대량투여를 삼간다.
	기립성저혈압	α 수용체 차단	천천히 일어선다.
	심부정맥혈전증 · 폐색전	진정이나 구속으로 인한 혈류의 울체	탈수를 보정하고, 적절한 체동을 가지며, 탄성스타킹을 사용한다.
	장폐색	항콜린작용	대량투여를 삼간다. 변비관리, 적절한 운동을 행한다.
	흡인	도파민수용체 차단으로 인한 연하장애, 과도한 진정	대량투여를 삼간다. 식사섭취에 주의한다. 관찰한다.
만성기	지발성운동이상증	도파민수용체 차단이 만성적으로 계속됨으로써 도파민수용체가 과민성을 띠는가?	비정형 항정신제를 사용한다. 입 주위나 혀의 불규칙한 움직임을 관찰한다.
	비만, 고지혈증	불분명	식사요법, 운동요법, 약물변경
	당뇨병		
	고프로락틴혈증	도파민수용체 차단	약물변경
	성기능장애	고프로락틴혈증 기타	약물변경

진단 map

ICD-10이나 DSM-IV-TR 등의 진단기준을 기초로 진단한다.

진단·검사치

- 표 23-5는 ICD-10에 의한 진단기준이다. 환각이나 망상은 기질적인 질환으로도 나타나므로 신중한 감별이 필요하지만, 망상형에서 그다지 대인소통이 나쁘지 않은 환자는 본인이 「실은 조직이 나를 노리고 있습니다」라고 얘기함으로써 비로소 진단이 확정된다. 또 환각이나 망상이 확실하지 않은 환자는 진단을 고려하는 경우도 드물지 않다. 진단기준으로는 기간에 관한 규정이 있어서, 환각이나 망상 등의 양성증상이 1개월 이상 계속되는 경우에 비로소 조현병의 진단을 내릴 수 있다. 실제 진찰에서는 위와 같은 증상을 종합적으로 판단하여, 기간을 충족시키지 않더라도 임상진단을 내려서 치료를 시작한다.
- 검사치
- 두부 CT · MRI : 특징으로 거론되는 것은 측뇌실의 확대나 측두엽의 위축 등이다. 전두엽의 뇌혈류저하나 기능저하도 흔히 보고된다. 그러나 이 증상들은 조현병의 진단을 확정할 만큼 특징적인 것은 아니다. 그 밖에 인지나 신경심리학검사에서 기억, 주의력, 판단력, 사물의 관리 등의 장애도 확실한 경우가 많다. 이것은 직업 등 사회생활로 되돌아갈 때에 적절한 판단, 행동을 취할 수 없으므로 문제가 되거나, 재발 등의 문제와 관련되어 있다.

■ 표 23-5 ICD-10에 의한 조현병의 진단기준

A) 고상화 음성, 고상 탈취, 고상흡입, 고상전파

B) 여러 가지 피영향체험, 또는 지배받는다, 저항할 수 없다는 망상, 망상지각

C) 자신의 행위를 끊임없이 비판하는 음성의 환청, 묻고 대답하는 형식의 환청, 신체의 어느 부분에서 소리가 나는 타입의 환청

D) 종교적 또는 정치적 신분, 초인적인 힘이나 능력인, 그 환자의 문화에서 보아 부적절하고 불가능한 지속적인 망상 (「우주인과 교신하고 있다」 등)

E) 지속적인 환상이 단편적인 망상이나 형상화된 망상을 수반하여 몇 주에서 몇 개월 동안 지속

F) 사고의 흐름이 두절되거나, 갑자기 삽입되어, 정리 안되는 관련성 없는 얘기를 하거나 말을 지어내는 행동(일상에 없는 기묘한 말이나 이야기를 만들어내는 것)

G) 흥분, 항상 같은 자세 또는 거절증 (외부의 작용에 저항하여 거절하는 태도), 침묵 (언어능력에 장애가 없는데 잠자코 말을 하지 않는다), 혼미 (스스로 말을 하지 않고, 행동도 하지 않으며, 외부의 작용에 반응이 없는 상태) 등의 긴장병성 행동

H) 현저한 무기력, 회화의 빈곤, 정동반응의 마비, 부적절한 행동 등의 「음성증상」

I) 관심의 상실, 목적의 결여, 무위 (스스로 나서서 행동하지 않는 것), 자신의 일에만 몰두하는 태도, 사회적으로 히키코모리가 된 것처럼, 개인적 행동의 여러 가지 국면이 전반적인 질로 보이는 현저하고 일관된 변동

1. 상기의 A)~D) 증상 중 적어도 1가지의 매우 확실한 증상이 있거나, 2가지 이상의 증상이 있다.
   (슈나이더 1급증상이 주체라는 점에 주의)
2. 또는 E)~H) 증상 중 2가지 이상이 있다.
3. 이상의 증상이 1개월 이상 거의 언제나 확실히 존재하고 있다.

■ 표 23-6 DSM-IV-TR에 의한 조현병의 진단기준

A. 특징적 증상 : 다음 중 2가지 (또는 그 이상), 각각 1개월간 (치료가 성공한 경우는 더 짧다) 거의 언제나 존재 : (1)망상, (2)환각, (3)두서없는 회화 (예 : 빈번한 탈선 또는 멸렬), (4)매우 두서 없는 행동 또는 긴장병성 행동, (5)음성증상, 즉 감정의 평탄화, 사고의 빈곤 또는 의욕의 결여

B. 사회적 또는 직업적 기능의 저하 : 장애가 발생한 이후 대부분 직업, 대인관계, 자기관리 등의 면에서 1가지 이상의 기능이 병전에 획득되어 있던 수준보다 현저하게 저하되어 있다(또는 소아기나 청년기의 발생인 경우, 기대되는 대인적, 학업적, 직업적 수준에까지 이르지 못한다).

C. 기간 : 장애의 지속적인 징후가 적어도 6개월간 존재한다. 이 6개월간 기준 A를 충족시키는 각 증상 (즉, 활동기의 증상)은 적어도 1개월간 존재해야 한다.

D. 실조감정장애와 기분장애 제외 (생략)

E. 물질이나 일반신체질환 제외 (생략)

F. 광범성 발달장애와의 관계 (생략)

치료 map

항정신병제를 이용하는 약물요법과 함께, 가족교육, 사회지능훈련, day care · night care 등의 생활지원이 필요하다.

치료방침

- 치료목표는 급성기에는 완화도입이고, 완화기 · 만성기에는 완화유지와 재발예방이다.
- 비정형 항정신병제를 중심으로 하는 약물요법과 정신요법, 심리사회적요법이 3주체이다.

■ 표 23-7 조현병의 주요 치료제

분류	일반명	주요 상품명	약효발현의 메커니즘	주요 부작용
정형 항정신병제	할로페리돌	Serenace, Linton	도파민수용체를 차단한다. Contomin, Hirunamin 등은 다른 수용체차단작용도 있다	악성증후군, 돌연사, 재생불량성빈혈, 지발성운동이상증
	클로르프로마진	Contomin, Wintermin		
	레보메프로마진	Hirnamin, Levotomin		
	페르페나진	PZC		
비정형 항정신병제	리스페리돈	리스페달	도파민수용체를 차단하지만, 세로토닌수용체나 다른 수용체를 차단하거나, 도파민수용체를 부분적으로 차단한다. 약제에 따라서 작용이 다르다	악성증후군, 체중증가, 대사증후군
	Perospirone염산염수화물	Lullan		
	블로난세린	로나센		
	쿠에티핀	Seroquel		
	올란자핀	디프렉사		
	아리피프라졸	Abilify		
항파킨슨병제	비페리덴	Akineton	항콜린성 약물로, 도파민차단에 길항한다	악성증후군, 변비, 요폐
	트리헥시페니딜염산염	Artane		
항불안제	디아제팜	Cercine, Horizon	GABA수용체에 작용하고, 항불안작용을 초래한다. 항경련작용, 근이완작용 등도 있다	의존성
	브로마제팜	Lexotan		
	로라제팜	Wypax		
수면제	플루니트라제팜	Rohypnol, Silece	항불안제와 같다. Myslee는 근이완작용, 의존성 등이 약하다	
	브로티졸람	Lendormin		
	졸피뎀주석산염	Myslee		

■ 표 23-8 심리사회적 치료

사회생활지능훈련 (social skills training ; SST)	장애관리, 사회생활에서 필요한 대응행동을 학습한다. 예를 들어, 복용, 재발의 징후, 직무의 페이스 조절, 적절한 거절법 등을 배운다.
day care · night care	낮이나 밤에 자기 전까지 장소나 활동 장소를 제공한다. SST나 작업을 하는 등 재활적 기능도 갖고 있다.
작업실	작업을 함으로써 작업능력의 향상을 도모하고, 취업을 위한 훈련을 한다.
주거시설	혼자 살 수 없거나 가족과의 동거가 어려운 경우, 그룹 홈 등의 거주장소를 제공한다.
포괄형 지역생활지원프로그램 (ACT ; assertive community treatment)	의사, 간호사, 정신보건복지사 등의 여러 직종이 팀을 이루어 환자의 주거 공간을 방문하여, 치료에 임한다. 지역정신의료의 존재법으로 주목받고 있다.
IPS (individual placement and support)	간호고용의 최근 동향. 우선 일하는 동안 계속적으로 지지하고, 계속적인 취업을 목표로 한다. 단계적으로 훈련하여 고용에 임하게 하기보다 계속적인 고용이 양호하다는 보고가 많다.
가족교육	가족에게 환자에 대한 대응을 교육함으로써 재발을 줄일 수 있다. 질환의 교육, 치료법, 가족의 대응 등을 교육한다.
환자모임	환자끼리 당사자 지원그룹. 당사자의 역할이 주목받고 있다.
가족모임	환자 가족끼리 지원그룹. 환자의 지원에서 차지하는 가족의 역할이 크므로, 앞으로 발전이 필요하다.

■ 표 23-9 조현병의 치료상의 유의점

1. 본인과 관련된 요인
본인의 본래의 사회기능=취약성의 정도, 건강 정도, 질환에 대한 이해도, 약물의 수용 정도
2. 본인을 둘러싼 요인
부모나 형제, 친척, 배우자, 자녀, 친구, 주변의 사람 등 주위의 지원, 환자에 대한 수용 정도
3. 의료나 복지 등의 지원
주거환경, 직업의 종류, 부담의 정도, 조현병에 대한 편견, 의료기관에 대한 접근, 지역에서의 사회자원의 이용가능성, 행정의 수용 정도

1. 임의입원

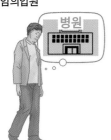

- 환자의 동의 있음
- 퇴원도 본인의 의사로 가능하다.
- 정신보건지정의의 진단으로, 72시간을 한도로 퇴원을 제한할 수 있다.

2. 의료보호입원

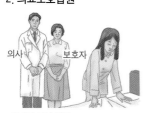

의사　보호자

- 환자의 동의 없음
- 보호자의 동의 있음
- 정신장애자이며, 정신보건지정의에 의해서 입원하에 보호·의료의 필요성을 진단한다.

■ 그림 23-1 입원의 형태

약물요법

- 항정신병제를 투여한다. 환각 · 망상 등의 이른바 양성증상을 개선하기 위해서는 도파민 수용체의 차단이 효과적이다. 무기력 · 자폐 등의 음성증상에는 충분한 효과가 있는 항정신병제가 아직 없다. 주요 약물은 표 23-7에 정리하였다.

Px 처방례
- 리스페달정 (1mg) 2~6정　←비정형 항전신병제
- Wypax정 (0.5mg) 3정 分2~3　←항불안제

Px 처방례
- 디프렉사정 (5mg) 2~4정 分1~2　←비정형 항정신병제
- Lexotan정 (5mg) 3정 分3　←항불안제

3. 조치입원

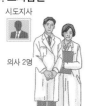
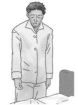

시도지사

의사 2명

· 환자, 보호자의 동의 없음
· 2명 이상의 정신보건지정의의 진단의 일치
: ① 정신장애인 경우
  ② 자해 및 공격성 행동의 우려가 있는 경우
  ③ 입원하 보호·의료의 필요성이 있는
    경우
· 도지사에 의한 입원조치

4. 응급입원

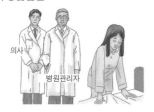

의사

병원관리자

· 환자, 보호자의 동의 없음
· 정신장애자로, 즉시 입원하여, 보호의료가
  필요하다고 정신보건지정의가 진단한다.
· 도지사가 지정하는 정신과병원 관리자에 의한
  입원조치
· 입원은 72시간을 한도로 한다.

■ 그림 23-1 입원의 형태 (계속)

정신요법

● 급성기에는 특히 불안을 완화시키고, 세상에 대한 신뢰관계를 회복시키기 위해서 지지적 정신요법을 적용한다. 급성기 후에 잔존하는 환각이나 망상에는 인지행동요법 등이 효과가 있다.

● 환각이나 망상을 직접적으로 부정하는 접근은 유해무익한 경우가 많다. 환자가 직면하고 있는 불안에 공감하여, 환자가 망상에 부여하는 개인적 의미를 이해하려고 노력하거나, 환청이 생기기 쉬운 상황을 환자와 협력하여 분류함으로써, 환자의 환각이나 망상에 대처할 수 있는 능력을 향상시키는 것이 유용하다.

Px 처방례
● Serenace정 (1.5mg) 3정 ←정형 항정신병제
● 아키네톤정 (1mg) 3정 (分3) ←항파킨슨제
● Rohypnol정 (2mg) 1정 分1 (취침전) ←수면제

심리사회적 요법

● 약물요법만으로는 충분하지 않고, 정신요법, 가족교육, 사회지능훈련, 직업훈련 등 여러 가지 생활지원이 필요한 경우도 많다. 심리사회적 치료는 표 23-8에 정리하였다. 특히 만성기에 문제가 되는 심리사회적 측면을 포함한 유의점은 표 23-9에 정리하였다.

전기경련요법

● 약물요법으로 환각·망상의 개선이 불충분하거나, 자살기도 등의 문제행동을 관리할 수 없을 때에는 전기경련요법을 시행한다.

조현병의 병기·병태·중증도별로 본 치료흐름도

● 급성기

양성증상
↓
안도감을 주는 지지적 정신요법
항정신병제의 투여나 전기경련요법
↓
1~3개월 정도 경과를 본다.
↓
완화 ← 양성증상이 어느 정도 안정되어, 생활의 리듬도 되찾고 치료에 협조적이다.
↓
유지요법

● 급성기부터 완화기

우선 병원에서 안정을 취할 것
이후 집에서 안정을 취하는 것을 목표로 한다.
↓
환자의 인지, 심리사회적 측면의 평가
↓
심리사회적 치료를 환자에게 맞추어 시행한다.
직장복귀, 학업복귀는 신중히 한다.
약물요법은 작용과 부작용을 제대로 이해한 상태로 1년 이상 계속하는 것이 바람직하다.

● 만성기

만성화의 요인을 상세히 검토
약물의 효과는 충분한가? 부작용으로 인한 증상이 나타나지 않는가?
심리사회적 측면의 문제점은 없는가?
↓
약물요법의 조정
심리사회적 치료를 유효하게 활용

(野口正行·加藤 敏)

환자케어

증상과 약제의 관계를 이해하고, 환자가 계속 복용할 수 있도록 지지한다.

병기·병태·중증도에 따른 케어

【급성기】 양성증상 (환각, 망상 등)의 관찰과 동시에, 복용을 확실히 하도록 지지한다. 또 전신상태를 충분히 파악하여, 환자의 셀프케어수준에 따라서 지지한다.

【회복기】 회복수준을 확인하면서 환자 스스로 계속적인 복용을 할 수 있도록 교육한다. 또 증상이나 스트레스의 대처법을 환자와 구체적으로 서로 얘기한다.

【만성기】 환자가 셀프케어나 복용·증상관리, 스트레스 대처력을 유지·향상시키도록, 환자와 함께 목표를 설정하고, 환자의 페이스에 맞추어 달성할 수 있도록 격려한다. 또 환자를 중심으로 하는 지역의 지원체제를 구축한다.

케어의 포인트

셀프케어의 지지
- 환각·망상 등 증상의 영향을 고려하여 격려한다.
- 환자의 셀프케어능력을 파악하고, 그 시점에서 환자의 능력을 최대한도로 활용할 수 있도록 격려한다.

적절한 복용·증상을 관리하기 위한 지지
- 복용·증상관리의 필요성을 설명하고, 구체적인 방법을 환자와 함께 생각한다.
- 환각·망상에 좌우되지 않는 방법을 환자가 찾아낼 수 있도록 지지한다.
- 질환이나 치료 (특히 약물요법)에 관한 지식을 제공한다.

지역의 지지를 받으면서 안정된 생활을 영위하기 위한 지지
- 지역의 지지체계에 관한 지식을 제공함과 동시에, 환자가 활동범위를 확대할 수 있도록 격려한다.
- 타인과 적절한 관계를 쌓을 수 있도록 지지한다.
- 스트레스 대처능력을 높일 수 있도록 지지한다.

가족에 대한 지지
- 고감정 표출 가족 (환자에게 강한 감정을 표출 [비판적 충고, 적의, 정서적인 지나친 간섭] 하는 가족)인 경우, 질환에 관한 지식, 환자에 대한 적절한 대처법·기술을 제공함과 동시에, 가족의 어려운 점에 관해 상담하고 함께 대처법을 찾아 간다.
- 가족의 감정·생각의 표출을 촉구하고, 이해를 나타낸다.

퇴원지도·요양지도

- 퇴원 후의 구체적인 생활에 관하여, 환자와 서로 얘기하고 (주거의 확보, 식사, 청소, 세탁, 목욕, 금전관리, 낮의 활동 등), 필요한 것을 환자와 함께 준비하거나, 사전에 연습한다.
- 통원의 필요성을 설명하고, 구체적인 날짜, 통원방법을 확인한다.
- 환자의 복용에 관한 지식의 유무를 확인하고, 필요에 따라서 교육을 실시한다. 또 환자와 구체적인 복용관리방법에 관하여 서로 얘기하고, 잘 대처할 수 없다고 생각되는 점에 대해서는 사전에 환자와 함께 대처법을 생각한다.
- 증상관리의 구체적인 방법에 관하여 환자와 서로 얘기한다. 특히 증상악화의 징후에 관하여 얘기하고, 그때의 대처법을 환자와 함께 생각해 둔다.
- 스트레스를 느끼기 쉬운 장면, 그 때의 대처법에 관하여 환자와 서로 얘기하고, 다양한 각도에서 함께 생각한다.
- 대인관계의 형성·유지단계에서, 환자가 안고 있는 문제에 관하여 서로 얘기하여 구체적인 의사소통법의 학습 (예 : SST에 참가)을 촉구한다.
- 환자를 둘러싼 지역의 지지체계를 확인하고, 퇴원후 무엇이 필요한가, 그것을 얻기 위해서 어떻게 하면 되는가 등에 관하여 서로 얘기하고 구체적으로 준비를 진행한다.
- 가족과 환자의 퇴원 후의 접촉에 관하여 서로 얘기한다. 구체적인 환자의 대응방법에 관하여 상담하고, 또 그에 관한 지식을 제공한다.

(岡田佳詠)

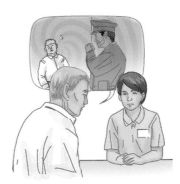

· 망상이나 환각이 있는 환자와 의사소통

환자의 호소를 수용하는 태도가 중요

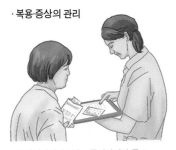

· 복용·증상의 관리

항정신병제의 복용·증상관리가 중요

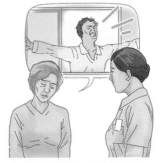

· 가족의 지지

질환에 관련된 지식, 대처법 등에 대한 정보제공과 상담실시

■ 그림 23-2 조현병환자의 케어 포인트

Memo

24 우울증
(우울장애; depressive disorder)

竹内 崇・西川 徹/塚本尚子

전체 map

병인
- 우울친화형, 집착기질의 성격경향에서 환경변화, 스트레스가 추가되어 발생한다.

역학
- 일본인의 유병률은 6.5%이며, 여성은 8.3%, 남성은 4.2%이다.
- 최근에는 기분저하증 친화형이 증가하고 있다.
- [예후] 10% 이상은 2년 이상 지속되는 만성형이다.

병태생리
- 뇌내의 신경전달물질인 세로토닌이나 노르아드레날린의 작용이 저하되어 정보전달이 잘 이루어지지 않는 상태에서 기분의 저하, 의욕저하 등의 증상이 나타난다.
- 정보가 잘 전달되지 않는 것은 세로토닌이나 노르아드레날린의 방출량의 감소 (신경전달물질 결핍) 또는 세로토닌이나 노르아드레날린의 수용체수의 증가 (신경전달물질 수용체기능의 항진) 때문이다.

 병태생리 map p.192

증상 합병증 진단 치료

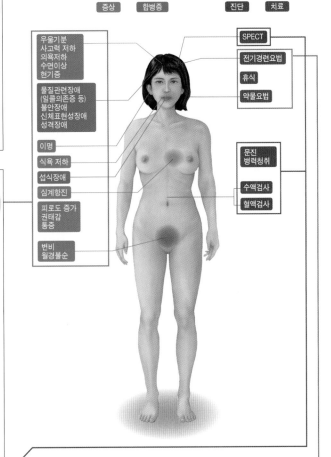

- 우울기분 / 사고력 저하 / 의욕저하 / 수면이상 / 현기증
- 물질관련장애 (알콜의존증 등) / 불안장애 / 신체표현성장애 / 성격장애
- 이명
- 식욕 저하
- 섭식장애
- 심계항진
- 피로도 증가 / 권태감 / 통증
- 변비 / 월경불순

- SPECT
- 전기경련요법
- 휴식
- 약물요법

- 문진 / 병력청취
- 수액검사
- 혈액검사

증상
- 일상생활에 지장을 초래하는 상태 (기분이 나빠진다, 일에 집중할 수 없다, 가사 노동을 할 수 없다)가 2주간 이상 계속된다.
- 마음의 증상 : 우울기분, 사고력 저하, 의욕저하
- 몸의 증상 : 수면이상, 의욕저하, 피로도 증가, 권태감, 월경불순, 통증, 변비, 심계항진, 현기증, 이명

[합병증]
- 물질관련장애 (알콜의존증), 불안장애, 신체표현성장애, 섭식장애, 성격장애

 증상 map p.194

진단
- 임상증상과 제외진단으로 확정한다.
- 진단기준 : 미국 정신의학회의 정신질환의 분류와 진단안내서 (DSM-Ⅳ)의 9항목 중, 2주 동안에 ①우울기분 또는 ②흥미·기쁨의 현저한 감퇴가 있으며, 그 밖의 4항목 이상이 대부분 매일 존재하면 진단을 확정할 수 있다.
- 약제나 신체질환에 의한 우울상태를 제외한다.
- 혈액검사, 수액검사 : 특이한 이상을 나타내는 검사치는 없다.
- 뇌혈류검사 (SPECT) : 전두엽의 혈류저하가 나타난다.

 진단 map p.194

치료
- 치료의 기본은 휴식과 약물요법이다.
- 약물요법 : 항우울제 [선택적세로토닌재흡수저해제 (SSRI), 세로토닌·노르아드레날린재흡수저해제 (SNRI), 삼환계 항우울제, 비삼환계 항우울제)] 에, 필요에 따라서 항불안제나 수면도입제를 병용한다.
- 전기경련요법 (ECT) : 응급한 경우나 약물저항성을 띄는 경우에 시행한다.

치료 map p.195

병태생리 map

우울증은 뇌내의 신경전달물질인 세로토닌이나 노르아드레날린의 작용이 저하된 상태라고 여겨지고 있다.

● 뇌내의 신경종말시냅스 공간의 세로토닌이나 노르아드레날린의 농도가 감소되어 있다는 가설 (신경전달물질 결핍 가설)과, 세로토닌이나 노르아드레날린을 흡수하는 수용체의 감수성이 항진 (결합부위의 수가 증가)되어 있다는 가설 (신경전달물질 수용체기능항진 가설)이 있다. 전자는 후자의 한 요인이라고 생각된다.

● 세로토닌이나 노르아드레날린의 작용이 저하되고, 정보전달이 잘 이루어지지 않아서, 기분이나 의욕이 저하되는 우울증이 나타난다.

병인·악화인자

● 꼼꼼하다, 성실하다, 일을 열심히 한다, 책임감이 강하다, 질서를 중시한다는 특징의 성격경향 (우울친화형, 집착기질)이 있는 사람에게 큰 환경의 변화나 과도한 스트레스가 원인이 되어 발생한다.

● 환경변화나 스트레스에는 상실체험, 실업 등의 비관적인 사건뿐 아니라, 결혼, 출산, 승진이라는 기쁜 사건도 포함된다.

역학·예후

● 일본에서 우울증의 유병률은 6.5%로, 일본인의 15명 중에 1명은 평생에 한번은 우울증에 걸릴 가능성이 있다.

● 여성의 우울증 유병률은 8.3%로, 남성의 4.2%에 비하면 약 2배이다.

● 회복되어도 재발하기 쉬워서, 약물요법을 반년에서 1년간 계속해야 한다.

● 10% 이상은 2년 이상의 만성경과를 밟는다.

● 최근에는 자기중심적이며 비자발적·회피적 성격을 특징으로 하며, 약의 효과가 부족한 기분저하증 친화형 타입이 증가하고 있다.

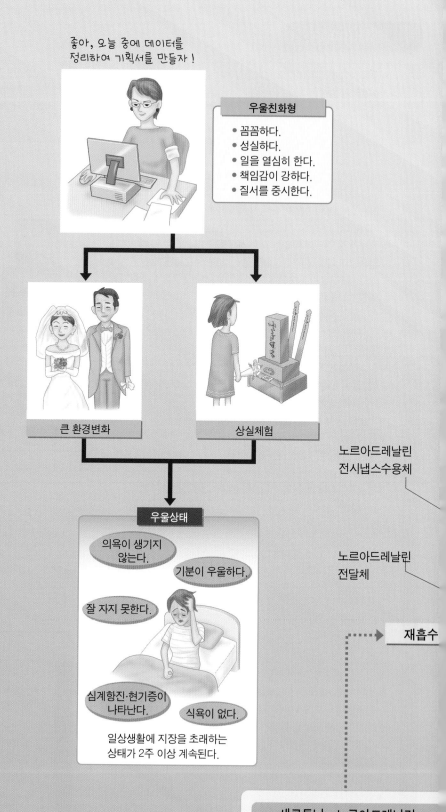

좋아, 오늘 중에 데이터를 정리하여 기획서를 만들자!

우울친화형
● 꼼꼼하다.
● 성실하다.
● 일을 열심히 한다.
● 책임감이 강하다.
● 질서를 중시한다.

큰 환경변화

상실체험

우울상태
의욕이 생기지 않는다.
기분이 우울하다.
잘 자지 못한다.
심계항진·현기증이 나타난다.
식욕이 없다.
일상생활에 지장을 초래하는 상태가 2주 이상 계속된다.

노르아드레날린 전시냅스수용체

노르아드레날린 전달체

재흡수

세로토닌 · 노르아드레날린 재흡수저해제 (SNRI)

시냅스 공간의 세로토닌과 노르아드레날린 증가→수용체 결합도 증가

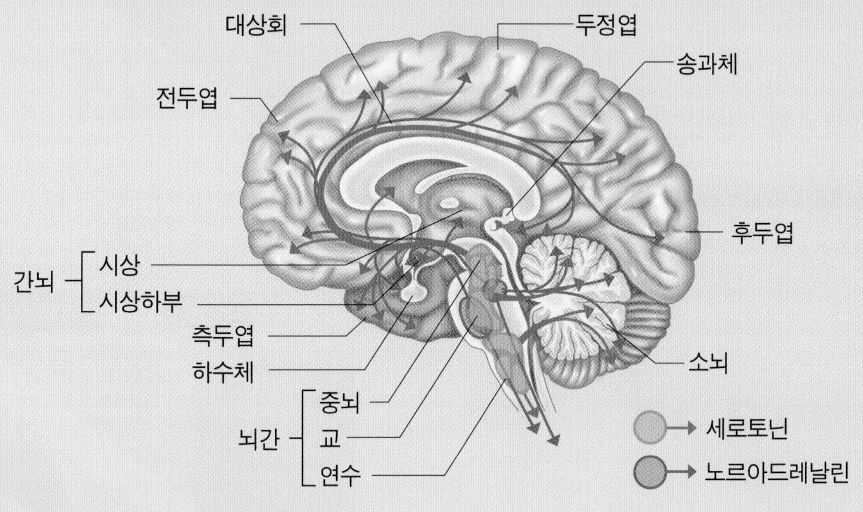

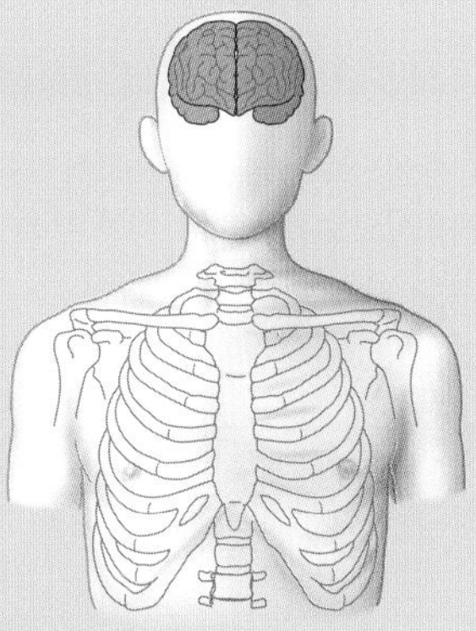

대상회　두정엽

전두엽　송과체

간뇌 ┌ 시상
　　　└ 시상하부

측두엽

하수체

뇌간 ┌ 중뇌
　　　├ 교
　　　└ 연수

후두엽

소뇌

◯ → 세로토닌
◯ → 노르아드레날린

노르아드레날린의 정보전달 부족
↓
의욕 · 기력 등의 저하

세로토닌의 정보전달 부족
↓
불안의 고조
의욕 등의 저하

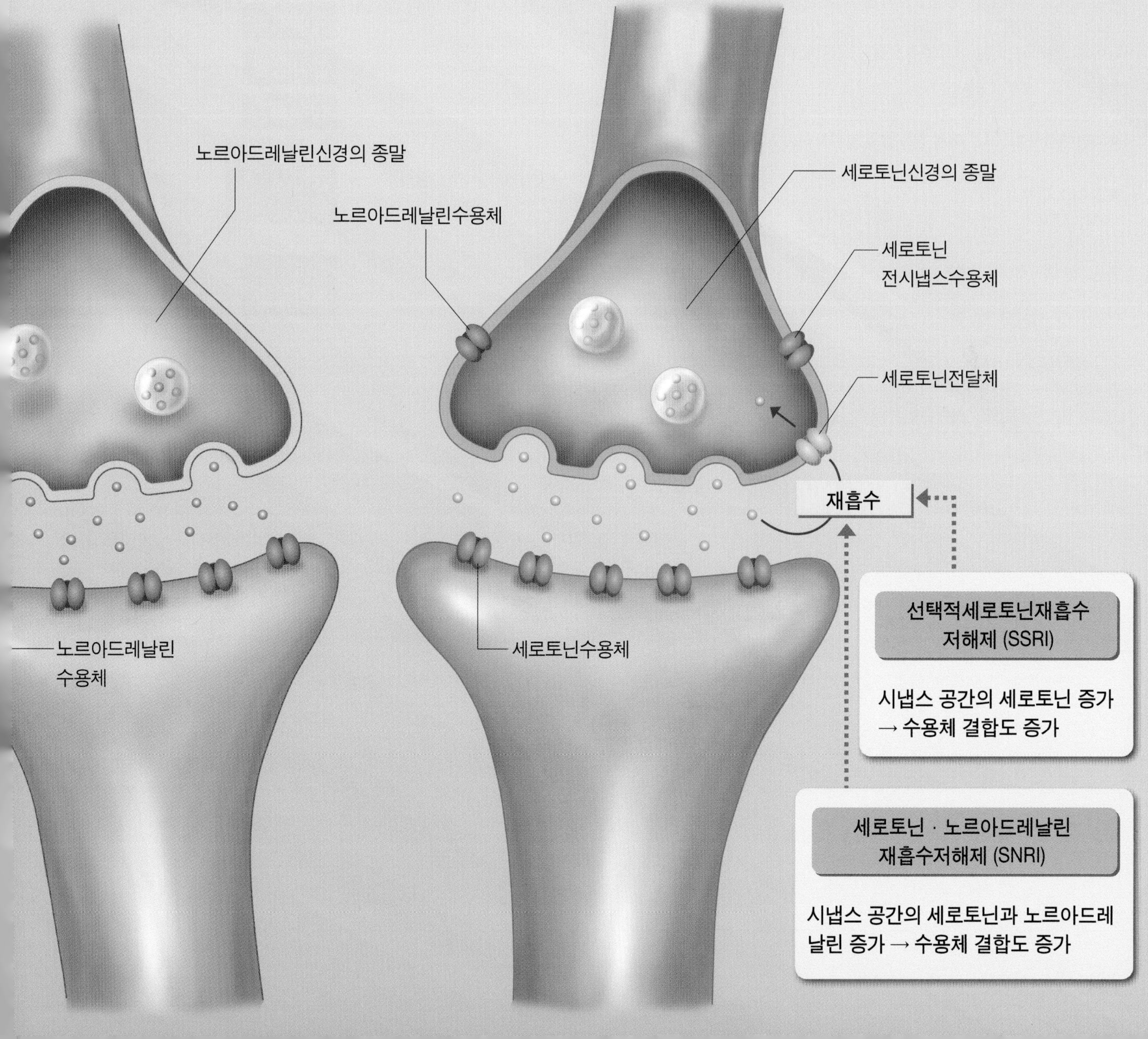

노르아드레날린신경의 종말

노르아드레날린수용체

세로토닌신경의 종말

세로토닌
전시냅스수용체

세로토닌전달체

재흡수

노르아드레날린
수용체

세로토닌수용체

선택적세로토닌재흡수
저해제 (SSRI)

시냅스 공간의 세로토닌 증가
→ 수용체 결합도 증가

세로토닌 · 노르아드레날린
재흡수저해제 (SNRI)

시냅스 공간의 세로토닌과 노르아드레
날린 증가 → 수용체 결합도 증가

증상 map

기분이 저하될 뿐 아니라, 일에 집중할 수 없다, 집안일을 할 수 없다 등
일상생활에 지장을 초래하는 상태가 2주 이상 계속되는 상태이다.

증상

● 정신증상으로 우울기분, 사고력 저하, 의욕저하 등이 나타난다.
● 신체증상으로 수면이상, 식욕 저하, 피로도 증가, 권태감, 월경불순, 통증, 변비, 심계항진, 현기증, 이
명 등이 나타난다.

합병증

● 물질관련장애 (알콜의존증 등), 불안장애, 신체표현성장애, 섭식장애, 성격장애 등.

진단 map

임상증상과 제외진단으로 확정한다.

진단·검사치

● 미국 정신의학회의 『정신질환의 분류 및 진단 안내서 (DSM-IV)』 에서는 2주 동안에 ① ②중에 해당
하는 증상이 있고, 그 밖에 4항목 이상이 거의 매일 존재한다고 되어 있다(표 24-1).
● 약제나 신체질환에 의한 우울상태는 제외한다.
● 검사치
● 특이증상을 나타내는 검사치 (혈액검사, 수액검사)는 없다.
● 뇌혈류검사 (SPECT)에서 전두엽의 혈류저하가 지적되고 있다.

■ 표 24-1 DSM-IV

① 우울기분
② 흥미, 기쁨의 현저한 감퇴
③ 체중 (또는 식욕)의 감소 또는 증가
④ 불면 또는 수면과다
⑤ 정신운동성 초조 또는 제지
⑥ 피로도 증가 또는 기력의 감퇴
⑦ 무가치감 또는 죄책감
⑧ 사고력이나 집중력의 감퇴 또는 결단이 어려움
⑨ 죽음에 대한 반복적인 사고, 자살염려, 자살기도

증상   합병증

우울기분
사고력 저하
의욕저하
수면이상
현기증

물질관련장애
(일콜의존증 등)
불안장애
신체표현성장애
성격장애

이명

식욕저하

섭식장애

심계항진

피로도 증가
권태감
통증

변비
월경불순

치료 map

휴식과 항우울제를 이용하는 약물요법을 통해 치료한다.

진단　　치료

SPECT

전기경련요법

휴식

약물요법

문진
병력청취

수액검사

혈액검사

■ 표 24-2　우울증의 주요 치료제

분류	일반명	주요 상품명	약효발현의 메커니즘	주요 부작용
선택적세로토닌 흡수저해제 (SSRI)	파록세틴염산염수화물	팍실	세로토닌이 증가한다	오심 등
	염산세르트랄린	JZoloft		
	플루복사민말레인산염	Depromel, Luvox		
세로토닌·노르아드레날린 재흡수저해제 (SNRI)	밀나시프란염산염	Toledomin	세로토닌과 노르아드레날린이 증가한다	오심, 배뇨의 어려움 등
	둘록세틴염산염	Cymbalta		
삼환계 항우울제 (TCA)	이미프라민염산염	Tofranil, Imidol	세로토닌, 노르아드레날린뿐 아니라, 아세틸콜린에도 작용하므로, 항콜린 작용이라는 부작용이 나타나기 쉽다	QT연장, 변비, 배뇨의 어려움, 구갈 등
	클로미프라민염산염	Anafranil		
	아미트리프틸린염산염	Tryptanol		
	노르트리프틸린염산염	Noritren		
	아목사핀	Amoxan		
비삼환계 항우울제 (non-TCA)	마프로틸린염산염	Ludiomil	삼환계 항우울제보다 항콜린작용이 적지만, 항우울효과는 떨어진다	TCA와 똑같다(경도).
	미안세린염산염	Tetramide		
	세티프틸린말레인산염	Tecipul		
	트라조돈염산염	Desyrel, Reslin		

치료방침

● 휴식과 약물요법이 기본이다. 자살을 기도할 위험성이 높아서 긴급하거나 약물저항성을 띠는 경우에는 전기경련요법 (ECT)을 시행하기도 한다.

약물요법

● 항우울제를 사용하여, 뇌내 신경전달물질의 균형에 발생한 혼란을 조정한다. 항우울제에는 선택적세로토닌재흡수저해제 (SSRI), 세로토닌·노르아드레날린재흡수저해제 (SNRI), 삼환계 항우울제 (TCA), 비삼환계 항우울제 (non-TCA) 등이 있다. 필요에 따라서 항불안제나 수면도입제를 병용한다. 또 항우울제로 효과가 불충분한 경우, 증강요법으로 기분안정제나 비정형 항정신병제를 병용한다.

Px처방례 경증 또는 증등증
● 팍실정 (10mg) 1~2정 分1 (석식 또는 잠자기 전) ←SSRI
※이후 1~2주마다 상태를 평가하고, 1일량 40mg까지 증량 가능
● Toledomin정 (25mg) 2정 分2 (조·석식후) ←SNRI
※이후 1~2주마다 상태를 평가하고, 1일량 100mg까지 증량 가능하다.
Px처방례 위의 약제로 효과가 불충분한 경우, 항우울제와 다음 약제를 병용한다.
● Limas정 (100mg) 2~4정 分1~分3 (식후) ←신경안정제
※이후 혈중농도를 측정하고 중독역에 도달하지 않도록 1,200mg정도까지 증량 가능하다.
Px처방례 정신병증상을 수반하는 경우, 항우울제와 다음의 약제를 병용한다.
● 리스페달정 (1mg) 1~6정 分1~3 (식후) (보험적용외) ←비정형 항정신병제
※우울증에는 보험적용외이지만, 환각·망상 등의 정신병증상이 출현한 경우에 유효하다.

전기경련요법 (ECT) 요법

● 수술실이나 전기경련요법 치료실에서, 마취의의 관리하에 전신마취하에서 근이완제를 사용하여 시행한다. 주 2회로 도합 6~12회 정도 시행한다.

24
우울증 (우울장애)

우울병의 상태

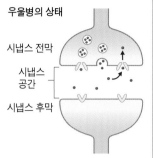

시냅스 전막

시냅스 공간

시냅스 후막

전막에서 방출된 세로토닌은 후막 위의 세로토닌수용체에 도달하기 전에 세로토닌전달체에 흡수되어 버린다.

SSRI의 작용

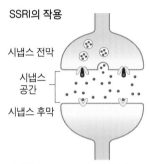

시냅스 전막

시냅스 공간

시냅스 후막

SSRI가 세로토닌전달체의 역할을 저해함으로써, 시냅스 공간의 세로토닌량이 증가하여, 세로토닌수용체와 결합하기 쉬운 상태가 된다.

- 시냅스소포
- 세로토닌
- 세로토닌전달체
  : 신경종말에서 유리된 세로토닌을 재흡수하는 운반장치
- 세로토닌수용체 : 신경전달물질
- SSRI

■ 그림 24-1 SSRI의 작용메커니즘

우울증 (우울장애)의 병기·병태·중증도별로 본 치료흐름도

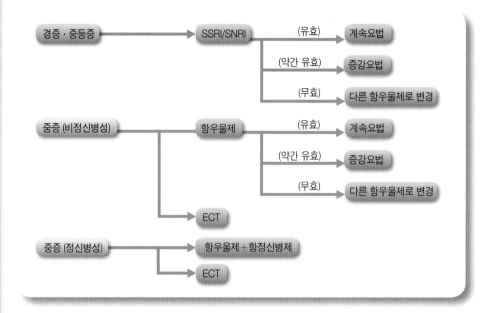

(竹内 崇·西川 徹)

196

환자케어

급성기에는 정신적 고통을 유발하는 자극을 환자 주위에서 제거하고, 부족한 셀프케어를 보충한다.

병기·병태·중증도에 따른 케어

【급성기】 고통의 경감, 정신적 안정을 목표로 하여, 간호사는 정신적 고통을 주지 않도록, 지지적·수용적·공감적 태도로 대한다. 또 의사와 협력하여 과학적 근거에 입각하여 치료에 참여한다. 환경을 정비하고, 불필요한 자극을 삼가도록 배려한다. 식사섭취, 수분섭취를 권하고 신체기능의 회복을 도모한다. 또 탈의, 세면, 목욕 등 청결에 관한 것이나 그 밖의 부족한 셀프케어를 보충하면서 돕도록 한다.

【회복기】 환자가 부담을 느끼지 않을 정도로 목표설정을 변경하고, 환자가 주체적으로 행동할 수 있는 것을 목표로 삼는다. 일상적인 내용을 중요시하면서, 환자의 심리상태의 파악에 힘쓴다. 특히 자살기도 등 사고방지에 힘쓴다. 또 가족·의료자와의 협력으로 퇴원촉진을 격려한다.

【사회생활유지기】 퇴원후 안심할 수 있는 보호자가 될 사람을 확보한다. 퇴원 후의 지원시스템을 파악하고, 효과적으로 활용할 수 있도록 계획을 세운다. 퇴원 후에도 복용을 계속할 수 있도록 환자의 자각을 촉구한다.

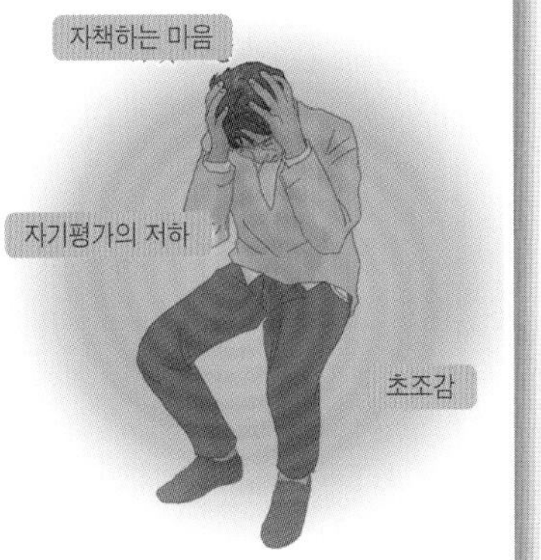

케어의 포인트

보호적인 환경조성에 관한 지지
- 자책하는 마음을 가지게 되면서 자기평가가 저하되어 초조해 하지만, 치료로 반드시 좋아질 것을 보장한다.
- 에너지가 축적될 때까지 충분한 휴식·수면을 권한다.
- 항우울제의 복용 필요성을 이해할 수 있도록 설명한다.
- 심리적 호소에도 귀를 기울이고, 전신상태를 주의깊게 관찰한다.
- 자살에 대해 주의를 기울인다.

셀프케어에 대한 지지
- 식욕저하로 식사섭취량이 저하되므로, 식사를 할 수 있도록 돕는다.
- 사고나 행동이 억제되고, 청결을 유지하기 위한 셀프케어행동이 불충분하므로, 필요에 따라서 케어를 제공한다.

의사소통에 대한 지지
- 회화의 템포가 느려지거나 회화가 끊어지기 쉬워지지만, 자신의 페이스로 천천히 얘기해도 괜찮다는 확신을 준다.
- 결단을 재촉하는 듯한 화제는 삼가는 등 배려한다.
- 언어 이외의 의사소통법도 검토한다.
- 안이한 격려를 삼간다.

환자·가족의 심리·사회적 문제에 대한 지지
- 질환에 관하여 환자·가족에게 알기 쉽게 설명하고, 불안을 해소하도록 지지한다.
- 간호의 부담을 경감하도록, 가정내 환경이나 사회자원의 활용 등에 대해 필요한 지지를 제공한다.
- 환자모임 등을 소개하거나, 고민을 서로 얘기하여 간호에 관해 배울 수 있는 모임을 제공한다.

자책하는 마음

자기평가의 저하

초조감

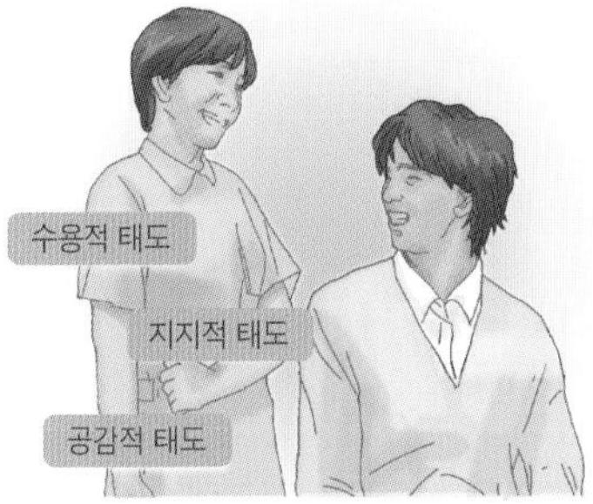

수용적 태도

지지적 태도

공감적 태도

■ 그림 24-2 우울증 (우울장애) 환자의 케어 포인트

퇴원지도·요양지도

- 자신에 대한 긍정적 태도를 가질 수 있도록 지지한다.
- 행동범위를 조금씩 확대해 간다.
- 행동·사고의 패턴을 변경할 것을 촉구한다.
- 퇴원 후의 생활에 관하여 서로 얘기한다.
- 가족에게 설명한다.

(塚本尙子)

Memo

25 신경증 (neurosis), 심인성 (스트레스) 반응
車地曉生 / 塚本尙子

전체 map

병인
- 신경증 : 불안에 빠지기 쉬운 경향 등의 준비인자에 결실인자 (사건)가 추가되어 발생한다.
- 심인성장애 : 결실인자가 중대하고 침습적이다.

역학
- 신경증의 평생 유병률은 1~10%이다.
- 대부분 청년기에 발생한다.
- 불안신경증, 히스테리신경증은 여성에게 많다.
[예후] 반복되거나 만성으로 경과하는 경우가 많다.

병태생리
- 마음에 부담이 되는 사건 (심인성)에 의해 생기는 정신기능 또는 신체기능의 이상이다.
- 신경증에서는 불안에 빠지기 쉬운 소질이 있고, 불안을 경감시키는 방어기제로 충분히 대처할 수 없어서, 정신ㆍ신체기능의 이상이 생긴다.
- 불안에 관여하는 신경회로 (편도체, 해마, 대뇌피질, 시상하부)에서는 γ-아미노낙산, 세로토닌, 노르아드레날린 등의 신경전달물질이 중요한 작용을 하고 있다.

병태생리 map p.200

증상　　합병증　　　　진단　　치료

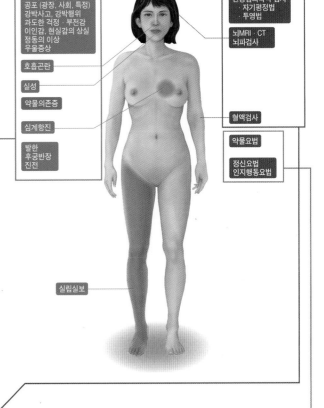

우울상태
불안, 현기증
건망, 도주, 다중인격
공포 (광장, 사회, 특정)
강박사고, 강박행위
과도한 걱정ㆍ부전감
이인감, 현실감의 상실
정동의 이상
우울증상

호흡곤란

실성

약물의존증

심계항진

발한
후궁반장
진전

문진
면담
신경심리학적 검사
ㆍ자기평정법
ㆍ투영법

뇌MRIㆍCT
뇌파검사

혈액검사

약물요법

정신요법
인지행동요법

증상
- 불안신경증 : 불안증상, 심계항진, 호흡곤란, 발한, 현기증, 진전 등의 자율신경증상
- 히스테리신경증 : 실립실보(失立失步)ㆍ실성ㆍ후궁반장 (전환형), 건망ㆍ도주ㆍ다중인격 (해리형)
- 공포증 : 공포의 대상 회피
- 강박신경증 : 강박사고, 강박행위
- 심기신경증 : 과도한 걱정, 부전감
- 이인(離人)신경증 : 이인감, 현실감의 상실
- 심인성반응 : 스트레스반응, 적응장애
[합병증]
- 우울상태, 약물의존증
- 패닉장애 (불안신경증)에서는 광장공포

증상 map p.202

실립실보

진단
- 문진과 면담으로 증상과 시간적 경과를 상세히 청취하면 대개 진단이 확정된다.
- 신체질환, 불안을 일으키는 약물에 의한 경우는 제외한다.
- DSM-Ⅳ, ICD-10의 진단기준에 준거하여 유형을 진단한다.
- 신경심리학적 검사 : 질문지법에 의한 자기평정법 (야타베길포드검사, 미네소타다면성격검사), 투영법 (로르샤하검사)
- 뇌MRI, CT, 뇌파, 혈액검사에서는 이상이 없다.

진단 map p.202

치료
- 치료는 약물요법과 정신요법을 병용한다.
- 약물요법 : 항불안제와 항우울제를 사용한다. 불안신경증, 공포증, 강박신경증, 심적외상후 스트레스장애에는 선택적세로토닌재흡수저해제 (SSRI)가 유효하다.
- 정신요법 : 지지적 정신요법, 통찰지향적 정신요법을 적절히 병용한다.
- 인지행동요법 : 강박성장애, 불안신경증, 공포증에 유효하다.
- 그 밖의 정신요법 : 정신분석요법, 모리타(森田)요법, 자율훈련법, 예술요법, 가족요법, 집단요법 등도 행해진다.

치료 map p.203

25 신경증, 심인성 (스트레스) 반응

병태생리 map

신경증이나 심인성반응에서는 마음의 부담이 되는 사건 (심인성)에 의해서 정신기능 또는 신체기능의 이상이 생기는데, 이 이상의 대부분은 일반인에게도 나타나는 양적(量的)인 이상이며, 그 증상의 특징에 따라서 몇 가지 타입으로 분류된다.

- 신경증에서는 불안에 빠지기 쉬운 경향과 여러 가지 욕구나 가치관이 관련되어, 외부로부터의 여러 자극을 인지 및 평가하는데, 그 상황에 어떻게 대처해야 하는가 결정하지 못하는 상태에서는 불안이 생긴다. 이 불안을 경감시키기 위해서, 방어기제라 불리는 심적인 적응과정이 작용하는데, 신경증에서는 충분한 대처가 불가능하여, 정신기능이나 신체기능이 이상을 일으킨다(그림 25-1).
- 방어기제에는 히스테리신경증에서 나타나는 억압, 치환과 해리, 강박신경증의 지성화, 감정의 격리, 반동형성과 제거, 불안신경증의 퇴행 등이 있다.
- 불안에는 편도체를 중심으로 하여 해마, 대뇌피질과 시상하부 등의 뇌부위에서 구성되는 신경회로가 관여하며, γ-아미노낙산 (GABA), 세로토닌이나 노르아드레날린 등의 신경전달물질이 그 회로에서 중요한 작용을 하고 있다.

병인 · 악화인자

- 불안에 빠지기 쉬운 경향은 선천적인 소인과 후천적인 체험이나 학습에 의해서 형성되는데, 그 생물학적 메커니즘은 알려져 있지 않다.
- 신경증은 불안에 빠지기 쉬운 경향 등이 관여하는 준비상태에, 계기가 되는 결실인자 (사건)가 추가되어 발생한다(그림 25-2)
- 심인성 (스트레스) 장애는 증상발생의 계기가 되는 결실인자가 매우 중요하고 침습적이지만, 소인 (저항력이나 회복력의 저하)도 관여하고 있다.
- 불안신경증이나 강박신경증에는 유전이 관여하지만, 그 상세한 내용은 알려져 있지 않다.

역학 · 예후

- 신경증의 대부분은 청년기에 발생하고, 불안신경증이나 히스테리신경증은 남성에 비해 여성에게 호발한다.
- 신경증의 각 아형의 평생 유병률은 각각 1~10%이다.
- 신경증에는 심적외상후스트레스장애나 히스테리처럼 급성 발생하는 것도 있지만, 반복되거나 만성으로 경과하는 경우도 많다.
- 패닉장애 (40~80%)나 강박성장애 (약 30%)에는 우울증이 합병된다.

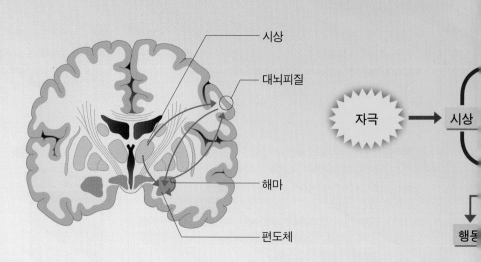

불안이나 공포를 전달하는 신경회로

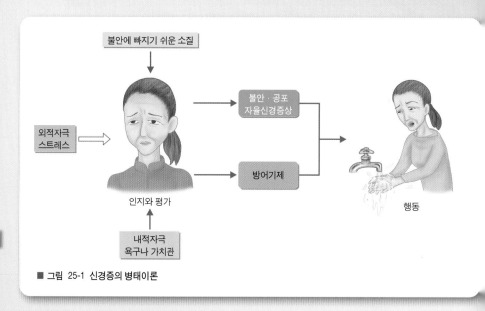

■ 그림 25-1 신경증의 병태이론

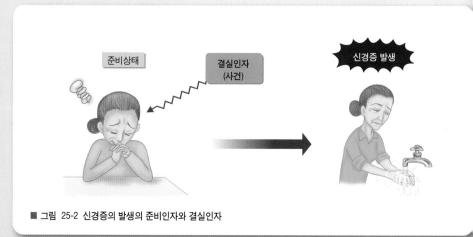

■ 그림 25-2 신경증의 발생의 준비인자와 결실인자

불안신경증의 병태생리에는 불분명한 점이 많지만, 청반핵 노르아드레날린계의 이상이 관여하고 있다는 가설이 있다. 청반핵은 간뇌의 교에 존재하며, 불안증상으로 호흡곤란이나 심계항진, 식은땀 등의 자율신경발작을 일으키는 중추이다. 청반핵 노르아드레날린계는 외계로부터 여러 가지 감각정보를 통합·처리하고 있지만, 스트레스에 민감하게 반응한다.

항불안제인 벤조디아제핀계 약물은 이 청반핵의 과잉활동을 억제함으로써 항불안작용을 발휘한다. 참고로 카페인 등의 물질은 불안유발작용이 있는데, 이 물질들이 청반핵을 활성화시키기 때문이다.

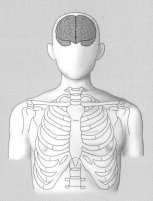

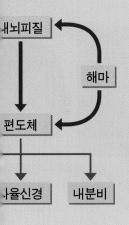

대뇌피질

해마

편도체

자율신경   내분비

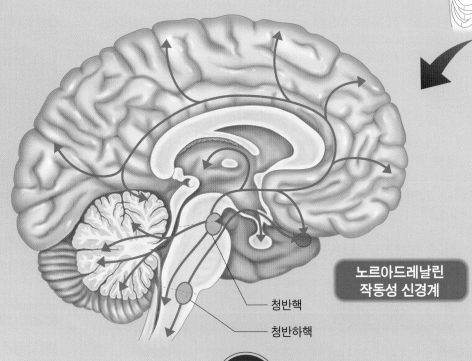

노르아드레날린
작동성 신경계

청반핵

청반하핵

불안·공포

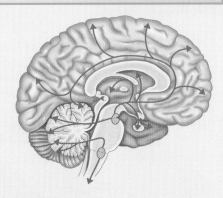

세로토닌작동성 신경계

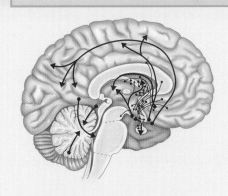

GABA작동성 신경계

병인으로 노르아드레날린계에 억제작용을 하는 세로토닌 또는 GABA작동성 신경계의 이상도 시사되고 있다. 세로토닌작동성 신경계는 중뇌와 연수 사이에 있는 봉선핵을 중추로 하는 신경회로망인데, 청반핵과는 신경섬유로 직접 연결되어 있으며, 노르아드레날린작동성 신경의 활성을 억제하고 있다. GABA작동성 신경계에서는 GABAA수용체가 벤조디아제핀수용체와 공합하여, 노르아드레날린작동성 신경을 억제하고 있다.

25 신경증, 심인성 (스트레스) 반응

각 신경증은 특징적인 정신기능 및 신체기능의 이상에 따라서, 그 유형을 분류한다. 심인성반응에는 중증 스트레스반응과 적응장애가 있다.

증상

- 불안신경증 : 급성불안발작 (패닉발작)을 반복하는 패닉장애와 만성적인 불안상태를 나타내는 전반성불안성장애로 나뉜다. 불안증상과 자율신경증상 (심계항진, 호흡곤란, 발한, 현기증, 진전 등)이 특징적이다.
- 히스테리신경증 : 방위기제의 차이에 따라서 전환히스테리와 해리히스테리로 나뉜다. 전환형에서는 실립실보, 실성이나 후궁반장이, 해리형에서는 건망, 도주나 다중인격 등의 증상이 특징적이다.
- 공포증 : 그 공포의 대상에 따라서, 광장공포, 사회 (대인) 공포와 특정 (고소(높은 곳), 폐쇄(밀폐된 곳), 타는 것이나 동물) 공포가 있으며, 그 대상을 피하려는 증상이 나타난다.
- 강박신경증 : 강박사고 (관념)와 강박행위를 특징으로 한다. 불안이나 고통을 수반하는 상동적이며 반복적인 사고 (강박사고 또는 관념)를 배제하기 위하여, 상동적이며 반복적인 행위 (강박행위)를 반복한다.
- 심기신경증 : 전신의 건강이나 신체기능에 관한 과도한 걱정과 부전감이 수반되며, 집요하게 타인에게 호소하는 증상을 보인다.
- 이인(depersonalization)신경증 : 이인감이나 현실감의 상실과 강한 불안을 호소한다.
- 중증 스트레스반응은 경이적 또는 파국적인 사건을 체험한 후에, 체험내용이 플래시백이나 꿈에서 반복하에 재체험할 뿐 아니라, 그 체험을 상기시키는 상황을 회피하고, 무감동이나 쾌감의 소실이라는 정동의 이상이 나타난다.
- 중증 스트레스반응은 그 증상의 지속기간에 따라서 급성스트레스반응 (1개월 미만)과 심적외상후스트레스장애 (1개월 이상)로 나뉜다.
- 적응장애에서는 우울증상을 수반되는 경우가 많은데, 그 정도나 기간에 따라서 우울증과는 구별된다.

합병증

- 우울상태, 약물의존증.
- 패닉장애 (불안신경증)에서는 광장공포가 합병되는 경우가 많다.

신경증/심인성(스트레스)반응
진단 map

특징적인 정신 및 신체기능의 이상, 성격경향 및 상황인자를 평가하고, 신체질환이나 약물에 의한 것을 제외하며, 각 유형으로 분류하여 진단한다.

진단·검사치

- 문진과 면담으로, 증상과 그 시간적인 경과를 상세히 청취함으로써 대개 진단이 확정된다.
- 미국 정신의학회나 WHO는 각각 조작적인 진단기준 (DSM-IV와 ICD-10)을 작성하였으며, 그 진단기준에 준거하여 각 유형을 진단한다. 단, DSM-IV에서는 신경증의 용어는 사용하지 않는다.
- 불안을 일으킬 가능성이 있는 약물을 표 25-1에 정리하였다.
- 검사치
- 신경심리학적 검사에서는 성격검사가 진단에 유용하다. 이 검사는 질문지법에 의한 자기평정법 (야타베길포드검사, 미네소타다면성격검사)과 투영법 (로르샤하검사)이 있다.
- 뇌MRI 및 CT검사, 뇌파검사, 혈액검사에서는 이상이 없다. 이것은 제외진단에서 중요하게 여겨지는 내용이다.

증상　　합병증

우울상태

불안, 현기증
건망, 도주, 다중인격
공포 (광장, 사회, 특정)
강박사고, 강박행위
과도한 걱정 · 부전감
이인감, 현실감의 상실
정동의 이상
우울증상

호흡곤란

실성

약물의존증

심계항진

발한
후궁반장
진전

실립실보

■ 표 25-1 불안을 유발하는 약물

중독시	이탈시
암페타민산	알콜
코카인	카페인
환각제	아편류
대마	수면 · 진정제
카페인	강압제
테오필린	
항콜린제	
요힘빈	

약물요법과 정신요법을 병용하여 치료한다. 약물요법에서는 항불안제와 항우울제를 사용한다.

■ 표 25-2 신경증 및 심인성 (스트레스) 반응의 주요 치료제

분류	분류	일반명	주요 상품명	약효발현의 메커니즘	주요 부작용
항불안제	벤조디아제핀계 약물	알프라졸람	Solanax, Constan	억제성 신경전달물질 GABA 수용체의 하나인 GABAA수용체인 벤조디아제핀 결합부위에 작용하여, 이 수용체를 통한 신경전달을 높인다	진정, 탈력감, 피로도 증가, 현기증, 운동실조, 건망증, 흥분성항진
		에티졸람	데파스		
		디아제팜	Cercine, Horizon		
		에칠 로플라제페이트	Meilax		
		로라제팜	Wypax		
		메다제팜	Resmit		
		클로티아제팜	Rize		
		브로마제팜	Lexotan, Seniran		
	세로토닌작동제	탄도스피론연산염	Sediel	5-HA1A작용체로, 시냅스 전부 및 후부수용체에 작용한다	휘청거림, 졸음, 두통, 자극흥분, 오심
항우울제	삼환계 항우울제	클로미프라민염산염	Anafranil	주로 세로토닌 신경종말에서 세로토닌의 재흡수를 억제하고, 시냅스 공간의 농도를 높인다	구갈, 변비, 배뇨장애, 기립성저혈압
	선택적세로토닌재흡수저해제 (SSRI)	플루복사민말레인산염	Luvox, Depromel	세로토닌 신경종말에서 세로토닌의 재흡수를 선택적으로 억제하고, 시냅스공간의 농도를 높인다	오심, 구토, 성기능장애, 불면, 진정, 발한
		파록세틴염산염수화물	팍실		
		염산셀트라린	JZoloft		

진단 치료

문진
면담
신경심리학적 검사
· 자기평정법
· 투영법

뇌MRI · CT
뇌파검사

혈액검사

약물요법

정신요법
인지행동요법

약물요법

- 불안신경증, 공포증, 강박신경증 및 심적외상후스트레스장애에는 선택적세로토닌재흡수저해제 (SSRI)가 유효하다.
- 강박신경증에는 클로미프라민염산염 (삼환계 항우울제)을 사용하기도 한다.
- 불면증이 있으면 수면제를, 불온 및 흥분상태에는 항정신병제를 대증적으로 사용하기도 한다.

Px 처방례 항불안제
- Solanax (Constan) 정 (0.4mg) 0.4˜1.2mg qs1~3 (식후) ←벤조디아제핀계 약물
- 데파스정 (0.5 · 1.0mg)1~3mg 分1~3 (식후) ←벤조디아제핀계 약물
- Cercine (Horizon) 정 (2 · 5mg) 2~15mg 分1~分3 (식후) ←벤조디아제핀계 약물
- Meilax정 (1 · 2mg) 1~2mg 分1~2 ←벤조디아제핀계 약물
- Wypax정(0.5 · 1mg) 1~3mg 分1~3 (식후) ←벤조디아제핀계 약물
- Resmit정 (2 · 5mg) 6~15mg 分1~3 (식후) ←벤조디아제핀계 약물
- Rize정 (5 · 10mg) 10~30mg 分1~3 (식후) ←벤조디아제핀계 약물
- Lexotan정 (2 · 5mg(6~15mg 分1~3 (식후) ←벤조디아제핀계 약물

Px 처방례 항우울제
- Anafranil정 (10 · 25mg) 초기용량 30mg 점증하여 150mg (分3 식후) 까지 증량 ←삼환계 항우울제
- 팍실정 (10 · 20mg) 초기용량 20mg 점증하여 50mg (分3~4)까지 증량 ←SSRI
- Luvox (Depromel) 정 (25 · 50mg) 초기용량 50mg 점증하여 300mg (分3~4) ←SSRI
- JZoloft정 (25 · 50mg) 초기용량 25mg, 200mg (分3~4)까지 증량 ←SSRI

Px 처방례 패닉장애
- Solanax정 (0.4mg) 2~3정 ←벤조디아제핀계 약물
- 팍실정 (10mg) 2~3정 分2~3 ←SSRI

Px 처방례 강박신경증
- 데파스정 (1mg) 1~3정 分3 ←벤조디아제핀계 약물
- Luvox정 (50mg) 100~300mg 分2~3 ←SSRI

※중증 강박신경증인 경우는 항정신병제를 추가 투여하기도 한다.

Px 처방례 심적외상후스트레스장애
- Wypax정 (0.5mg) 2~6정 分2~3 ←벤조디아제핀계 약물
- JZoloft정 (25mg) 3~8정 分3~4 ←SSRI

Px 처방례 불면을 수반하는 경우, 1) 또는 2) 등을 추가 투여한다.
1) Lendormin정 (0.25mg) 1정 ←수면 · 진정제
2) Rohypnol정 (1mg) 1~2정 (취침전) ←수면 · 진정제

25
신경증, 심인성 (스트레스) 반응

1. 목적
고통, 부자유로움, 불안·고뇌 등의 완화

2. 방법
① 환자의 호소를 이해하고 있다는 점을 전달한다.
② 호소가 경감될 것을 보증한다.
③ 호소가 경감될 수 있는 현실적인 조언을 제공한다.
④ 재교육을 실시한다.
⑤ 잘 되리라는 암시를 준다.

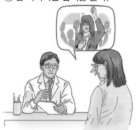

3. 금기
① 환자의 호소에 대한 가치판단

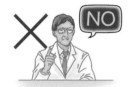

② 안이한 격려

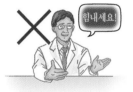

■ 그림 25-3 지지적 정신요법

정신요법

● 신경증에서는 「공감적이며, 용기를 갖게 하는」 지지적 정신요법과 「신경증 증상을 형성하는 심적 요소나 과정에 관한 이해」를 목적으로 하는 통찰지향적 정신요법 (심리적 인과관계 내지 기능관계를 인식하는 것을 목적으로 하는 정신요법)을 항상 현실생활에 적용하면서, 적절히 병용한다.

인지행동요법

● 강박성장애, 불안장애나 공포증에서는 이 요법이 유효하다.
● 강박신경증에서는 불안대상에의 노출과 강박행위의 방지가 행해진다.
● 불안신경증에서는 패닉발작에 대한 잘못된 인식을 시정하고, 안정을 취하는 방법이나 호흡훈련 등의 요법도 병용한다.
● 공포증에서는 공포자극에 점차 적응하면서 노출을 반복하여, 그 자극에 탈감작한다.

그 밖의 정신요법

● 신경증에서는 정신분석요법, 모리타(森田)요법, 자율훈련법, 예술요법, 가족요법, 집단요법 등도 행해진다.

신경증 / 심인성 (스트레스) 반응 의 병기 · 병태 · 중증도별로 본 치료흐름도

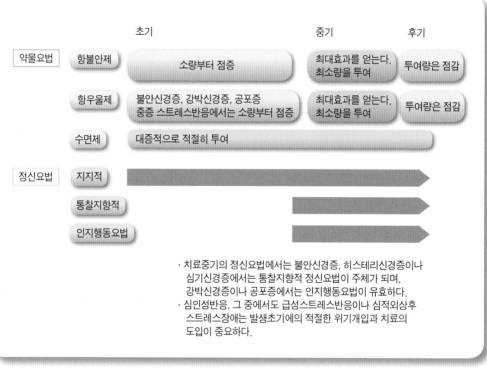

· 치료중기의 정신요법에서는 불안신경증, 히스테리신경증이나 심기신경증에서는 통찰지향적 정신요법이 주체가 되며, 강박신경증이나 공포증에서는 인지행동요법이 유효하다.
· 심인성반응, 그 중에서도 급성스트레스반응이나 심적외상후 스트레스장애는 발생초기에의 적절한 위기개입과 치료의 도입이 중요하다.

(車地曉生)

환자케어

불안이 심한 상태에서는 환자의 안전을 보호함과 동시에, 간호사-환자 사이의 신뢰관계를 확립해 간다.

병기·병태·중증도에 따른 케어

【불안이 심각한 경우, 패닉발작의 경우】환자의 안전을 보호하고, 불안을 조기에 진정시키는 것을 목표로 한다. 환자-간호사 간의 신뢰관계를 확립하고, 환자의 상태를 수용하고 있는 것을 언어적·비언어적 의사 소통을 통해서 전달한다. 또 처방대로 약물을 투여한다.

【중증의 불안】간호사는 스트레스에 대처하기 위하여 문제해결법에 대한 정보를 제공한다. 장기적으로는, 환자가 불안의 원인을 이해하고, 그것을 관리하는 새로운 방법을 학습할 것을 목표로 하며, 이를 위해서 환 자가 불안의 인식과 통찰, 위협에 대처할 수 있도록 지지한다.

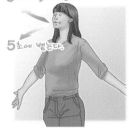

얕은 호흡으로 약 10초 정도 숨을 마시고 뱉는다.
평소에 호흡법을 연습해 둔다.

■ 그림 25-4 패닉발작 시의 호흡법

케어의 포인트

패닉발작의 진정화
- 패닉발작 시에는 환자의 안전을 확보한다.
- 안전한 병실환경 (침대난간, 난간, 복도, 화장실, 세면대)을 조성한다.
- 불필요한 자극을 삼가고, 온화한 말투로 대화하거나 접촉 등을 통해서 안심할 수 있는 환경을 제공한다.
- 호흡법을 도입하여, 안정을 촉구한다.
- 의사가 처방한 약물을 확실히 투여한다.
- 부작용 발현 시에는 부작용의 특징을 관찰하고 신속히 의사에게 보고하여, 약의 양이나 시간을 조절한다.

재발작 예방
- 환자에게 안전을 보장한다.
- 수면을 확보한다.
- 불안을 받아들이도록 지지한다.
- 환자의 기분을 수용한다.
- 환자가 자신을 긍정적으로 볼 수 있도록 지지한다.

환자·가족의 심리·사회적 문제에 대한 지지
- 질환에 관해서 환자·가족에게 알기 쉽게 설명하고, 불안을 해소하도록 지지한다.
- 간호의 부담을 경감하도록, 가정내 환경이나 사회자원의 활용 등에 대해, 필요한 지지를 제공한다.
- 환자모임 등을 소개하거나, 고민을 서로 얘기하며 간호를 배울 수 있는 모임을 소개한다.

퇴원지도·요양지도

- 환자가 자신의 불안한 감정을 인식할 수 있도록 지지한다.
- 불안직전에 선행하는 상황이나 상호작용을 기술하도록 돕는다.
- 환자가 스트레스를 바르게 평가하고, 위협받고 있는 가치나 갈등에 관하여 재평가할 것을 촉구한다.
- 과거의 대처행동을 분석하여, 자신에게 있는 자원을 이용하여 변화를 받아들이는 것을 학습한다.
- 환자가 사고를 재구축하고, 행동을 수정하며 자원을 활용하여, 새로운 대처행동을 확실히 익힐 수 있도록 돕는다.

(塚本尙子)

Memo

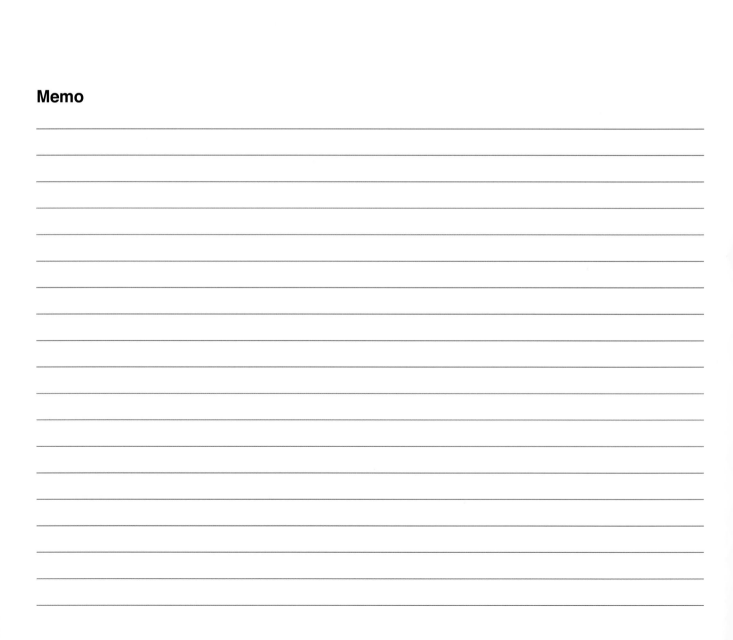

색인

색인